Quality Management of Medical Care

제2판

의료의 질 관리

김상미 · 김장묵 · 박혜진 · 신 숙 · 오지영 · 전봉재 · 최보영 · 황성완 공저

계축문화사

PREFACE

머리말

코로나19 팬데믹을 거치며 국내외 보건의료 환경은 급격히 변화하였습니다. 팬데믹은 의료기관의 감염병 대응 체계뿐만 아니라, 환자안전과 질 관리의 중요성을 다시 한번 부각시켰습니다. 의료 소비자의 권리의식은 SNS와 디지털 정보 접근성을 통해 더욱 향상되었고, 환자 중심의 질 높은 서비스를 요구하는 목소리도 커졌습니다. 이러한 변화는 병원 경영 측면에서도 질 향상을 필수 전략으로 만들었고, 그 결과 의료기관의 질 관리에 대한 관심과 필요성이 더욱 강화되었습니다.

1판에서 "코로나19의 확산이 멈추지는 않았지만 일상으로 회복을 위한 준비가 하나둘씩 진행되고 있다"고 진단했던 우리의 시선은, 이제 '회복'이 아닌 '재설계'를 이야기해야 할 시점에 서 있습니다.

이번 개정판에서는 기존의 흐름을 유지하면서도 다음과 같은 부분을 중점적으로 보완 · 강화하였습니다.

제1부 : 의료의 질 개념

◆ 질 개념에 대한 고전 이론(Lee & Jones, Myers, Donabedian, Vuori 등)을 보다 깊이 있게 비교하고 해석함으로써, 의료 질의 다양한 정의와 구성요소에 대한 통합적 이해를 제공하였습니다.

제2부 : 접근방법 및 관리 도구

◆ 도나베디안 모형, JCAHO 10단계 모델, PDCA, Six Sigma, BSC, DAT 등 다양한 질 관리 모델을 실제 적용 사례와 함께 분석하였습니다.

◆ 질 관리 도구는 주제 선정, 원인 분석, 개선안 도출에 이르기까지 현장 적용 가능성이 높은 방법론을 중심으로 실습이 가능한 형식으로 정리하였습니다.

제3부 : 의료의 질 관리 활동

◆ 의료이용도 관리, 주진료경로, 임상평가지표 등 운영성과와 직접 연관되는 요소들에 대한 실제적 내용을 보강하였습니다.

◆ 특히 AEP(Appropriateness Evaluation Protocol)의 국내외 활용 사례와 평가 지침은 깊이 있게 설명되어 현장 활용도를 높였습니다.

제4부 : 환지안전 및 환자만족 관리

◆ WHO, JCI, OECD, 국내 법률과 지표를 바탕으로 환자안전관리의 국제 기준과 국내 정책 변화를 반영하였으며, 중대한 환자안전사고 의무보고 등 최근 개정사항도 포함하였습니다.

제5부 : 의료의 질 평가 제도

◆ 국내 의료기관인증제도와 더불어, 미국, 일본, 캐나다 등 해외의 의료 질 평가 및 인증 시스템을 체계적으로 비교하고 분석하여, 질 평가의 국제적 흐름을 이해할 수 있도록 하였습니다.

이 책은 단순히 시험 대비나 강의 교재로서의 기능을 넘어서, 팬데믹 이후 혼란 속에서 방향을 모색하는 의료기관과 실무자들에게, 체계적이면서도 현장감 있는 로드맵이 되기를 희망합니다. 변화의 한가운데서 치열하게 고민하고, 함께 답을 찾은 모든 의료인과 연구자에게 깊은 감사를 전합니다.

이번 개정판의 출간에 힘써주신 출판사 관계자 여러분과 실무 경험과 이론을 아낌없이 공유해주신 의료현장 전문가들께 깊은 감사를 전하며, 향후 개정판에서도 독자 여러분의 의견과 제안을 적극 반영하고자 합니다.

2025년 7월

저자 일동

CONTENTS

차례

제1부 의료의 질 개념

제1장 의료의 질 개념 11

1. 양질의 의료 개념 12
2. QA와 TQM 23
3. CQI 25
4. TQM의 개념 26
5. 적정진료관리위원회의 운영 31
6. 감염관리위원회 운영 35

단원평가 41

제2장 의료의 질 관리 역사 45

1. 고대 46
2. 나이팅게일 46
3. 플랙스너 47
4. 코드만 47
5. American College of Surgeons 48
6. 세계인권선언 48
7. JCAH 48
8. 의료보호 49
9. PSRO 50
10. WAPS 51
11. 의료기관합동신임위원단(JCAHO) 54
12. 미국 의학원 55
13. JCI 55
14. CMS 56
15. AHRQ 56

단원평가 58

제2부 의료의 질 관리 접근방법 및 관리 도구

제3장 의료의 질 관리 모델 ······ 61

1. 의료의 질 관리 모델 개요 62
2. 도나베디안 모형 64
3. 의료기관신임합동위원회의 질 관리 10단계 평가모델 72
4. PDCA 모형 76
5. 6-sigma 81
6. 균형성과관리(BSC) 93
7. D*A*T 95
8. 서비스 디자인 95

단원평가 100

제4장 주제 선정 도구와 원인분석 도구 ······ 103

1. 주제 선정 도구 104
2. 원인분석 도구 115

단원평가 126

제5장 개선안 선정 도구와 질 향상 관리 도구 ······ 133

1. 개선안 선정 도구 134
2. 지속적인 질 향상 관리 도구 138

단원평가 142

제3부 의료의 질 관리 활동

제6장 의료이용도 관리 ······ 167

1. 의료이용도 조사 168
2. 적절성 평가지침 171
3. Ambulatory Care Sensitive Conditions (ACSC) 177
4. Program for Evaluating Payment Patterns Electronic Report(PEPPER) 182

5. 지연이유 목록 184
6. 의료감사 188
단원평가 189

제7장 주 진료경로 ······ 191
1. 주 진료경로의 개요 192
2. 주 진료경로의 개발 및 활용 195
3. 임상진료지침 197
단원평가 204

제8장 임상평가지표 ······ 207
1. 임상평가지표의 개요 208
2. 임상평가지표의 용어 정의 209
3. 임상평가지표의 사례 212
단원평가 216

제4부 환자안전 및 환자 만족관리

제9장 환자안전 및 위험관리 ······ 221
1. 환자안전 개요 222
2. 환자안전법 226
3. 환자안전을 위한 위험관리 245
4. 의료분쟁 관리 252
단원평가 257

제10장 환자 만족관리 ······ 259
1. 환자경험 260
2. 서비스 품질 조사(SERVQUAL) 264
3. 환자만족도 조사 268
4. 설문지 개발 276
단원평가 284

제5부 의료의 질 평가 제도

제11장 국내 의료기관평가·인증 제도 289

1. 평가·인증이란 290
2. 수련환경평가 291
3. 의료기관서비스평가(1995) 309
4. 의료기관평가인증(2011) 310
5. 외국인환자 유치의료기관 평가지정제도(2017) 318
6. 상급종합병원 지정 및 평가 320
7. 요양급여 적정성 평가 322
8. 전문병원 324
9. 응급의료기관평가 327

단원평가 332

제12장 국외 의료기관평가·인증 제도 335

1. 국제의료질관리학회 336
2. JCAHO 336
3. JCI 337
4. ACHS 339
5. JCQHC 340
6. MBNQA 341

단원평가 344

참고문헌 347

찾아보기 355

제1부

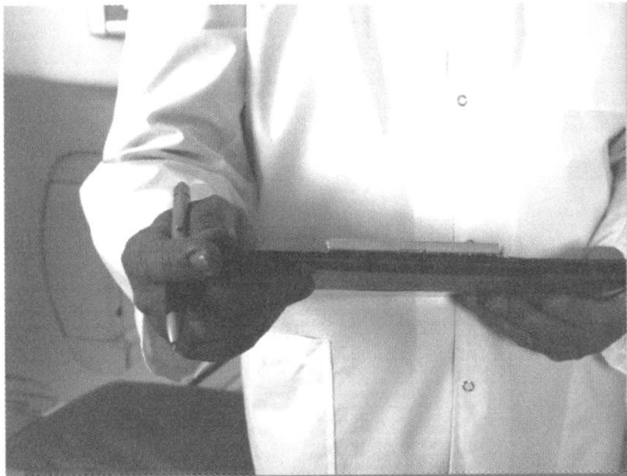

1 의료의 질 개념

QUALITY ASSURANCE

제1장 의료의 질 개념
제2장 의료의 질 관리 역사

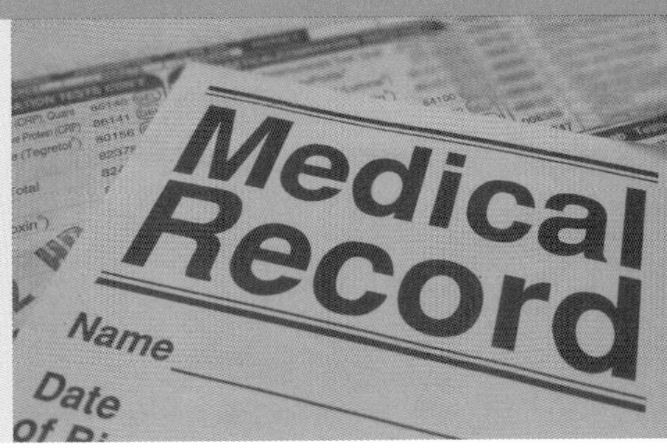

제 1 장 의료의 질(quality) 개념

QUALITY ASSURANCE

개 요

국내외적으로 급격히 변화하는 의료시장의 환경 속에서 의료기관들은 생존을 위한 경영 효율의 증대를 도모하기 위하여 여러 가지 방안을 강구하고 있으며 이러한 노력은 병원의 생존에 중요한 디딤돌이 된다는 것을 인식하고 있다. 그 중에서도 질 관리를 위한 전략이 무엇보다도 중요하게 요구되고 있으며 시대 흐름의 변화에 따라 외부적으로 의료소비자의 생활 수준은 차치하더라도 급격하게 확산되고 있는 SNS(Social Network Service : 페이스북, 트위터, 인스타그램, 유튜브, 틱톡, 카카오톡 등)활동으로 과거와는 다른 높은 의식 수준의 향상으로 양질의 서비스를 요구하며 의료분쟁이 증가하는 변화와 추세를 간과할 수 없다. 더불어 내부적으로는 의료비 절감을 위해 의료자원을 효율적으로 활용하여야 한다.

진료와 관련된 일체의 행위를 종합적으로 평가하는 의료의 질 향상 과정과 환자(외부고객)와 임직원(내부고객)의 안전을 도모하는 활동을 통한 전반적인 의료 수준 향상의 제반 활동은 효율적 경영의 필수 요소이다.

따라서 의료계가 직면하고 있는 다양한 문제들을 해결하기 위한 여러 가지 방안 중에 하나인 적정 진료보장을 입문하기 전에 의료의 질 개념에 대한 기본 개념을 학습함으로써 의료의 질 개념을 이해하여야 할 것이다.

학습목표

1. 양질의 의료개념을 설명할 수 있다.
2. QA와 QI, TQM의 개념을 설명할 수 있다.
3. 적정진료위원회와 전담부서의 역할을 설명할 수 있다.
4. 감염관리위원회 운영과 역할을 설명할 수 있다.

질(quality)이란 재화나 서비스가 설정된 표준, 기준 또는 규격에 잘 맞는지에 대한 측정(measure)이다. 따라서 질 관리는 상품이 질적 규격, 기준에 잘 맞도록 하는 것이다. 의료는 생물학적 요인뿐만 아니라 경제적, 사회적, 문화적인 여러 요인과 의사와 환자와의 행태 및 상호관계로 얽혀 있으므로 의료의 질을 정의하는 것은 쉬운 일이 아니다. 의료는 일정 규격의 제품을 생산하는 것이 아니라 환자 개개인에게 시의적절(그 당시의 사정이나 요구에 아주 알맞음)하게 서비스를 하는 것이다.

의료에서의 질이란 특별한 서비스, 진료 절차, 진단 및 임상 문제에 따른 예기된 결과에 대하여 수용 가능한 성취 정도를 말하는 것이다. 의료의 질 관리 활동은 의료의 질 평가를 기반으로 개선이 필요한 부분을 개선시키는 의료의 질 향상 활동이라 할 수 있다. 의료에서 적정진료보장이란 의료를 중심으로 이에 관련되는 주변 행위 일체를 종합적으로 평가하는 것이다. 이와 같이 여러 가지 측면을 갖는 하나의 개념이므로 주위 상황이나 대상에 따라 서로 다른 질적 기준을 충족시켜야 한다.

1 양질의 의료 개념

1) Lee & Jones

양질의 의료에 대한 Lee & Jones(1933)[1]의 정의는 '의료는 지역사회나 인구집단에서 사회, 문화 그리고 전문 분야의 발전에 의료계의 지도자들에 의해서 서비스되고 가르쳐지는 것'으로써, 다음의 여덟 가지 개념을 말하였으며 양질의 의료의 개념의 효시라고 할 수 있다.

(1) 의과학에 근거를 둔다.

(2) 예방을 강조한다(prevention).

(3) 의료제공자와 소비자(환자) 간에 긴밀한 협조가 요구된다.

(4) 전인적(全人的)인 진료를 한다(holistic : comprehensive).

(5) 의사와 환자 간에 지속적이며 가까운 인간관계를 유지한다.

(6) 사회복지사업과 연계 활동을 한다.

(7) 모든 종류의 의료서비스와 협동을 한다.

(8) 인간의 필요에 따라 모든 과학적인 현대의료서비스를 함을 뜻한다.

---

1 Roger Irving Lee(1881~1965) 하버드 의과대학, Lewis Webster Jones(1899~1975) 베닝턴 대학

2) Myers

Myers(1969)는 의료시스템의 궁극적인 목표는 지역사회의 모든 주민이 이용할 수 있는 좋은 의료를 만드는 것이며 '질이란 보건의료의 의학적 적정성(optimal care in medicine)과 보건의료의 사회적 적정성(optimal care in society)이 동시에 달성될 수 있도록 적절하게 제공되어야 한다.'고 정의하였다. 양질의 의료요소를 접근성, 의료의 질, 지속성, 효율성, 포괄성으로 나누었는데, 효율성을 포함한 것이 특징이며 Donabedian 이전까지는 가장 대표적인 양질의 의료가 갖추어야 할 요소에 대하여 설명을 하였다. 특히, 저자의 입장에서 포괄적(comprehensive)의 의미를 관심 있게 볼 필요가 있다고 생각한다.

(1) 접근성(accessibility)

환자가 의료를 필요로 할 때 쉽게 이용할 수 있어야 함이다. 재정적, 지리적, 사회 · 문화적 이유로 필요한 보건의료서비스를 제공받는데 장애를 받지 않는 것이다. 물론 실제의 상황에서는 재정이나 지역 등 다양한 제약 조건으로 인하여 의료의 접근성에 제한점이 있는 것이 현실이지만 이러한 점을 개선하여 모든 환자가 골고루 혜택을 받아야 한다는 의미일 것이다. 쉽게 이해하자면 '도시가 농촌보다 접근성이 더 좋다'라고 말할 수 있다. 그리고 질병의 치료는 물론 예방까지 포함한 포괄적인 의료서비스를 받을 수 있어야 한다.

(2) 의료의 질(quality)

의사의 전문적 능력을 뜻하는 것으로 지식, 기술과 윤리 · 도덕적 면에서 자신의 임무를 수행하는 것이다. 각종 연수 교육, 학술 모임 등 지속적인 학습을 통하여, 의료서비스가 양질의 의료기준에 부합되어 보건의료의 의학적 적정성(optimal care in medicine)과 사회적 적정성(optimal care in society)이 동시에 달성될 수 있도록 적절하게 제공되어야 한다. 바쁜 진료 및 연구의 현실 속에서 의사들은 끊임없이 질을 높이기 위하여 노력하고 있다. Myers의 의료의 질은 뒤에서 언급되는 Vuori의 과학적-기술적 질과 연관성이 많은 부분이며 공급자인 의사들은 의료의 질을 가장 중요시 생각하며 이러한 의사들의 노력은 존경받을 점이다.

(3) 지속성(continuity)

의학의 전문화와 세분화로 인하여 단편적인 진료가 되어서는 안 되며 질병의 치료뿐만 아니라 예방에도 주의를 기울이며, 육체적 치료와 정신적 안도감을 수반하는 전인적 서비스를 제공하는 것이다. 환자에게 제공되는 보건의료는 의사와 의료기관 간에 긴밀한 협조를 통하여 시간적, 지리적으로 상관성을 갖고 적절히 연결된 진료를 받아야 한다. 지속성에서 언급되어지는 전인적이라는 용어는 아래 (5)의 포괄성과도 일부 부합되는 내용이다. 그리고 궁극적으로는 사회로의 복귀가 연결되어야 하며 육체적인 치료뿐 아니라 정신적 안녕까지도 성취되어야 한다.

(4) 효율성(efficiency)

자원의 양을 최소 투입하거나 일정한 자원의 투입으로 최대의 보건의료 목적을 달성하는 것이다. 불필요한 입원과 같은 과잉 진료, 조기 진료나 예방을 소홀히 하는 것은 비효율이 된다. 또한 자원의 최대 활용, 시간 절약 등도 포함된다. 앞으로 여러분은 의료에서 효율이라는 용어가 나오면 시간과 비용을 가장 먼저 생각하길 바란다. 최소의 비용으로 최대의 효과를 나타내는 것이며 동시에 시간이 단축되면 최상일 것이다.

(5) 포괄성(comprehensiveness)

보건의료의 내용에는 예방, 치료, 재활 및 건강증진사업 등 관련되는 다양한 서비스가 조정되어(coordinated) 포함되어야 한다. 첨언하면 가장 적극적인 치료는 예방(1차 치료)이고 그 다음 2차적인 것은 진료(진단+치료)(2차 치료)이며 그 후에는 재활(3차 치료)하여 사회에 복귀시키는 것이고 가장 궁극적인 것은 건강을 유지하고 증진(4차 치료)시켜야 한다는 것을 항시 염두에 두고 배워야 할 것이다. ☞ [1] prevention → [2] medical treatment & care → [3] rehabilitation → [4] maintenance & promotion

위의 여러 가지 양질의 의료요소들은 상호 연관된 것이고, 동시에 상호보완적이다. 따라서 효율적인 관리 운영을 통하여 의료자원의 제한과 적정 배분의 문제도 감안되어 모든 국민이 필요할 때 필요한 의료서비스를 받을 때 양질의 의료는 성취되는 것이다.

3) Donabedian

(1) Donabedian의 의료의 질 개념

Donabedian(1980)[2]은 근대적 의미에서 의료의 질 관리 개념과 이론을 정립하여 'QA의

2 Avedis Donabedian(1919~2000) 하버드/미시간 대학교

아버지'로 불린다. 양질의 의료를 '진료의 모든 과정에서 예상되는 이익과 손해의 균형을 맞춘 상태에서 환자의 복지를 가장 높은 수준으로 높일 수 있는 것으로 예상되는 의료'로 정의하고 절대적 정의, 개인적 정의와 사회적 정의로 구분하였다.

① 절대적 정의(absolutist definition)
비용에 상관없이 현재의 의학기술이 제공할 수 있는 최대한의 서비스를 제공하는 것

② 개인적 정의(individualized definition)
소비자 개개인의 편익과 위험 및 비용이 함께 고려된 서비스를 제공하는 것

③ 사회적 정의(social definition)
㉠ 자원의 사회적 배분의 정당성이 감안된 것
㉡ 사회적인 가치와 개인을 상대로 하는 제공자 사이에 갈등을 야기할 수 있음

(2) Donabedian의 의료의 질 구성요소

의료의 질 구성요소를 과학적/기술적 부문, 대인관계 부문, 쾌적함의 세 가지 부문으로 구분하였다.

① 과학적/기술적 부문(technical domain)
의학기술을 개인의 건강문제에 적용하는 것

② 대인관계 부문(interpersonal domain)
환자와 치료자간의 사회적, 심리적 상호작용을 관리하는 것

③ 쾌적함(amenity)
㉠ 쾌적한 대기실, 편안한 진찰실, 청결한 입원실과 침대, 좋은 음식 등으로 묘사함
㉡ 그러나 이들을 의료의 질을 결정하는 독립적인 구성요소이기보다는 대인관계의 한 부분으로 보는 것이 타당하다는 의견이 있음

(3) Donabedian의 의료의 질 속성

의료의 질 속성(attributes)은 의료의 질 상태가 높은지 혹은 낮은지를 판단하는 것으로 다음과 같다.

① 효능(efficacy)

보건의료의 과학과 기술을 가장 바람직한 환경 하에서 사용하였을 때 건강을 향상시키는 능력을 말함(외부환경은 제외)

② 효과(effectiveness)

건강수준의 향상에 기여한다고 인정된 진료행위의 수행 정도로 의료서비스가 기대되는 결과를 나타내는 것. 효능과는 대조적으로 의료서비스를 제공하는 일상적인 환경에서 성취할 수 있는 건강수준의 향상을 말함

③ 효율(efficiency)

특정 건강수준을 획득하는데 사용한 비용을 측정하는 것. 만약 특정 의료서비스가 동일한 효능과 효과일 때 비용이 적은 서비스가 보다 효율적이라고 평가함

④ 적정성(optimality)

비용에 대한 상대적인 의료의 효과 또는 편익

⑤ 수용성(acceptability)

의료의 효과에 대한 환자와 환자 가족의 기대를 말하며, 5가지 속성을 포함

㉠ **접근성**(accessibility)

환자에게 의료서비스를 쉽고 편리하게 제공하는 능력

㉡ **환자-의료제공자와의 관계**(patient-practitioner relationship)

의료서비스를 제공하는 과정에서 환자와 의료제공자가 맺게 되는 관계를 말하는 것으로 환자 만족도에 중요한 영향을 미침

㉢ **쾌적한 환경**(amenities of care)

편리하고 안락한 의료 환경

㉣ **의료의 효과에 대한 환자 선호도**(patient preference as to the effects of care)

환자가 인지하는 의료서비스의 효과를 말하는 것으로 의료인이 판단하는 의료의 효과와 항상 일치하지는 않음

ⓜ **의료의 비용에 대한 환자 선호도**(patient preference as to the cost of care)
환자가 인지하는 의료서비스의 비용

⑥ 합법성(legitimacy)
사회적 선호도(윤리적 원칙, 가치, 법, 규제)와 개인의 수용성의 일치 정도

⑦ 형평성(equity)
의료자원의 분포와 의료의 편익이 인구집단 구성원에게 얼마나 공평하게 제공되는가를 말함

(4) Donabedian의 의료의 질 접근방법

양질의 의료관리 접근법을 구조, 과정, 결과로 나누어 의료의 질을 간접적으로 평가하는 접근방법을 제시함으로써 양질의 의료관리 발전에 결정적인 기여를 함

① 구조(structure) 평가

㉠ 의료서비스 제공을 위해 사용되는 의료기관의 기구 조직, 인력의 수와 자격 관리, 각종 시설과 장비 등에 대한 구체적인 것들을 말함

㉡ 이는 좋은 구조 하에서 좋은 진료가 가능하다는 가정에서 의료기관의 구조적 측면을 평가하는 것 예) 신임제도, 면허제도, 시설이나 장비 등의 설치요건 등

② 과정(process) 평가

㉠ 환자와 치료자간의 상호작용인 치료과정을 평가하는 것

㉡ 과정은 결과에 영향을 미치므로 의료의 질 평가에서 주된 관심 영역

㉢ 진료의 본질적 요소임

㉣ **평가방법은 직접 관찰과 의무기록을 검토하는 방법으로 구분**

- 직접 관찰 방법
  단점 – 비용과 시간이 많이 소요, 관찰자의 주관이 개입될 수 있음
- 의무기록 검토

단점 – 쉽게 시행하나 기록이 불충분, 정확성과 신뢰성 결여
예) 의료이용도조사, 진료비청구심사, 의료감사, 동료심사, 진료결과평가 등

③ 결과(outcome) 평가
㉠ 보건의료체계 및 의료제공자들의 책임과 연계된 건강수준으로 정의
㉡ 진단결과와 치료결과로 환자의 건강과 만족도 및 사회적, 심리적 요소를 측정함
㉢ **진단결과** : 자료의 수집과 분석 과정을 거쳐 진단을 내린 결과
치료결과 : 환자의 전반적인 건강상태나 건강문제에 대한 진료결과
㉣ 치료결과는 의사의 진료 이외에 많은 요인들이 영향을 미치므로 측정하는데 비용이 많이 들고 어려움

4) Crosby

질 경영 분야의 선구자인 Crobsy[3]는 무결점(ZD : zero defects) 운동의 창시자로 양질의 질은 '우아한 것이 아니라 요구사항에 대한 일치'로 정의하여 고객 요구 또는 명세서에 대한 일치(conformance to specification)를 강조하였다. 기존의 대량 검사를 탈피하기 위해서는 처음부터 결점이 없는 제품을 만들어야 한다고 하였다. 따라서 질 향상을 위해 평가보다는 예방에 중점을 두는 시스템을 강조하였다. 예방은 과정의 이해, 문제영역, 과정의 향상에 따른 동일성을 포함하였다.

질의 최고 측정은 비용이라고 믿었으며 비용은 비 적합한 가격과 적합한 가격 2가지로 구성된다고 하였다. 비 적합한 가격은 내부 실패와 외부 실패 비용을 포함하였다. 또한 숨겨진 낮은 질로 인한 비용들을 인식해야 한다고 하였다. 질 향상을 위한 개선단계를 14단계로 구분하였으며 수행내용은 다음과 같다.

- **1단계** : 관리위임 – 질에 대한 경영 시도를 표현하였음
- **2단계** : 질 향상팀 – 각 부서별 대표로 구성되는 질 향상팀을 운영하여 지식 과정과 실제적 시도
- **3단계** : 질 측정 – 현행 및 잠재적 문제의 질 측정 향상을 위한 노력
- **4단계** : 질 평가의 비용 – 질 비용의 관리 도구로서 활용도 평가로 비용의 의미

3 Philip Crosby(1926～2001) West Virginia 출생, Western Reserve University 졸업

- 5단계 : 질에 대한 인지 – 모든 직원의 인식도와 개인적 관심도 고양
- 6단계 : 수정조치 – 이전 단계에서의 확인된 문제점의 시정 조치로 향상을 위한 기회 추구
- 7단계 : 무결점 프로그램 위원회 설립
- 8단계 : 감독과 훈련 – 교육훈련의 실시로 관리자들의 모든 수준에 대한 완전한 적응
- 9단계 : 무결점의 날 – 직원들이 변화를 실감
- 10단계 : 목표 설정 – 개인별, 그룹별 개선 목표를 설정하도록 함
- 11단계 : 착오 원인의 제거 – 개선 목표 달성 시 직면하는 장애 원인의 제거, 문제를 기술하고 과실 업무를 예방
- 12단계 : 인정 – 질 향상의 성과를 인정하고 감사
- 13단계 : 질 위원회 – 정례적 의견교환을 위해 질 향상 위원회의 구성
- 14단계 : 상기 과정의 반복

▶ **무결점(ZD: Zero Defects)**

ZD는 1960년대에 미국기업이 미사일의 납기 단축을 위해 '처음부터 완전한 제품'을 만들자는 운동을 벌인 것이 계기가 되어 급속히 보급되었다. ZD의 최대의 특색은 이름 그대로 결점을 제로로 하자는 것. QC(품질관리)기법을 제조 면에만 한정하지 않고 일반 관리사무에까지 확대 적용하여 전사적(全社的, 회사 전체 차원의 것)으로 결점이 없는 일을 하자는 것이다.

미국에서는 각 개인이 주체가 되어 ZD운동을 하고 있으나 이와 대조적으로 일본의 경우는 '소집단활동에 의한 ZD'가 보급되고 있다. 즉 일본 산업계에서는 QC 서클 활동과 ZD 그룹 활동 또는 이 둘을 일체화한 자주관리 활동이 점차성행, ZD운동을 낳은 미국을 비롯, 세계 각국의 주목을 받고 있다.

요약하면 무결점(無缺點)운동이란 QC(품질관리)기법을 일반 관리사무에까지 확대 적용하여 전사적으로 결점이 없는 일을 하자는 것이다. 구체적으로는 전종업원에게 경영참가 의식을 갖게 하여 사기(士氣)를 높임으로써 결점을 없애는 데 협력해 나가도록 하는 운동이다.

5) Vuori

핀란드의 의사인 Vuori는 질의 구성요소를 효과성, 효율성, 적합성, 과학적–기술적 질로 규정하며 질의 속성은 질 향상 프로그램을 주관하는 기관 당사자에 따라 우선순위가 바뀐다고 주장하였으며 Donabedian의 정의와 함께 널리 알려져 있으며 이해 당사자의 입장에

서의 관점을 가지고 중요성을 비교한 재미있는 정의이다.

(1) **효과성(effectiveness)** : 의료서비스가 이상적 상황에서 모든 잠재적 영향을 발휘하였을 때와 비교하여 실제 운영체계 내에서 영향을 미친 정도를 검토하는 것
(2) **효율성(efficiency)** : 의료서비스가 생산비에 미치는 실제적 영향 관계를 나타냄
(3) **적합성(adequacy)** : 인구집단의 요구와 이용 가능한 서비스의 관계로 수적(numerical) 요소와 분배적(distributional) 측면이 있음
(4) **과학적-기술적 질(scientific-technical quality)** : 현재 이용 가능한 의학지식과 기술을 실제 적용하는 정도

의료의 질에 관심을 가지는 집단은 환자를 포함한 소비자, 의료제공자인 의료인, 의료기관 경영자, 정책 결정자 등이며 이들 집단의 의료의 질에 대한 관심사는 아래의 [표 1-1]과 같이 각각 다르다.

보건의료서비스 소비자는 네 가지 의료의 구성요소 중에서 '적합성'을 가장 중요시하는 반면 효율과 과학적-기술적 질에 대해서는 관심도가 떨어진다. 반대로 보건의료서비스 공급자는 과학적-기술적 질에 가장 많은 관심을 갖게 된다. 또한 보건의료당국은 소비자와 제공자의 관심이 떨어지는 '효율성'을 가장 중요시한다. 결국 의료의 질은 네 가지 구성요소가 절충된 것이라 하겠다.

표 1-1 집단별 의료의 질에 대한 관심 양상

투자기관이 관심을 갖는 질의 요소	후원기관		
	소비자	공급자	보건의료당국
효과성(effectiveness)	++	+	−
효율성(efficiency)	−	−	+++
적합성(adequacy)	+++	−	++
과학적-기술적 질(quality)	+	+++	−

※ - 관심 없음 / + 약간 관심 / ++ 어느 정도의 관심 / +++ 높은 관심

6) Juran

Juran(1986)은 질 경영의 개념적 기초를 확립하는데 공헌하였으며, 질 계획, 질 통제, 질 개선이라는 세 가지 기본적 과정을 제안하여 질 혁명 설계자의 한 사람으로 인정받고 있다.

질을 '고객의 요구에 맞는 제품의 모든 특성'으로 정의하고 4가지 범주인 설계 질(quality of design), 적합 질(quality of conformance), 유효성(availability), 서비스 질(field service)로 세분화 하였다.

'모든 개선과 혁신은 프로젝트 활동으로만 가능하고 다른 방법은 없다(All improvement takes place project by project and in no other way.)'며 질 삼분법(quality trilogy)을 제안하였다.

(1) **질 계획(quality planning)** : 질을 개선하기 위한 과정을 기획하고 설계하는 단계이다.

(2) **질 관리(quality control)** : 제품과 공정의 목적을 달성하기 위하여 현재의 업무과정에서 성취 가능한 한도 내에서 질 수준을 평가하고 감독하고 관리하는 과정이다. 목표와 비교하여 차이에 대한 조치를 취한다.

(3) **질 개선(quality improvement)** : 현재의 업무과정을 개선하는 것으로 TQM의 핵심 부문이다. 지속적인 질 향상을 위한 자원분배, 질 프로젝트를 수행할 인원할당, 프로젝트의 수행에 종사하는 종사자들에 대한 훈련 등의 하부구조를 구축하고 일반적으로 질을 추구하고 확보할 수 있는 영구적인 조직의 설정 등이 포함된다.

Juran은 낭비와 불량이 발생하는 원인은 시스템 결함에 있다고 주장하였다. 21세기가 질의 시대라고 예측하면서, 질 경영을 위해서 최고 경영자들이 반드시 취해야 할 7가지 단계를 제시하였다. 이는 반드시 질 위원회 등을 주재할 것, 질 목표의 설정과 계획, 전사원 교육, 질 결과 측정방안의 강구, 정기적인 비교 · 검토, 질 성과의 인정과 격려, 변화에 대응하는 보상체계 등이다.

7) Deming

Deming(1986)은 통계학자 입장에서 질 경영 문제에 접근하였다. Deming의 품질경영은 기업의 생존과 고객만족에 결정적인 역할을 하는데 필요한 제품과 서비스, 프로세스의 지속적인 향상, 프로세스 적용을 촉진하고 종업원 참여를 유도하기 위한 방법이다.

'문제점 중 85%는 시스템 오류에서 발생하며, 나머지 15%만이 시스템에서 일하는 직원의 잘못에서 기인한다'는 주장은 TQM의 원칙을 집약적으로 표현한 것으로 경영자 몰입, 공정설계와 통제, 종업원 참여, 감독자와 종업원의 의사소통, 질에 대한 전사적 훈련과 교육 등을 강조하는 14원칙을 제안하였다. 저서 'Out of the Crisis(1986)'에서 제시한 TQM

수행시 지녀야 할 14가지 지침(points)은 다음과 같다.

(1) 회사나 조직의 목적과 목표를 세우고 모든 종업원에게 알린다.

(2) 최고 경영자를 포함한 모든 구성원들이 새로운 경영철학(품질혁명)을 배운다.

(3) 공정개선과 비용절감을 위해서 검사의 목적을 이해한다.

(4) 공급자와 장기적인 신뢰관계 속에서 총비용을 최소화한다.

(5) 생산 및 서비스 시스템을 지속적으로 개선한다.

(6) 기술 습득을 위한 훈련을 실시한다.

(7) 지도력을 가르치고 함양한다.

(8) 두려움을 없애고, 신뢰를 쌓게 하고, 혁신을 위한 분위기를 조성한다.

(9) 기업의 목적과 목표를 향해 팀워크를 창출한다.

(10) 종업원의 공감을 얻지 못하는 슬로건이나 캠페인 등을 제거한다.

(11) 수치적인 생산 할당량을 없애는 대신, 개선을 위한 방법을 배우고 실천하도록 한다.

(12) 작업자의 장인정신과 같은 자부심을 저해하는 장벽을 제거한다.

(13) 모든 구성원들에 대한 교육과 자기계발을 장려한다.

(14) 변혁을 이루기 위해 필요한 행동을 실행에 옮긴다.

설계 및 생산 공정에서 품질의 변동 가능성을 최소로 줄여서 제품과 서비스의 품질을 개선할 것을 강조하였으며 또한 '기업의 경영자는 기업이 추구할 방향 및 목표를 설정하고 이를 달성하기 위한 전략적 계획을 수립하고, 종업원들이 효율적으로 업무를 추진할 수 있도록 필요한 환경을 제공하고 종업원들이 품질문제에 대한 제안 및 개선책을 건의하는데 주저하지 않는 분위기를 만들어 주어야 한다'며 최고경영자의 역할을 중요한 요소로 보았다.

즉, Deming의 품질 개념으로 경영층의 방침에 따른 전사적 차원에서의 체계적인 품질활동 및 통계적 기법의 활용을 강조하며, 수치로 나타나는 성과 결과보다는 품질 관리가 직접 적용되고 있는 공정 자체의 끊임없는 개선에 중점을 두고 있다.

※ **Juran과 Deming의 차이**: Juran은 관리자 책임과 품질 개선에 중심을 두었고 Deming은 통계적 시스템 사고에 중심을 강조했다, 둘 다 뒤에서 언급하는 TQM(Total Quality Management)의 기초를 세운 인물이다.

2 QA와 TQM

의료에서 적정진료보장은 의료기술의 발달과 의료비 상승, 의료에 대한 의식이 권리로 바뀌는 국민 의식수준의 변화, 의료기관의 인력, 시설 및 장비 등에 대한 정부의 규제와 DRG 지불제도의 실시 등으로 필요성이 증가하였다.

1) QA의 개념

질 보장은 제품이나 서비스에 대한 조직의 질 보증을 의미하여, 소비자에게 보다 양질의 제품이나 서비스를 제공하기 위해 불량품과 고장률 등을 감소시키는 것이다. 질 관리는 고객에게 만족을 주는 제품을 조직 내 질 유지와 질 개선을 위한 각 집단의 노력을 조정하는 순환과정이다. 1990년대 이후부터 의료분야에서는 기업의 질 관리(quality control) 개념을 도입하여 실제 진료에 연계하여 질 관리 활동을 실시하고 있다. 의료의 질은 복잡하고 다면적인 개념으로 초기에는 QA(quality assurance)를 질 보장, 적정진료보장이란 용어로 번역하여 사용하였다.

의료는 환자 개개인에게 서비스를 하는 것으로 일정 규격의 제품을 생산하는 것이 아니다. 그러나 의료에서 QA란 의료서비스의 질을 평가하고, 그 문제점을 개선하여 질을 향상시키는 일련의 과정으로 종전보다 향상된 업무결과를 지속적으로 유지하도록 고안된 제도이다. QA는 최저기준을 충족시키지 못한 부서나 문제를 발생시킨 직원 또는 부서에 초점을 두고 있다.

진료의 적절성을 평가하는데 초점을 두어 주로 임상적인 활동을 평가대상으로 하며, 후향적인 관점으로 의료의 최종산출보다는 과정을 중심으로 기준에 미달하는 점을 찾아내어 이를 시정하는데 초점을 두고 있다. 이 과정은 사전계획 하에 체계적인 접근방법으로 제공되었거나 제공하고 있는 진료나 서비스를 감시(monitoring)하고 평가(assessment)하며, 진료의 질 향상을 유지하고 달성하기 위한 개선활동을 하도록 하는 기전을 제공하고 있다. 또한 반드시 이러한 활동 결과에 대하여 정규적인 환류(feedback)가 따라야 한다.

QA를 위한 접근방법은 ① 문제 발견, ② 문제 우선순위 결정, ③ 문제 분석, ④ 문제의 심층연구, ⑤ 개선과제의 규명, ⑥ 개선과제의 실행, ⑦ 문제의 지속적 모니터링과 재평가의 7단계이다. 병원내의 질관리위원회는 병원 내 모든 질 관리 사업들을 총괄하는 조직으로 병원전체 질 관리 사업의 계획, 수행, 평가에 관한 주요 의사결정을 시행하고, 부서별 사업을 조정하고 연계하는 책임을 수행한다. QA 위원회로는 감염위원회, 약사위원회, 조직위원회, 의무기록위원회, 사고관리위원회 등이 있다.

※ 조직위원회(tissue committee)는 병원 내에서 외과적 수술이나 생검(biopsy) 등을 통해 제거된 조직(tissue)샘플의 처리, 병리검사 결과, 적절한 수술 시행 여부 등을 검토하고 이를 통해 병리 진단의 질을 향상시키는 위원회

2) QI의 개념

양적인 성장을 추구하던 병원들이 의료의 질 향상(quality improvement, QI)에 대해 관심을 가지고 꾸준히 QI 활동을 시행하고 있다. 이는 의료의 질 문제를 개선하는 총체적 노력을 통하여 고객만족과 고객가치가 창출되기 때문이다. QI는 의료의 질 관리 또는 의료의 질 평가를 기반으로 평가결과 나타난 문제점을 교정하고 필요한 부분을 개선시키는 것이다. 따라서 QA보다 발전된 질 평가로서 지속적이고 체계적인 질 관리(continuous quality improvement, CQI)이며, 전향적인 관점으로 예방적인 개념, 의료의 비용절감, 의료서비스 전달체계의 효율성 극대화 등을 포함한다.

의료에서 QI란 의료부문의 고객이 누구이며 고객이 원하는 바가 무엇인지를 확인하여 그 요구를 충족시켜줌으로써 고객의 만족도를 높이고 의료의 질을 향상시키면서 비용은 절감시켜 경영효율화를 달성하고자 하는 노력이다. 따라서 의료전달 과정을 개선시켜 양질의 서비스를 제공하여 소비자의 만족을 증진시키며 환자의 건강을 증진시키고 서비스 제공의 비용을 줄이는 것을 목표로 한다.

QI의 성공을 위해서는 시간, 비용, 자원 등을 필요로 한다. 병원은 인적 · 물적 자원을 투입하면서 질 향상 전개 시 사업의 필요성을 직원들에게 제시하고, 현실적인 작은 것에서부터 시작하여야 한다. 팀 구성 시 전문가들이 주도하고 관계자 모두를 참여시켜 계층 간의 이질성을 극복하여 수용성을 확대시킬 수 있게 된다. 또한 결과에 대하여 처벌보다는 보상을 하고 자발적인 QI사업을 전개할 수 있도록 분위기를 조성하여야 한다. QI 관련 위원회로는 감염관리, 약품사용평가, 의무기록, 위험도 관리, 영양관리, 이용도 관리 등이 있다.

3 CQI(continuous quality improvement)

지속적 질 향상(continuous quality improvement, CQI)은 질 관리(QA)와 질 향상(QI)의 일시적 활동이 아니라 지속적으로 이루어져야 함을 강조한다. 질 관련 문제들은 복잡한 생산과정에 내재되어 있으며, 드물게 작업자의 의지, 기술 또는 의도 때문에 기인한다고 할 수 있다. 이러한 문제는 작업자의 동기 또는 노력부족 때문이 아니라 부적절한 직무설계, 리더십의 실패 혹은 불분명한 목적에서 발생하게 된다. 따라서 작업자를 일방적으로 문책하는 접근방법은 질 개선에 대한 저항, 또는 적개심을 야기하거나 또는 정보의 왜곡, 학습기회 차단으로 질 향상 활동에 방해 요인으로 작용하게 된다. 그러므로 CQI는 조직전체의 지속적인 낭비, 중복과 복잡함을 감소시키는 끊임없는 활동이다.

병원 내에서 CQI를 할 수 있도록 시스템의 설계와 자원이 구비되어, 모니터링하고 조정할 수 있어야 한다. 따라서 조직 내의 토의와 홍보가 충분히 이루어지고, 의사를 포함한 직원의 참여로 충분한 공감대가 형성되어야 한다. CQI의 정의는 의료기관에서 '고객의 욕구를 충족시킬 수 있는 의료서비스를 생산하기 위하여, 전 직원의 적극적인 참여로 과학적 방법을 이용하여 업무과정을 개선하고, 지속적으로 의료의 질을 향상시키는 노력'이다. CQI의 목적은 질 달성을 위한 과정의 향상이다. 따라서 조사와 제재보다는 스스로에게 부여된 동기부여로 지속적인 질 향상과 인센티브를 활용할 수 있다.

지속적 질 향상을 위해 경영진, 인적자원, 정보관리 등을 구체화시켜야 한다. 경영진은 질 향상을 인도하기 위하여 의료기관의 미션과 비전에 일치하는 전략계획을 수립하고 충분한 자원 배정으로 직원들에게 교육기회를 제공하며, 팀워크를 구축하여 위험을 감수할 수 있도록 격려하여야 한다.

인적자원은 필요한 시점, 필요한 장소에서 적절한 수의 직원을 지원하여 내·외부 고객 욕구를 충족시킬 수 있어야 한다. 직원들의 성과는 공정하고 과학적으로 평가하며 지속적 교육으로 성과가 개선되도록 지원하여야 한다. 적시에 정확하고 신뢰성 있는 정보를 제공함으로써 직원들은 자신의 업무를 조정·통합·측정·개선할 수 있어야 한다. 척도, 그래프, 관리차트, 통계 수치 등을 활용하여 수준과 개선효과를 측정하여 계획-실행-검토-조정의 사이클 등을 활용하는 방법을 도입할 수 있다.

지속적인 양질의 의료 추구는 미션, 비전, 가치체계 및 일상 업무에 필수적 요소가 되어야 한다. 이때 예방에 소요되는 비용은 증가하지만, 효과적인 지속적 개선은 반복되는 조사비용과 불필요한 과오 비용을 감소시켜 전체적인 비용 발생을 줄이게 된다.

질 향상을 위한 관리에 드는 비용은 결함예방비용(prevention costs)과 평가비용(appraisal costs)으로 구분할 수 있다. 결함예방비용은 질 향상 계획, 과정의 관리, 자료의 관리 및 분석, 질 관련 훈련 및 프로그램 개발, 질 모니터링 및 보고와 관련된 비용이며, 평가비용은 검사와 조사 시의 물품비용, 설치비용, 검사비용, 장비유지 시의 비용, 질 감사에 드는 비용 등으로 의료서비스의 질을 평가하는데 드는 비용이다. 이때, 내부적 또는 외부적 결함과 같이 잘못된 수행이나 낮은 질을 관리하는데 비용(cost of poor quality)이 들게 된다. 내부적 결함비용(internal failure costs)은 의료서비스가 환자에게 직접 전달되기 전에 수정 또는 대체하는데 관련된 비용이다. 불필요하게 동일한 일의 반복, 불량 생산품이나 의료서비스를 만들어 환자에게 제공할 수 없을 때 발생한다. 외부적 결함비용(external failure costs)은 의료 과오에 대한 책임 비용, 환자의 불만, 대기시간 등과 같이 환자에게 결함이 있는 서비스가 제공되어 생기는 비용이다.

지속적 질 향상(continuous quality improvement, CQI)은 TQM과 동시에 쓰이는 용어로 질 평가(quality assessment)와 질 향상(quality improvement)이 일시적인 활동이 아니라 지속적으로 이루어져야 함을 강조한다. 최근 직접적인 업무수행의 향상(performance improvement, PI)까지 강조하고 있다.

4 TQM의 개념

총체적 질 향상(total quality management, TQM)은 산업체에서 활발히 시행하고 있는 질 관리 개념이다. 병원을 비롯한 의료기관과 의료전문가를 도입, 적용함으로써 다양한 기법으로 의료의 질 관리가 발전할 수 있었다.

전사적 질 관리(total quality control, TQC)의 개념은 1956년에 파이겐바움(A. Feigenbaum)이 정립하였다. 전사적 질 관리는 최종적인 결과보다는 생산 공정(process) 그 자체에 관심을 두는 것으로 기존의 질 관리 개념이 불량률 감소와 같은 결과 중심적인 접근방법을 취한 것과 차별화되었다. 또한 불량 제품을 사후 발견하는데 그치지 않고 제품 설계, 부품 조달과 불량을 생산 공정에서 예방하는데 초점을 맞추었다. 통계적 관리기법의 개발과 더불어 전사적 질 관리는 제조업체 특히 일본의 기업들에 뿌리를 내리고 발전하게 되면서 전사적 질 관리 대신에 총체적 질 향상(total quality management, TQM)의 개념이 등장한 것이다.

TQM이란 질의 지속적인 향상을 계획하고 실행하는데 조직원 전체가 참여하도록 만들어진 구조화되고 체계적인 과정으로 과정, 결과, 서비스 전반에 지속적인 향상을 추구하는 질 관리기법이다. TQM의 개념은 경영의 효율성과 탄력성을 전반적으로 향상시키기 위한 접근방법이며 모든 부서, 모든 활동, 모든 레벨의 구성원들을 조직하고 참여시키는 경영철학이라고 할 수 있다. 따라서 모든 조직원이 고객의 기대를 충족시키기 위한 새로운 방법을 지속적으로 연구하여 양질의 의료를 제공하도록 하는 것으로 환자중심, 질 우선주의 프로세스 관리, 지속적인 향상과 전원 참여의 원칙하에 운영되는 것이다.

의료에서 총체적 질 향상은 환자만족을 우선으로 하고, 질이 낮은 특정 서비스를 지목하여 향상시키기보다는 병원 전체의 체계와 업무 흐름을 개혁하는데 중점을 두는 기법이다. 기본 개념은 결과측면의 질이 과정측면의 질에 의하여 결정되기 때문에 과정을 개선해야 한다는 것이다. 따라서 질 개선을 위해서는 과정을 체계적으로 분석하고 개선책을 찾는 것부터 출발한다. 그리고 과정에 참여하는 모든 구성원이 적극적으로 개선에 대한 계획과 활동에 참여하여야 한다.

※ "전사적(全社的)"이라는 말은 조직 전체에 걸쳐서, 즉 한 부서나 팀에 국한되지 않고 회사나 기관 전체가 함께 참여하거나 영향을 받는 것을 의미한다(enterprise-wide 또는 organization-wide).

(병원에서의 예시) ① 전사적인 환자 안전 활동 → 전 직원이 참여하는 안전 문화 확산, ② 전사적 감염관리 체계 → 외래, 병동, 수술실, 환경팀 등 전 부서의 협력 필요, ③ 전사적 QI 활동 → 각 진료과와 지원부서가 함께 질 향상에 기여

1) TQM의 특성

TQM은 보건의료서비스 소비자 중심으로 진행된다. 모든 보건의료서비스 가치는 소비자인 환자에 의해 결정되며, 환자가 질을 평가하는 주체라는 사용자 중심의 인식으로서, 고객 기대의 충족이나 초과만족이라고 할 수 있다. TQM을 시행하는 조직의 목적은 TQM을 통해서 가치관, 임무 및 목표를 달성하는 것이다. 따라서 목적 달성을 위한 수단으로 목적 달성을 도와주는 접근과 방법을 제공한다. 이때, 고정된 목표의 달성이 아니라 지속적인 향상에 초점을 두어 모든 조직구성원의 적극적 참여로 문제해결과 개선에 기여하게 된다.

2) TQM의 보건의료 적용 원칙

Berwick 등에 의해 개발된 TQM의 보건의료 적용 원칙은 다음과 같다.

(1) 의료서비스는 여러 과정들(process)을 통하여 이루어지는 것으로 전체 업무과정에서 한 사람의 구성원은 소비자, 작업자, 공급자의 역할을 동시에 수행한다. 이때, 각자의 과제를 잘 이해한다면 다른 관련 업무의 질이 향상되는 것을 도와줄 수 있다.

(2) 건전한 질 관리를 위해서는 건전한 소비자–공급자 관계가 필수적이다. 이때, 소비자는 단순히 외부 소비자와 내부 작업과정에서의 소비자도 포함된다.

(3) 질적 결함의 주요 원인은 대부분 과정에 있다.

(4) 질적 수준이 낮으면 조직 내적인 실패(internal failure)에 의한 비용과 외적인 실패(external failure)에 의한 비용을 감수하여야 하므로 낮은 질에는 비용이 든다(cost of poor quality).

(5) 표준에서 벗어난 변이를 과정에서 파악하는 것이 필수적이다.

(6) 가장 핵심적인 과정에 질 관리의 초점을 맞추어야 한다.

(7) 자료를 기초로 조사 설계와 측정에 많은 투자를 하여 과학적이고 통계적인 사고에 기초를 두어야 한다.

(8) 조직 구성원 전체의 참여가 이루어져야 한다.

(9) 질 향상팀이나 위원회 구축 또는 외부 자문 인력 참여와 같은 새로운 조직 구조가 질 향상을 이루는 데 도움이 될 수 있다.

(10) Juran의 트리올로지(Juran Trilogy)라고도 하는 질 계획(quality planning), 질 관리(quality control), 질 개선(quality improvement)의 세 가지 기본적 활동 과정을 가진다.

3) QA와 TQM의 비교

전통적인 QA와 최근의 TQM의 특징의 차이는 다음과 같다.

첫째, TQM은 고객과 공급자를 포함한 모든 사람들에게 초점을 맞춘다.

둘째, TQM은 모두를 위한 과정을 개선하는데 초점을 둔다.

셋째, TQM은 고정된 기준치를 정해두는 것이 아니라, 지속적으로 총체적인 질 향상을 도모해야 한다.

4) QA에서 TQM으로 통합

QA 과정에서의 질은 직접적으로 임상 결과에 영향을 미치는 임상부문의 서비스 측면을 정의한다. QA의 이러한 소극적 개념은 환자, 가족, 의사, 직원, 비용 지불자와 다른 관련된 중요 부분을 무시한다. 그러나, TQM은 모든 고객에게 유효한 고객의 요구 사항들을 충족시킨다. 임상 및 비 임상 서비스와 산출물 및 정보를 포함하는 질을 향상시키며 전통적 개념의 질뿐만 아니라 환자, 가족, 의사, 지불자와 다른 고객의 요구사항까지도 포함시킨다. 추가로 환자만족 정보도 포함시킨다.

QA에서 TQM으로 통합 시 4단계의 과정으로 진행된다.

(1) **1단계** – TQM 도구나 기술의 이용이 없는 질 관리과정 자체로써, 양이 많고, 위험률이 높은 영역이 초점이다. 프로그램을 의사들이 리드하며, 결과지향의 모니터링과 평가 활동들이 주류를 이룬다.

(2) **2단계** – QA 과정과 새롭게 태어난 TQM 과정이 서로 독립적으로 공존하는 단계로 일정기간 동안 QA와 TQM 활동들을 독립적으로 수행하는 것이 바람직하다. TQM 과정을 독립적으로 수행하면서 QA 과정을 계속해서 유지할 수 있다.

(3) **3단계** – QA와 TQM 과정의 중첩부분이 커지고 통합된 발전을 모색한다. 동일인이 QA와 TQM 과정에 참여하고, QA 위원회는 TQM 도구와 기술을 이용하여 개선이 필요한 과정과 결과를 향상시킨다.

(4) **4단계** – QA와 TQM의 완전한 통합이 이루어진다. TQM은 그 안에 QA를 통합한 거대한 원으로 나타나게 되는데, TQM은 모든 서비스, 생산품, 정보의 내외고객과 검사 이외에도 계획, 구성, 예방활동들을 포함하게 된다.

표 1-2 QA와 TQM 접근의 차이

특징	전통적인 질 보장(QA)	총체적인 질 관리(TQM)
목표	• 환자 진료의 질 향상	• 환자와 고객들을 위한 모든 서비스와 진료에 대한 질 향상
목적	• 문제해결 • 특정 범위를 벗어난 결과를 초래한 개인과 특별한 원인을 규명	• 지속적인 질 향상 • 특별한 것과 일반적인 원인 모두를 강조하나 대부분 일상적인 원인에 주의를 더 기울임
영역	• 임상의료의 과정과 결과 • 환자에게 취해진 활동	• 임상, 비 임상을 포함한 모든 체계와 과정 • 진행과정 향상을 위해 취해진 모든 활동

구분	QA	TQM
리더십	• 의사 및 임상부서, 리더 : 임상의사, QA 위원회	• 모든 임상과 비 임상 부서의 리더
중점	• 임상 진료과별 수직적인 검토 • 표준에 미달하는 사람들을 교육 • 감사 • 결과중심	• 결과에 영향을 주는 모든 진행과정과 사람을 향상시키도록 수평적으로 초점을 두고 검토 • 모든 사람의 업무수행을 개선 • 과정을 향상시키기 위한 예방과 계획 • 과정과 결과를 중시
고객과 요구사항	• 고객은 전문 의료인과 감시기구임 • 환자가 대상의 초점 • 전문 의료인에 의해 설정된 기준과 표준	• 고객은 환자, 전문의료인, 감시기구 • 모든 사람이 고객 • 고정된 표준이 없으며, 고객과 전문 의료인에 의해 지속적으로 향상되는 기준 설정
방법	• 의무기록 감사 • 명목집단기법 • 가설검정 • 지표모니터링	• 지표의 모니터링과 자료이용 • flow chart, checklist, histogram, pareto chart, Brainstorming, Fish-bone diagram
참여자	• QA 프로그램, 임명된 위원회 • 제한된 참여	• 과정에 관련하는 모든 사람 • 전 병원
결과	• 측정과 모니터링 포함 • 지적된 소수개인의 업무수행개선 • 방어적 자세	• 측정과 추적 • 과정에 참여한 개개인의 성과 향상 • 과정개선에 중점

QA의 TQM으로의 통합과정은 [그림 1-1]과 같다.

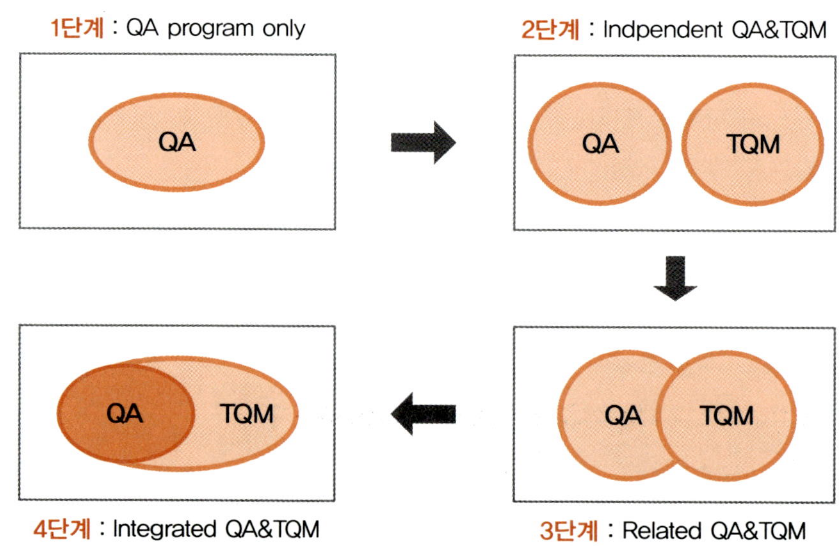

그림 1-1 QA의 TQM으로 통합과정

5 적정진료관리위원회의 운영

의료기관 내 질 향상 사업의 추진 시 사업의 기초가 되는 체계와 이를 뒷받침할 수 있는 자원이 구비되어야 한다. 그리고 병원에서 이루어지는 업무수행 정도에 대한 모니터링이 이루어져야 한다. 이 두 가지 구성요소는 질 향상 사업에 모두 필요하며, 한 가지가 제 역할을 하지 못하면 나머지 요소도 올바르게 수행되지 못한다.

체계 설계(system design)는 의료기관의 상황과 특성에 적합한 질 관리 체계를 개발하는 것으로 물적 자원(material element)과 인적 자원(human element), 조직특성(organizational characteristics), 시설 및 장비(physical facility and equipment), 정책 및 절차(policy and procedure)가 포함된다. 특히, 질 향상 사업에서는 직원의 채용, 신임, 보수교육 등이 중요한 정책과 절차로 간주된다. 체계를 설계할 때 유의해야 할 원칙은 다음과 같다.

(1) **적합성(congruence)** : 질 향상에 부합하는 행위를 권장하고 강화하는 정책이어야 한다.

(2) **일관성(consistency)** : 전문직의 가치체계(professional value)나 전통을 공격해서는 안 된다.

(3) **상호연결성(linkage)** : 각 부서와 기관의 체계가 상호 연결될 수 있어야 한다.

(4) **지속성(persistence)** : 체계 설계를 통해 설정한 정책은 꾸준히, 지속적으로 적용되어야 한다.

적정진료위원회의 기능은 각 병원의 상황과 운영에 따라 달라질 수 있다. 병원 내 질 향상 사업은 전병원적 수준(institutional level)과 부서별 수준(departmental level)으로 나눌 수 있다. 전병원적 수준은 병원장의 책임과 권한 하에 병원 전체에 적용되는 질 향상 사업의 정책을 수립하고 집행하는 것이고, 부서별 수준은 부서장 책임 하에 부서의 질 향상 목표를 설정하고 지속적으로 업무를 평가하고 향상시키는 것을 말한다.

병원 내 질 관리 담당조직의 설치 및 인력의 배치는 병원 내 의료 질 관리 업무의 양을 고려하여 조직의 설치 및 인력의 배치 여부를 결정한다. 업무가 형식화될 가능성이 있기 때문에 조직의 설치에는 신중한 고려가 필요하다. 조직을 설치하는 경우, 질 관리 업무가 진료, 진료지원 및 관리부서 등 병원의 전부서와 밀접한 관련을 맺고 있음을 감안하여 부서별로 업무가 나누어지기 이전 즉, 기획관리실 이상의 계층에 참모조직(staff organization)으로 설치하는 것이 바람직하다.

위원회 조직으로는 '의료 질 향상 위원회'의 설치가 필요하며, 질 관리와 직접적인 관련이 있는 세부위원회(예: 감염관리, 의무기록, 이용도평가 등)를 설치하여야 한다. '의료 질 향상 위원회'의 구성원은 진료부서, 간호부서, 진료지원부서 및 관리부서 등 병원 내의 전부서를 포괄하도록 하고, 위원장은 병원의 원장 또는 부원장 등 최고경영층이 겸임하여 질과 관련된 문제해결에 필요한 업무 흐름의 변환, 자원의 동원 등을 주도할 수 있도록 한다. 의료의 질 향상 위원회, 세부위원회 및 각 부서 간에는 공식적인 의사 소통통로가 마련되어 있어야 한다.

1) 의료의 질 향상 위원회

의료의 질 향상 위원회는 병원 전체 질 관리 사업의 계획, 수행 및 평가에 관한 주요 의사결정을 시행하며, 부서별 질 향상 사업을 조정하고 연계하는 책임을 갖는다. 일반적으로 위원장은 병원장이 겸임한다. 의료서비스의 질 향상은 병원장의 직접적인 책임이면서, 위원회의 결정 사항을 병원 전체에 적용하기 위해서는 최고 경영층의 강력한 의지와 지원이 필요하기 때문이다.

의료의 질 향상 위원회는 진료부서, 간호, 진료 지원 부서, 행정부서 등의 대표로 구성된다. 의료의 질 향상 위원회 산하로 세부 소위원회를 두고, 각 위원회에서 결정된 사항을 총괄하고 연계하는 역할을 담당한다. 의료의 질 향상과 안전을 도모하기 위해 심의하는 사항은 다음과 같다.

(1) 병원차원의 질 향상과 환자안전 활동의 계획, 수행, 평가 및 유지 관리
(2) 질 지표, 표준 진료지침의 개발과 적용 후 모니터링 및 개선
(3) 국내외 의료기관 평가 등에 관한 사항
(4) 부서차원의 주제선정 및 지원
(5) 의료오류 등의 진료 평가 후 대처 방안
(6) 고객만족, 고객상담 등의 평가와 개선
(7) 기타 병원장 위임 사항

2) 의료의 질 향상 전담부서

의료의 질 향상 전담부서는 의료의 질 향상 위원회의 의결 사항에 따라 전병원적 수준의

질 향상 사업을 집행하고, 부서 단위의 질 향상 사업을 지원, 총괄한다. 질 향상 업무가 병원의 전 부서와 밀접하게 관련되어 있어 부서별로 업무가 세분되기 이전 단계에 설치되어야 하므로 기획관리실 이상의 계층에 참모조직(staff organization)으로 설치하는 것이 바람직하다. 주요 업무로 업무수행평가(performance monitoring), 직원교육, 부서별 질 향상 활동 지원 등이 있다.

의료 질 향상 전담자는 병원 전반의 질 평가 및 개선, 조정(coordination) 담당자와 각 부서 단위의 담당자로 나누어진다. 조정 담당자는 대형 병원의 경우 상근인력으로 해당 병원에서 3년 이상의 실무경력 및 석사 이상의 학위 소지자 또는 통계학에 대한 기본 지식을 가지고 있고 컴퓨터를 능숙하게 다룰 수 있는 능력을 가진 사람이 배치되어 병원업무 전반에 대한 업무를 수행하여야 한다. 원활한 의사소통과 부서 간 조정력 및 인내성을 겸비한 보건의료 실무경험자로 임명되어, 관련 상급자의 지시 및 감독 하에 위원회의 의결에 수반되는 병원 전반 또는 부서 단위의 질 평가 및 개선 업무를 성실히 수행하고, 그 결과를 위원회에 보고해야 한다.

적정진료관리위원회의 내규는 [표 1-3]과 같다.

표 1-3 적정진료관리위원회의 내규 사례

목 적
병원에서 제공되는 진료 및 이와 관련된 의료서비스의 질을 체계적으로 평가 · 향상 · 개선시키고, 환자들의 건강을 증진시켜 양질의 진료와 최상의 서비스를 제공함으로써 총체적 질 관리의 수준 향상을 도모함을 목적으로 한다.
규 정
질 향상 위원회의 구성, 기능, 운영을 규정하고 효과적인 질 향상 활동을 한다.
적 용
질 향상 위원회
절 차
1. 명칭 본 위원회는 질 향상(Quality Improvement) 위원회(이하 '위원회'라 한다)라 칭한다. **2. 구성 및 임무** 가. 위원회는 위원장 1인, 부위원장 1인, 위원 4인 이상, 간사 1인으로 구성한다. 나. 위원장은 병원장으로 위원회를 대표하고 회무를 총괄한다. 다. 부위원장은 기획실장으로 위원장을 보좌하고 회무를 총괄한다. 라. 위원은 위원장이 위촉하며 회의 참석 및 의결권을 갖는다. 마. 간사는 QI 전담자로 하며 다음의 임무를 수행한다. 1) 위원장을 보좌한다. 2) 회의에 필요한 자료를 수집하여 제출한다.

3) 위원회의 심의결과를 회의록으로 작성하여 위원장에게 보고한다.
4) 회무의 처리 및 의결사항을 위원장에게 보고하고 관련부서에 통지한다.

3. 임기

가. 위원장의 임기는 보직재임기간으로 한다.
나. 위원의 임기는 2년으로 하되 연임할 수 있으며 경우에 따라 임기 중에 교체가 가능하다. 단, 교체 위원의 임기는 전임자의 잔여 임기로 한다.

4. 기능

가. 위원회는 다음과 같은 사항의 심의 및 의결 권한과 이에 따른 책임을 갖는다.
1) 의료의 질 향상 사업 계획에 관한 사항
2) 의료의 질 향상 활동의 주제 및 활동범위에 관한 사항
3) 의료의 질 평가 및 개선 방안 모색에 관한 사항
4) 의료의 질 향상을 위한 직원교육에 관한 사항
5) 질 향상 활동 과제 승인과 향후 진행(CQI 진행 여부)에 관한 사항
6) 임상 질 지표 대상 및 범위에 관한 사항
7) 임상 질 지표 모니터링 결과에 관한 사항
8) 임상 질 지표 모니터링 결과 Feedback에 관한 사항
9) 임상 질 지표 개선활동에 관한 사항
10) 임상 질 지표 보고에 관한 사항
11) 기타 의료의 질과 관련된 사항

5. 회의

가. 위원회는 연 4회 이상의 정기회의를 개최함을 원칙으로 한다.
나. 위원회는 위원장의 요청이 있는 경우와 QI실장 및 위원 3명 이상이 필요하다고 인정할 때는 수시로 소집할 수 있다.

6. 의결

가. 위원회의 회의는 재적위원 과반수의 출석으로 성립되며 출석위원 과반수의 찬성으로 의결한다. 가부 동수인 경우는 위원장이 의결권을 가진다.
나. 위원회의 의결사항은 위원장에게 보고하고 위원장의 승인을 받아서 시행하며, 필요에 따라 임상 각 과장 회의 또는 다른 위원회에 그 내용을 통보하거나 협조를 요청할 수 있다.

7. 자료제출

위원회는 QI사업에 관한 조사, 평가 시에 필요한 의무기록 혹은 기타 자료를 의료정보팀 또는 해당 부서에 요구할 수 있으며, 의료정보팀과 해당 부서는 요구에 응해야 한다.

8. 시행세칙

본 내규의 원활한 운영을 위하여 위원회의 의결 후 위원장의 재가를 거쳐 별도의 시행세칙을 정할 수 있다.

9. 수정과 개정

본 규정은 수정과 개정은 위원회에서 심의하며 규정관리위원회 심의와 승인을 거처 최종 확정한다.

6 감염관리위원회 운영

의료기관의 감염관리위원회는 의료법 제47조(의료관련감염 예방)에 따라 보건복지부령으로 정하는 일정 규모 이상의 병원급 의료기관장은 의료관련감염 예방을 위하여 감염관리위원회와 감염관리실을 설치 · 운영하고 보건복지부령으로 정하는 바에 따라 감염관리 업무를 수행하는 전담 인력을 두는 등 필요한 조치를 하여야 한다. 감염관리위원회의 구성과 운영, 감염관리실 운영 등에 필요한 사항은 보건복지부령으로 정한다.

관련 의료법 시행규칙은 다음과 같다.

(1) 제43조(감염관리위원회 및 감염관리실의 설치 등)

① 법 제47조제1항에서 "보건복지부령으로 정하는 일정 규모 이상의 병원급 의료기관"이란 100개 이상의 병상을 갖춘 병원급 의료기관을 말한다.

② 법 제47조제1항에 따른 감염관리위원회(이하 "위원회"라 한다)는 다음 각 호의 업무를 심의한다.

1. 의료관련감염에 대한 대책, 연간 감염예방계획의 수립 및 시행에 관한 사항
2. 감염관리요원의 선정 및 배치에 관한 사항
3. 감염병환자등의 처리에 관한 사항
4. 병원의 전반적인 위생관리에 관한 사항
5. 의료관련감염 관리에 관한 자체 규정의 제정 및 개정에 관한 사항 6,7,8 삭제
9. 그 밖에 의료관련감염 관리에 관한 중요한 사항

③ 법 제47조제1항에 따른 감염관리실(이하 "감염관리실"이라 한다)은 다음 각 호의 업무를 수행한다.

1. 의료관련감염의 발생 감시
2. 의료관련감염 관리 실적의 분석 및 평가
3. 직원의 감염관리교육 및 감염과 관련된 직원의 건강관리에 관한 사항
4. 그 밖에 감염 관리에 필요한 사항

(2) 제44조(위원회의 구성)

① 위원회는 위원장 1명을 포함한 7명 이상 15명 이하의 위원으로 구성한다.

② 위원장은 해당 의료기관의 장으로 하고, 부위원장은 위원 중에서 위원장이 지명한다.

③ 위원은 다음 각 호의 어느 하나에 해당하는 사람과 해당 의료기관의 장이 위촉하는 외부 전문가로 한다. 다만, 치과병원, 한방병원, 요양병원 및 정신병원의 경우에는 제4호의 위원을 제외할 수 있다.

1. 감염관리실장
2. 진료부서의 장
3. 간호부서의 장
4. 진단검사부서의 장
5. 감염 관련 의사 및 해당 의료기관의 장이 필요하다고 인정하는 사람

④ 제3항 각 호에 해당하는 자는 당연직 위원으로 하되 그 임기는 해당 부서의 재직기간으로 하고, 위촉하는 위원의 임기는 2년으로 한다.

(3) 제45조(위원회의 운영)

① 위원회는 정기회의와 임시회의로 운영한다.

② 정기회의는 연 2회 개최하고, 임시회의는 위원장이 필요하다고 인정하는 때 또는 위원 과반수가 소집을 요구할 때에 개최할 수 있다.

③ 회의는 재적위원 과반수의 출석과 출석위원 과반수의 찬성으로 의결한다.

④ 위원장은 위원회를 대표하며 업무를 총괄한다.

⑤ 위원회는 회의록을 작성하여 참석자의 확인을 받은 후 비치하여야 한다.

⑥ 그 밖에 위원회의 운영에 필요한 사항은 위원장이 정한다.

(4) 제46조(감염관리실의 운영 등)

① 법 제47조제1항에 따라 감염관리실에는 다음 각 호의 어느 하나에 해당하는 사람을 각각 1명 이상 두어야 한다.

1. 감염 관리에 경험과 지식이 있는 의사
2. 감염 관리에 경험과 지식이 있는 간호사
3. 감염 관리에 경험과 지식이 있는 사람으로서 해당 의료기관의 장이 인정하는 사람

② 제1항에 따라 감염관리실(종합병원, 150개 이상의 병상을 갖춘 병원, 치과병원 또는 한방병원만 해당한다)에 두는 인력 중 1명 이상은 감염관리실에서 전담 근무해야 한다.

③ 제1항에 따라 감염관리실에서 근무하는 사람은 별표 8의3에서 정한 교육기준에 따

라 교육을 받아야 한다.

※ ① **교육 내용**: 감염관리업무 개요 및 담당 인력의 역할, 감염관리 지침, 감시자료 수집 및 분석, 의료관련감염진단, 미생물학, 소독 및 멸균, 환경관리, 병원체별 감염관리, 분야별 감염관리, 역학통계, 임상미생물학, 유행조사, 감염감소 중재전략, 격리, 감염관리사업 기획 · 평가 등 감염관리와 관련된 내용

② **교육 이수 시간**: 매년 16시간 이상

③ **교육 기관**: 다음 각 목의 어느 하나에 해당하는 기관(국가나 지방자치단체, 「의료법」 제28조에 따른 의사회 또는 간호사회, 「한국보건복지인재원법」에 따른 한국보건복지인재원, 그 밖에 감염관리 관련 전문 학회 또는 단체)

(5) 제46조의2(감염병 예방을 위한 정보 제공 등)

① 의료기관의 장은 법 제47조제2항에 따라 「감염병의 예방 및 관리에 관한 법률」 제2조제1호에 따른 감염병(이하 이 조에서 "감염병"이라 한다) 예방을 위하여 다음 각 호의 사항에 관한 교육을 실시해야 한다.

1. 감염병의 감염 원인, 감염 경로 및 감염 증상 등 감염병의 내용 및 성격에 관한 사항
2. 감염병에 대한 대응조치, 진료방법 및 예방방법 등 감염병의 예방 및 진료에 관한 사항
3. 감염병 환자의 관리, 감염 물건의 처리, 감염 장소의 소독 및 감염병 보호장비 사용 등 감염병의 관리에 관한 사항
4. 「감염병의 예방 및 관리에 관한 법률」에 따른 의료기관, 보건의료인 또는 의료기관 종사자의 보고 · 신고 및 협조 등에 관한 사항
5. 그 밖에 감염병 예방 및 관리 등을 위하여 질병관리청장이 특히 필요하다고 인정하는 사항

② 의료기관의 장은 법 제47조제3항에 따라 감염병이 유행하는 경우 해당 의료기관 내에서 업무를 수행하는 사람에게 제1항의 교육을 2회 이상 실시해야 한다.

③ 의료기관의 장은 법 제47조제3항에 따라 감염병의 확산 및 방지에 필요한 정보를 다음 각 호의 방법으로 제공해야 한다.

1. 의료기관의 인터넷 홈페이지 게시
2. 매뉴얼 · 게시물 또는 안내문 등의 작성 · 비치
3. 그 밖에 보건복지부장관이 신속하고 정확한 정보 제공을 위하여 적합하다고 인

정하여 고시하는 방법

④ 의료기관의 장은 법 제47조제2항 및 제3항에 따라 교육 및 정보 제공을 위하여 필요하다고 인정하는 경우에는 질병관리청 또는 관할 보건소에 필요한 협조를 요청할 수 있다.

⑤ 제1항부터 제4항까지의 규정에 따른 감염병 예방 정보 교육 및 정보 제공의 내용·방법 및 절차 등에 필요한 세부 사항은 질병관리청장이 정하여 고시한다.

안 죽어도 될 환자, 해마다 4만명이 죽어 간다

환자 안전 문제 심각 … 대책은 커녕 현황 파악 안 돼

사람들은 병원을 '안전한 곳'으로 여긴다. 그러나 환자를 치료하는 의료인들은 정작 이런 시각에 동의하지 않는다. 부지불식간에 벌어지는 의료 과오로 인해 환자 안전이 위협받는 곳이라고 생각한다. 이따금 언론이 보도하는 의료 사고는 환자가 의혹을 제기하거나 법정 판가름까지 가는 사례이다. 의료인들은 이처럼 널리 알려진 의료 사고는 '빙산의 일각'이라고 말한다. 수술 실수, 투약 오류, 병원 내 감염 등으로 환자가 영구 장애를 겪거나 사망하지만 유야무야 넘어가는 일들이 병원 현장에서 벌어지고 있다. 병원 진료 과정에서 사망하는 사람만 한 해에 최대 4만명에 이른다는 추정치까지 나왔다.

그럼에도 정부와 의료인은 이 사실을 입에 올리는 것조차 금기시한다. 의료계에는 이른바 '침묵의 카르텔'이 형성되어 있다. 자신들의 치부를 드러내어 좋을 것이 없기 때문이다. 그러나 최근 의료계 내부에서 양심적인 목소리가 나오고 있다. 치료도 중요하지만 환자의 안전을 먼저 생각할 때가 되었다는 것이다.

의료 환경 나아져도 사고 더 늘어나는 이유

일부 의사들은 병원을 전쟁터에 비유한다. 면역력이 약한 노약자, 어린이, 환자에게 병원균이 득실대는 병원은 위험천만한 곳이기 때문이다. 익명을 요구한 현직 의사는 "오래전 일이지만 나도 의료 사고를 냈다. 환자가 몰라서 그냥 넘어갔지만 나는 기억이 생생하다. 지금도 같은 사고가 의료 현장에서 반복되고 있다"라고 고백했다.

과거보다 위생 관념이 철저해졌고 의료진도 전문화되었지만 진료 과정에서 일어나는 사고는 줄어들지 않고 있다. 오히려 늘어날 가능성이 크다는 지적이 의료계에서 나온다. 과거와 달리 한 명의 환자를 여러 의료진이 진료하면서 허점이 생길 수 있다고 한다. 또 입원 환자에게 삽입하는 의료 장비도 예전보다 많아져서 감염 가능성도 커졌다.

실제로 얼마나 많은 환자가 위험에 노출되어 있을까? 이상일 울산의대 예방의학 교수가 추정치를 내놓았다. 이교수는 지난해 12월 건강보험심사평가원에서 환자 안전의 국내외 동향에 대한 결과를 발표했다. 미국의 연구논문에서 사용한 분석 방법을 지난해 건강보험통계연보에 나온 건강보험 입원 환자 수에 적용했다. 2009년 입원 환자 5백35만명 중에서 위해 사건 발생 건수를, 위해 사건 발생 환자 중 사망자 수를 각각 백분율로 계산했다. 그 결과 입원 환자가 진료 과정에서 상해를 입는 비율이 평균 9.2%로 나타났다. 이 중에서 43.5%는 예방할 수 있는 사건이었다. 위해 사건 발생 환자 중 사망률은 평균 7.4%로 집계되었다. 이교수는 "진료 과정에서 사망하는 사람이 연간 3만6천명에 이른다. 최소로 잡아도 연간 1만1천명을 넘는다. 연간 교통사고 사망자가 7천명 선인 것과 비교하면 적은 수치가 아니다. 교통사고 사망자 수를 줄이기 위해서는 에어백을 설치하거나 신호 체계를 변경하는 등의 노력을 하지만, 병원에서 이유도 모르고 죽어가는 사람을 살리려는 노력은 아무도 하지 않는다. 미국·영국·덴마크·프랑스 등 선진국들은 1990년대 후반부터 환자의 안전 현황 조사와 대책 수립에 나서고 있다. 그런데 한국은 피해 규모와 심각성에 대한 조사·연구가 이루어지지 않아 정확한 현황조차 파악하지 못하고 있다"라며 의료 사고의 심각성을 설명했다.

의료 사고 중 상당수가 투약 과정에서 발생한다는 연구결과도 있다. 신장에 영향을 주는 약은 그 용량을 정밀하게 조절해서 투약해야 한다. 용량을 과하게 투약하면 신부전 등이 생겨 전신 질환을 일으킬 수 있다. 또 마약성 진통제를 잘못 쓰면 환자가 의식을 잃을 수도 있다. 항응고제를 과다 투여하면 위장 출혈로 환자가 위험해질 수 있다. 그럼에도 문제의 심각성은 외부로 잘 알려져 있지 않다. 약 부작용 사고 전문가인 김윤 서울대의대 의료관리학 교수는 "2005년에 대학병원을 대상으로 조사해보니 입원 환자의 10%가 약 부작용을 경험한 것으로 나타났다. 1995년 통계이지만 호주는 2%, 미국은 6.1% 수준이다. 외국에서는 약 부작용으로 환자가 영구 장애인이 되거나 사망한 사례가 있다. 한국에서는 그런 사례를 발견하지 못했다. 그렇다고 한국에 약 부작용으로 사망한 사람이 없다고 단언할 수 없다. 밝혀지지 않았을 뿐이다"라고 말했다.

의료 과오 밝혀 악순환의 고리 끊어야

비행기 추락사고 소식은 실시간으로 전 세계에 퍼진다. 블랙박스를 검사해서 사고 원인을 찾는다. 동시에 같은 기종의 비행기 운항을 중단시키고 결함을 점검한다. 이런 조치가 의료계에도 필요하다는 점에 대다수 의료인이 동의한다. 그러나 비행기 사고보다 많은 사람이 목숨을 잃는 의료 현장에 대해서는 아무도 말을 꺼내지 않는다. 의료 과오를 모르거나, 알아도 밝히지 않는다. A병원에서 일어난 사건은 B병원에서 알 수가 없다. 심지어 같은 병원이라도 옆 병동에서 무슨 일이 있었는지 아무도 모른다. 환자만 크고 작은 피해를 보는 셈이다. 김윤 서울대의대 의료관리학 교수는 "의료 과오를 밝히지 않아서 같은 사건이 반복해서 일어나는 악순환의 고리를 끊어야 한다. 그러나 나서는 사람이 없다. 의료인, 정부 관계자, 국회의원 등은 이 사실을 잘 알면서도 자신이 나서기는 싫다고 한다. 긁어 부스럼을 만든다고 생각하기 때문이다"라고 밝혔다.

환자 안전 문제는 미국국립보건원(NIH)이 1999년 펴낸 보고서가 도화선이 되었다. 연간 10만명에 육박하는 환자가 병원에서 죽어간다는 내용에 세계가 경악했다. 영국과 호주도 환자 안전에 대한 조사에 착수했다. 2002년 세계보건기구(WHO)도 연례 총회에서 특정 국가의 문제가 아니라 세계적인 문제라는 점을 지적하며 환자 안전 결의안을 채택하고 회원국에 대책 마련을 권고했다. 2004년 미국 부시 대통령은 10년 내 의료 개혁을 진행할 것을 천명하면서 그 첫 번째 목표로 환자의 안전 보장을 꼽았다. 의료의 질 향상과 의료비를 절감하는 것은 그 다음 문제였다. 2005년 미국은 환자 안전에 관련된 법을 만들어 각 병원으로 하여금 환자의 안전사고를 보고하도록 했다. 그 사고에 대한 대안을 세우고 모든 병원에 전파해 같은 사고가 발생하지 않도록 했다.

한국 정부는 처방 전달 시스템(OCS), 의약품 처방·조제 지원 서비스(DUR)를 마련해두었다. 또 의료기관이 의료 사고 전담 부서를 갖추기도 했다. 그러나 그 목적은 환자 안전이 아니다. 약 부작용이 발생할 경우 판매 승인 취소가 목적이고, 의료 사고가 터졌을 때 수습하기 바쁘다. 전문가들은 의료 사건의 현황을 정확히 파악하고 대책을 세워야 한다고 주장한다. 그 첫 단추는 의료기관이 의료 과오라고 보고하고 그것을 전체 병원이 공유하는 것이다. 김석화 환자안전연구회 회장(서울대병원 성형외과 교수)은 "미국처럼 보고하는 개인이나 의료기관을 무기명으로 해서 비밀을 보장해주어야 한다. 의료 과오에 대한 책임을 묻기보다 같은 실수가 반복되지 않도록 예방하는 것이 우선이라는 말이다. 의료 과오를 분석하고 예방책을 만들어 모든 병원에 알려서 같은 사건이 일어나지 않도록 해야 한다"라고 강조했다.

보건복지부는 최근 병원 인증제를 시행한다고 발표했다. 이전에 환자의 이용상 편의와 의료기관의 시설·장비·인력 등 구조적 측면에 집중했던 것과 달리, 의료의 질과 환자 안전 영역 기준을 강화하기로 했다. 비단 정부뿐만 아니라 보험업계, 의료계, 보건의료 업체, 소비자 등 이해 관계자들 공동의 노력이 필요하다. 그 노력은 적은 행동에서 시작한다. 강영주 곽병원간호부장은 '해마다 환자 안전 캠페인을 편다. 캠페인이라고 해서 거창한 것이 아니라 사소한 것이다. 예를 들어, 투약 전과 후에 환자에게 약에 대해 설명한다. 이런 행동을 다른 부서가 점검하고 환자에게 설문도 한다. 작은 행동이지만 환자 안전사고가 해마다 줄어들고 있다'라고 말했다.

[출처 : 시사저널]

단/원/평/가

1. Myers의 양질의 의료 요소가 아닌 것은?

① 포괄성(comprehensiveness) ② 지속성(continuity)
③ 효율성(efficiency) ④ 효과성(effectiveness)
⑤ 접근성(accessibility)

2. 다음 설명은 Myers의 양질의 의료요소 중 무엇을 설명하는 것인가요?

> 의료인은 전문적인 능력이 가장 중요하며 의료인은 항상 최신 지식과 기술을 가져야 하며 또한 윤리적인 측면에서 부족함이 없어야 한다.

① 지속성 ② 효율성 ③ 접근성
④ 포괄성 ⑤ 의료의 질

3. 'QA의 아버지'로 불리며 의료의 질을 절대적 정의, 개인적 정의와 사회적 정의로 구분한 사람은?

① Lee & Jones ② Donabedian ③ Myers
④ Crosby ⑤ Vuori

4. Donabedian의 의료의 질 구성요소 중 쾌적한 대기실, 편안한 진찰실 등의 환경에 대한 의미는?

① 과학화 ② 기술화 ③ 쾌적함
④ 대인관계 ⑤ 효율성

5. Donabedian의 의료의 질 속성 중 비용에 대한 상대적인 의료의 효과 또는 편익에 대한 의미는?

① 효율(efficiency) ② 효과(effectiveness) ③ 수용성(acceptability)
④ 형평성(equity) ⑤ 적정성(optimality)

6. Donabedian의 의료의 질 접근방법 중 과정(process) 평가에 해당되지 않는 것은?

① 진료비청구심사 ② 인증평가 ③ 의료이용도조사
④ 의료감사 ⑤ 동료심사

7. Donabedian이 주장한 의료의 질 구성요소 중 환자–치료자의 사회적·심리적 상호작용의 중요성을 설명한 요소는?

① 대인관계 측면 ② 의료의 경제성 ③ 의료의 기술적 측면
④ 환경의 쾌적성 ⑤ 의학의 학문적 측면

8. Vuori가 주장한 질의 구성요소가 아닌 것은?

① 적합성(adequacy) ② 효과성(effectiveness) ③ 효율성(efficiency)
④ 수용성(acceptability) ⑤ 과학적–기술적 질(scientific–technical quality)

9. 낭비와 불량이 발생하는 원인은 시스템 결함에 있다고 Juran이 주장한 제안은?

① 질 삼분법 ② 질 사분법 ③ 구조, 과정, 결과
④ 의료이용도조사 ⑤ 무결점 운동

10. 질 평가와 질 향상이 일시적 활동이 아니라 지속적으로 이루어져야 함을 강조한 것은?

① Quality Control ② Quality Improvement
③ Continuous Quality Improvement ④ Performance Improvement
⑤ Total Quality Management

11. 다음 중 QI위원회가 아닌 것은?

① 감염관리위원회 ② 의무기록위원회 ③ 영양관리위원회
④ 조직위원회 ⑤ 약품사용평가위원회

12. 감염관리위원회의 구성원이 아닌 것은?

① 진료부장 ② 진단검사부장 ③ 간호부장
④ 감염관리실장 ⑤ 영상의학부장

13. 현대적 의미의 QA활동의 선구자는?

① Vouri ② Myers ③ Crosby
④ Nightingale ⑤ Donabedian

14. 양질의 요소 중 "지속성"에 해당하는 것은?

① 재활치료 ② 과잉진료 배제 ③ 응급처치와 응급수술
④ 저비용으로 최대의 효과 ⑤ 우선순위 확인

15. 의료의 질 향상이 거론되기 시작한 이유로 가장 옳은 것은?

① 의료비용의 증가 ② 의료기술의 향상 ③ 의료의 효과성 상승
④ 보험회사의 영향력 증대 ⑤ 의료에 대한 소비자의 인식 증가

정답 1. ④ 2. ⑤ 3. ② 4. ③ 5. ⑤ 6. ② 7. ① 8. ④ 9. ① 10. ③ 11. ④ 12. ⑤ 13. ④
14. ① 15. ⑤

제2장 의료의 질 관리 역사

QUALITY ASSURANCE

개 요

의료의 질 관리의 역사는 시대에 따라 발전해왔으며, 의료서비스의 안전성과 효율성을 높이기 위한 지속적인 노력의 결과물로 B.C. 4,000년 전 함무라비 법전을 시작으로 지금에 이르기까지 의료의 질 관리의 시대적 흐름에 따른 변화를 숙지하여 이 시대에 의료계에서 요구하는 의료의 질 관리 방향을 습득한다.

학습목표

시대별로 나타난 의료 질 관리의 역사를 통하여 주요 사건을 알아보고 그 의미를 숙지한다.

1 고대

고대는 의료의 질에 대하여 구체적으로 언급이 되지 않은 시대이다. 고대 QA의 개념은 기원전 B.C. 4,000년 전으로 치료비에 합당한 진료, 치료자가 책임질 수 있는 진료를 시행하도록 하는 것으로 함무라비 법전(Code of Hammurabi)에 '의사가 심한 상처를 가진 사람을 수술하여 죽거나 눈에 고름을 제거하다가 눈을 멀게 하면 수술한 의사의 손가락을 절단하라'고 하였다. 이는 의사의 의료행위에 대한 보상뿐만 아니라 의료과실에 대한 책임을 질 수 있도록 하는 것으로써 오늘날 적정 의료보장의 기원으로 이해하고 있다.

고대는 의료의 질에 대한 구체적 언급이 없던 시기이나 함무라비 법전, 히포크라테스 [Hippocrates(BC 460? ~ BC 377?)]의 전문직에 대한 행동 규정 문서화, 이집트의 파피루스 행동지침, 주나라 결과관리, 페르시아 질 평가 등에서 나타나고 있다.

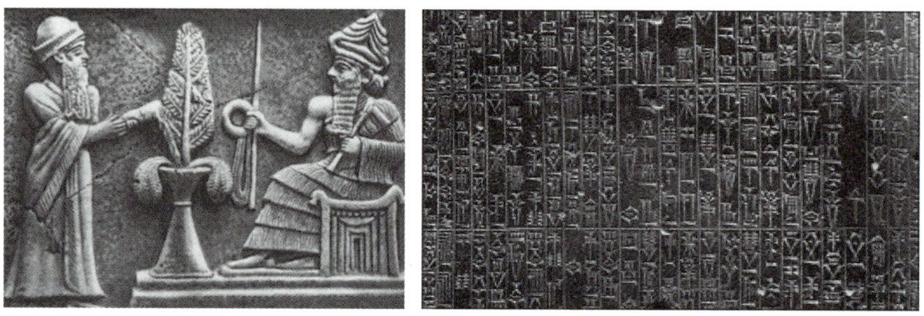

함무라비법전

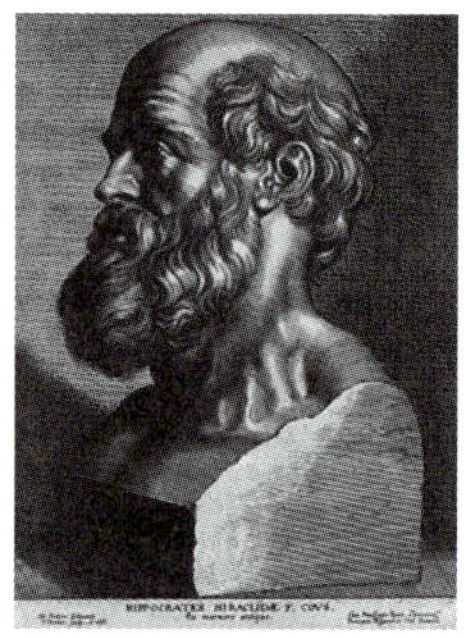

히포크라테스

2 나이팅게일(Florence Nightingale, 1820-1910, 현대적 의미의 QA 창시자)

나이팅게일은 현대 간호학의 창시자이며 군 의료개혁의 선구자로 보고 있다. 크리미아 전쟁(1854년) 발발 후 불결한 병원 환경을 개선하여 부상병 간호 시 환자 사망률을 100병상 당 42명에서 2.2명으로 감소시켰다. 상병 및 사망에 관한 자료를 수집하여 진단별 사망률(diagnosis specific mortality)을 산출하고 표준화 시스템을 주창하며 병원 간 사망률이 차이가 있다는 것을 비교하였다. 정부의 지원을 받아 질 평가와 질 향상 활동을 전개함으로써 의료의 질을 향상시켰으며 이러한 나이팅게일이 사용한 명시적이고 체계적인 질

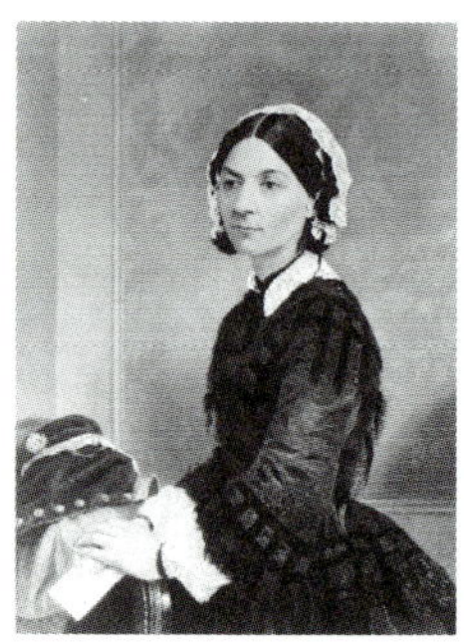

나이팅게일

관리 활동으로 현대적 의미로 QA의 창시자로 보고 있다.

3 플랙스너(Abraham Flexner, 1866–1959)

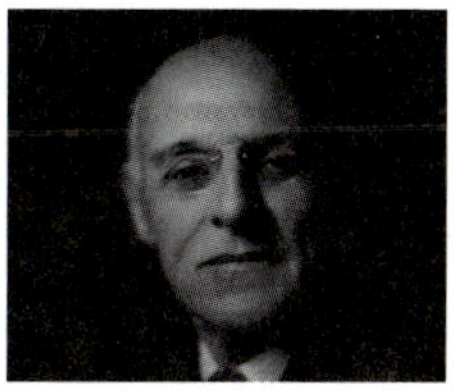
플랙스너

미국 의학교육의 현황을 파악하고 의과대학의 표준을 제안하고 의학교육기관의 질 평가를 시행함으로써 개혁에 가까운 개선점을 제시하였다. 과학에 기반한 교육을 실시할 것, 최소한 2년의 예과 과정을 college나 university에서 마칠 것, 의학교육과정은 4년으로 할 것, 종합대학에 속해 있을 것, 전임 임상교원을 채용할 것 등의 의학교육의 개선점과 표준화를 제시하였다. 카네기재단의 후원을 받아 발표된 Flexner 보고서(1910년)는 부실 교육기관의 정화 및 교육기관의 질적 수준 향상의 계기를 마련하였다.

4 코드만(Ernest Avery Codman, 1869–1940)

코드만(1916년)은 미국의 Messachusetts General Hospital의 외과 의사로 수술을 받고 퇴원한 환자를 1년 후에 추적하여 '최종 치료결과(outcome assessment)'를 평가하였다. 환자진료의 최종결과에 관한 체계적인 정보수집과 평가의 필요성을 대두시켰다. 진료의 질은 치료의 편익과 위험 및 부작용을 평가하였다. 의료의 결과 평가 시 의료공급자의 인정자격, 수련자격 획득, 질병의 중증도 고려, 합병증 발병 여부, 환자 건강상태와 질병치료와 관련된 형태, 치료에 따른 경제적 어려움의 6가지 요소를 고찰하여야 한다고 하였다. 의사와 병원의 신임제도 등을 연구한 코드만을 역사학자들은 QA의 연대기 시작으로 보며 병원신임제도(hospital accreditation)의 개념이 시작되는 계기가 되었다.

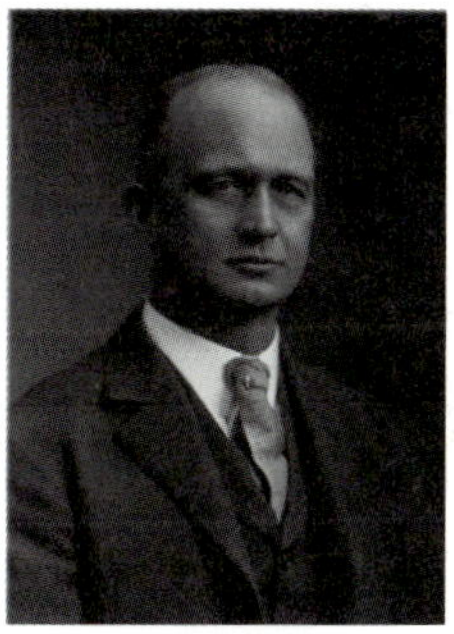
코드만

5 American College of Surgeons

미국외과학회는 1915년 전공의들이 제출한 의무기록을 통해 임상능력을 증명하는데 미흡함으로 이를 시정하기 위해 의무기록의 유지, 사체부검, 병원조직 관리 등의 기준(standard)을 도입하였다. 1918년 수행한 '병원표준화 프로그램(hospital standardization program)'의 조사결과는 매우 저조하였다. 이후 병원 설립에 대한 규제, 병원 수의 증가, 의학기술의 발전과 병원조직의 복잡화, 비 외과 전문의의 출현 등의 외부 환경의 변화에 따라 점차 사업 범위의 확대와 기준 개정이 이루어졌다. 이는 오늘날 의료감사(medical audit)의 시발점이라 할 수 있다.

최소기준 항목은 유능하고 윤리적인 의사단, 의료내용의 재검토, 정기적 회의, 환자의 소개와 치료비의 배분, 정확하고 완전한 의무기록의 작성과 임상병리실, X-ray실 등의 적절한 진단 및 치료시설을 갖추었는지이다. 이는 자발적으로 진행된 의료기관 신임제도의 효시로 병원표준화사업의 기본이 되었다.

6 세계인권선언

제2차 세계대전에서의 인권 침해에 대한 반성과 인간의 기본적인 권리 존중을 위해 1948년 12월 제3회 국제연합(UN) 총회에서 채택된 선언으로 1948년 세계인권선언에서 '의료는 인간의 기본권리'로 선언되었다. 그 후 개인과 제3자 지불자인 정부는 의료보험 실시로 인한 수요증가, 의학 발달에 따른 의료비의 상승 등으로 이에 대해 많은 관심을 가지게 되었다. 또한 매년 의료비가 상승하는 만큼 건강증진이 나타나지 않자 양질의 의료와 전문의의 지식 · 기술의 문제로 의사단체의 자발적 보수교육프로그램이 시작되었으며 이는 오늘날 QA 프로그램이 시작되는 계기가 되었다.

7 JCAH

1952년 설립된 병원신임합동위원회(Joint Commission on Accreditation of Hospitals)는 병원표준화사업(hospital standardization program)에서 '병원신임(hospital accreditation)' 여부를 심사한다. 비영리 단체로 질의 관점에서 의료를 평가하는데 선구자적 역할을 제공하였으며, 미국 의학협회, 병원협회, 외과학회, 의사회 및 치과학회 등 5개 단체로 구성되었다.

좋은 진료를 제공할 능력이 있다면 양질의 의료를 제공할 수 있다는 가정 하에 JCAH의 목적은 의료기관의 간호, 방사선, 약국 등의 모든 영역에서 일정한 수준을 자발적으로 달성하는 것으로 구조적 표준을 강조하였다. 최소한의 수준을 설정한 지침서가 제공되며, 병원에 파견된 심사반은 인가심사를 한 후 기준에 도달하지 않으면 수련 과정을 인정하지 않는 등의 적극적 방법으로 병원의 수준 향상에 기여하였다. 적정의료보장의 직접적인 시발점으로 현재 미국의 보건의료기관 신임기구인 JCAHO(Joint Commission on Accreditation of Health Organization)의 전신이며 통상적으로 Joint Commission으로 불린다.

8 의료보호

미국 정부는 의료비 지출 증가로 1965년 Medicare와 Medicaid 제도를 실시하였다. 65세 이상의 노령자와 신장이식 또는 투석이 필요한 환자를 위한 Medicare와 저소득층/영세민에 대한 공적 부조를 하는 Medicaid의 실시로 기존과 다르게 제3자 지불자인 국가가 등장하였다.

미국의 의료비는 급상승하여 국민총생산의 12%를 넘었으나 건강증진 효과는 개선되지 않았다. 따라서 정부는 급증하는 의료비 관리를 위해 QA 활동에 관심을 가지게 되었다.

▶ Medicare와 Medicaid에 대한 정확한 이해

Medicare는 Medicaid와 함께 미국의 대표적인 공공 보험으로, 65세 이상 노령 인구를 주대상으로 하는 보험이다. 65세 이하인 경우에도 말기 신부전증(ESRD, end-stage renal disease) 혹은 루게릭병 앓고 있는 경우에는 medicare의 대상이 된다. 2018년 8월 기준 5천 9백만 명이 medicare에 가입되어 있는데 이 중 5천만 명은 65세 이상의 노인 인구, 8백 8십만 명은 장애 및 만성 질환 환자이다. 전체 인구의 16.7%가 medicare를 통해 의료 혜택을 받고 있다. 이들에게 쓰이는 돈은 2017년 기준 7천억 불 정도(대략 한화 790조 원)로 미국 전체 의료 예산의 20%에 달한다(medicaid의 경우 17%, 5천 8백억 불). 가입자 한 명당 연간

12,000 불이 쓰이고 있는 셈이다. medicare는 1966년 시행된 이래로 연방 정부의 관리 하에 유지되었고, 현재는 CMS(Center for Medicare & Medicaid Services)에서 관리하고 있다. 때문에 주마다 차이가 있는 medicaid와는 달리 medicare는 미국 전역에서 거의 동일하게 제공되는데, 매년 보험료 및 개인 부담금 등이 정해져 나온다.

Medicaid는 Medicare와 함께 미국의 대표적인 공공 보험으로, 저소득층 및 장애인을 주요 대상으로 한다. 2018년 9월 기준 7천 3백만 명이 medicaid에 가입되어 있어 전체 인구의 22.4%가 medicaid를 통해 의료 혜택을 받고 있다. 이들에게 쓰이는 돈은 2017년 기준 5천 9백억 불 정도(대략 한화 660조 원)로 어마어마한 예산이 쓰이고 있다. 가입자 한 명당 대략 8천 불이 쓰이고 있는 셈이다. medicaid 가입자는 1998년부터 2007년을 제외하고 꾸준히 증가하다가 2018년 경제 호황과 정책 변화의 영향으로 0.6% 감소하였다.

또한, 많은 미성년자(19세 이하)들도 medicaid에 포함되어 있는데, 전체 medicaid 가입자의 51%에 해당하는 3천 5백만 명이 19세 이하의 어린이 및 청소년인 것으로 조사됐다. 이는 미성년 아동이 있는 가정에게는 더 높은 소득수준까지 medicaid를 제공하기 때문인데, 어린이가 있는 4인 가족의 경우에는 연소득 $49,200까지 medicaid 혜택을 받을 수 있다.

medicaid는 연방 정부에서 운영하는 medicare와는 다르게 주 정부에서 운영하고 연방 정부와 주 정부가 함께 비용을 부담하는 구조로 되어 있다. 연방 정부와 주 정부의 예산 분배 비율은 주의 소득 수준에 따라 다른데, 연방 정부가 부담하는 비율이 50%에서 73% 사이이다. 주 정부에서 독립적으로 운영하기 때문에, 주마다 medicaid의 대상 규정이나 적용 범위 등에서 크고 작은 차이가 있다. 또한 타주로 이주 시에는 기존 medicaid를 탈퇴하고 새로운 주에서 다시 가입해야 한다.

출처 : https://yimjang.tistory.com/entry/What-is-Medicaid?category=763002
[Jang's Healthcare & Tech]

9 PSRO(Professional Standards Review Organization)

PSRO는 1972년도에 설립된 의사중심 기구로서 미국의료 질 관리의 대표적인 사업으로 거론되는 의료이용평가(utilization review)를 수행하는 조직이다. Medicare/Medicaid, 모자보건사업(가족계획과 분만을 포함한 모자보건 영역의 보건 및 사회서비스) 등 환자들에게 의학적으로 필요한 의료서비스가 효율적, 효과적으로 전달되도록 보장하기 위한 목적으로 조직되었다. 의료서비스가 지속적으로 필요했는지, 의학적인 수준과 기준에 적합했는지, 고가치료나 장기치료의 필요 여부와 입원은 꼭필요한 만큼 했는지 등의 서비스에 대하여 총괄적인 검토를 한다.

Medicare/Medicaid 프로그램이 비용절감의 목표를 달성하지 못하자 의료평가원은 10년 뒤 폐지되고 1982년 이를 대신할 PRO(peer review organization)가 생겨났다. 동료심사는 동등한 자격을 갖춘 동료의사가 평가함으로써 의료행위가 동료들에 비해 어떤 수준 인가를 알 수 있게 함으로써 적정의료의 수준을 보장하게 하는 방법이다. 목적은 Medicare 환자의 진료가 의학적으로 필요한 것인지, 적절한 환경에서 의료서비스가 제공되는지, 전문가들이 사전에 설정한 질적 기준을 충족시키는지를 확인하고 의료의 질적 수준을 보장하는 것이다.

10 WAPS(World Alliance for Patient Safety)

미국의 'To Err is Human: Building a Safer Health System' 보고서 발간으로 여러 나라에서 환자안전 현황에 대한 조사가 시행되어 병원 입원환자의 약 2.9-3.7%가 입원 기간 중 위해사건을 경험하는 것으로 나타났다. 따라서 세계보건기구는 제55차 세계보건총회(2002년)에서 환자안전에 대하여 최대한으로 면밀한 관심을 기울이고, 환자안전과 보건의료의 질을 개선하는데 필요한 시스템의 구축 및 강화를 촉구하는 결의안(WHA55.18)을 채택하였다.

2004년 WHO에 의해 발족된 World Alliance for Patient Safety(WAPS)는 환자안전을 개선하기 위한 사업으로 활동영역을 6가지로 선정, 체계적인 활동을 전개하고 있다.

(1) 환자안전 향상을 위한 전 세계적 공통 과제

(2) 환자와 소비자의 참여 확대

(3) 환자안전 관련 분류체계 개발

(4) 환자안전 분야의 연구

(5) 보건의료의 위험 감소 및 안전 개선 방안 개발

(6) 환자안전 개선을 위한 보고 및 학습 활동이라는 6가지 활동 영역을 설정하여, 체계적인 활동을 전개해오고 있다. WAPS의 활동 영역들의 진행 상황을 간략하게 살펴보면 다음과 같다.

- **환자안전 향상을 위한 전 세계적 공통 과제**

  이 활동 영역에서는 환자안전에 큰 영향을 미치면서 모든 회원국들에 관련이 되는 주제를 선정하여, 2-3년간 취하여야 할 조치를 찾는 일을 하고 있다. 첫 번째 활동으로 'Clean Care is Safer Care' 운동을 선정하여 손 씻기 운동을 국제적으로 전개하였다. 두 번째 활동은 'Safe Surgery Saves Lives' 운동으로 수술 안전 점검표(WHO Surgical Safety Checklist)를 개발하여 보급함으로써 수술 환자의 안전에 상당한 효과를 거두고 있다. 세 번째 활동의 주제로는 항균제 내성 관리를 고려하고 있으며, 2010년 1분기 중에 WAPS가 계획서를 발표할 예정이다.

- **환자와 소비자의 참여 확대**

  WAPS는 환자안전에서 환자 및 소비자 역할의 중요성을 인식하여, 환자안전 활동에 환자와 소비자의 참여를 촉진하고 전 세계적인 네트워크를 만들기 위하여 Patients for Patient Safety(PFPS)를 구성하였다. PFPS는 2006년 환자안전에 있어 PFPS의 향후 역할을 규정한 런던선언을 채택하였으며, 워크숍 개최, 소식지 발간, PFPS Champion 선정 등의 활동을 하고 있다.

- **환자안전 관련 분류체계 개발**

  환자안전 분야에 대한 지식과 경험의 원활한 교류를 위해서는 공통된 이해가 필요하다는 인식 하에, WAPS가 국제적으로 표준화된 분류체계를 개발하고 있으며, 이러한 노력의 결과로 현재 International Classification for Patient Safety(ICPS) 2009 (v1.1)가 발표되었다. 이러한 분류에서 환자안전의 전반적인 개념 틀 및 핵심 용어 등을 다루고 있으나 완전한 분류체계에 까지는 이르지 못한 상태이다. 국내에서 ICPS의 우리 말 번역 작업이 완료되어 있다.

- **환자안전 분야의 연구**

  환자안전 문제에 대한 적절한 해결 방안을 강구하기 위해서는 문제의 규모 및 주된 기여 요인에 대한 이해가 매우 중요하다. 환자안전의 현황에 대한 대부분의 연구들이 선진국에서 이루어진 것으로, WAPS가 주도하여 개발도상국에서의 환자안전 현황 파악을 위한 연구를 세계보건기구의 여러 지역(EMRO/AFRO, PAHO)에서 수행되었다. 그 결과 병원 내에서의 위해사건 발생률 및 발생 양상이 선진국에서의 기존 연구결과들과 뚜렷한 차이가 없는 것으로 나타났다. 또한 환자안전 분야의 연구 우선순위를 결정하기 위한 작업을 수행하여, 50가지의 환자안전 관련 연구 주제를 도출하고 국가의 발전 단계에 따라 20개의 환자안전 우선 연구 영역을 설정하였다. 이와 더불어 환자안전 분야에 대한 연구비 지원, 연구자들의 연구 역량 강화 프로그램, 연구자들 사이의 네트워크 형성 등 여러 가지 활동을 전개하고 있다.

● 보건의료의 위험 감소 및 안전 개선 방안 개발

WAPS는 환자의 위험을 감소시키고 안전을 개선하는 방안들이 널리 실행되도록 하기 위하여 다양한 노력을 기울이고 있다. 2005년에 The Joint Commission과 Joint Commission International을 협력 센터로 지정하여, 9가지의 Patient Safety Solution을 개발하였다. 또한 오류 발생을 줄이기 위하여 앞에서 언급한 Surgical Safety Checklist 외에도 신종플루 진료에 대한 점검표를 개발하였으며, 분만, 외상 진료 등에 대한 점검표를 개발하고 있다. 이 외에도 참여 국가의 해당 병원에 흔한 5가지 환자안전 문제를 5년간에 걸쳐 지속적으로 크게 줄이거나 없애는 노력을 하는 'High 5s' 활동, 기술에 관련된 환자안전 개선 활동 등이 있다. 앞으로 환자안전 분야에 대한 연구결과가 축적되면, 이를 이용하여 환자안전을 개선하기 위한 방안들이 더 많이 제안될 수 있을 것이다.

● 환자안전 개선을 위한 보고 및 학습 활동

보건의료시스템 내의 결함을 발견하여 환자안전을 향상시키기 위해서는 환자안전 보고체계가 필요하다. 기존의 환자안전 보고체계를 개선하거나 새롭게 환자안전 보고체계를 개발하는 국가들을 지원하기 위하여, 'WHO Draft Guidelines for Adverse Event Reporting and Learning Systems'를 개발하였다.

WAPS는 2004년 이후 환자안전에 대한 이해와 지식을 확대하기를 원하는 개인 및 기관을 지원하기 위하여 여러 가지 교육 훈련 자료와 도구들을 개발하여 제공하고 있다. 세미나 또는 워크숍에서 사용할 수 있는 교육 자료인 'Learning from Errors', 의과대학생들의 환자안전 교육 지침인 'WHO Patient Safety Guide for Medical Students', 손 위생 개선 활동에 사용할 수 있는 'WHO Guidelines on Hand Hygiene in Health Care', 'Guide to Implementation of the WHO

Multimodal Hand Hygiene Improvement Strategy' 등이 있다.

11 의료기관합동신임위원단(JCAHO)

1919년 미국 외과학회에서 시작된 자발적인 병원표준화프로그램은 의료기관 신임제도의 효시로 1951년 미국의사협회, 병원협회, 내과학회와 캐나다의학협회가 참여하여 병원신임합동위원회(JCAH)로 발전하였다. 이후 의료제공조직의 다양화에 따라 급성기 병원 이외의 장기요양병원, 지역사회정신병원, 호스피스병원을 신임대상에 포함하는 의료기관신임합동위원회(Joint Commission on Accreditation of Health Organization, JCAHO)로 1987년 개편되었다. 2007년에는 JCAHO의 명칭을 JC(The Joint Commission)로 줄여 부르고 있다.

JCAHO는 보건의료 조직 및 프로그램에 대한 평가 및 신임업무를 수행하고 있는 비영리법인으로 국제의료기관 평가기구인 JCAHO는 "치료의 편익을 적정하게 달성하면서, 위험을 피하고, 손상의 가능성을 최소화 하는 것"으로 의료의 질을 정의하였다. JC 인증은 환자의 안전과 양질의 의료서비스 제공을 목적으로 한다. 보건의료 조직이 제공하는 의료의 질과 안전성 향상에 초점을 두고 있으며 최고 수준의 표준안을 유지함으로써 미국 의료의 질을 유지 · 향상시키는데 기여하고 있다.

JCAHO(1993)는 업무를 수행(performance)하면 결과가 나타나며, 이에 대한 판단에 따라 질적(quality) 수준이 결정되는 것으로 보고 있다. 질적 수준을 높이기 위해서는 해야 할 일을 바른 방식으로 수행해야 한다. 이에 관련된 성과의 차원으로 효능(efficacy), 적절성(appropriateness), 가용성(availability), 효과(effectiveness), 시의적절성(timeliness), 안전(safety), 효율성(efficiency), 연속성(continuity), 존중과 돌봄(respect & caring)의 9가지를 제시하고 있다.

성과수준은 환자진료, 의료서비스 개선, 안전한 환경 보장, 환자와 직원의 위험 감소 등의 환자의 권리 및 치료에 관한 내용과 감염관리 같은 영역을 평가한다. 이때 단순한 안전, 높은 수준의 진료 제공뿐만 아니라, 실제 성과수준을 평가하고 있다. 이러한 평가 내용은 의료 소비자가 의료기관 선정시 질적 수준 판단의 기준으로 사용된다.

종합병원, 정신병원, 어린이 병원과 재활병원 등의 병원급 의료기관, 관리의료보험(managed care plans), 지정 의료기관(preferred provider organization, PPO)을 포함하는 보건의료 네트워크, 가정간호(nursing home)와 장기 요양시설, 정신보건과 약물중독 치료 등을 제공하는 기관, 외래 진료 제공자, 그리고 각종 임상관련 검사실 등의 약 16,000개(95%)의 다양한 보건의료 관련 조직 및 프로그램에 대한 신임업무를 수행하고 있다. 그리고 보험, 질병관리서비스 회사, 질병관리와 만성질환 진료 서비스를 제공하는 병원 및 의료기관 등을 대상으로 질병별 진료의 질을 평가, 인증(disease-specific care certification, DSC)하는 업무도 수행하고 있다.

12 미국 의학원

미국 의학원(Institute of medicine, 1990)은 의료의 질을 "개인과 집단에게 제공된 보건의료가 기대하는 건강상의 결과를 나타낼 가능성을 높이며, 현재의 전문적 지식에 부합하는 정도(the degree to which health services for individuals and populations increase the likelihood of desired health outcomes and are consistent with current professional knowledge)"로 정의하였다. 1974년 질 보장의 1차적 목표를 "개인이나 사회가 사용할 수 있는 자원의 범위내에서 사람들의 만족과 건강을 향상시키는데 필요한 의료서비스를 만드는 것"으로 서술하였다.

미국에서 환자 개개인이 제공받는 의료의 안전성(safety), 효과성(effectiveness), 환자중심성, 적시성, 효율성(efficiency), 형평성(equity)이라는 6가지 차원에서 심각한 문제가 있음을 지적하면서, 모든 보건의료기관, 전문가 그룹과 공공 및 민간 구매자들은 이러한 6가지 주요목적을 추구해야 한다고 권고하고 있다.

13 JCI(Joint Commission International)

JCI는 국제사회 의료서비스의 질과 안전을 개선하기 위한 국제의료기관 평가기구로 JCAHO가 1994년 국제적인 기준과 절차를 적용하도록 설립한 기구이다. 타당성, 신뢰성과 객관성이 보장된 국제적인 심사를 통해 국제공동체 안에서 건강관리의 질을 향상시키기 위해서 의료기관 내 환자와 직원의 안전과 양질의 의료서비스를 향상 · 유지시키기 위해 표준화되고 체계화된 요소를 지속적으로 실천하도록 하는 것을 목적으로 한다. JCI의 미션은 국제사회의 의료의 안전과 질을 교육과 컨설팅 서비스 및 국제 인증을 통하여 향상시키는 것으로 한다.

추적조사법(tracer methodology)을 활용하여 평가팀이 직접 기관을 방문하는 현장평가로 개인 환자와 기관의 시스템 전반에 대한 추적 조사를 수행한다. 서면검토, 관찰, 스테프 및 해당 환자와의 직접 면담으로 진행하면서 환자 중심의 표준화되고 균등한 진료제공 여부와 진료 개선을 위한 노력을 평가한다.

인증은 3년간 유효하며 기간 경과 후에는 재인증을 받아야 하며, 미국 민간의료보험사가 병원과 계약 체결시 최우선의 조건으로 제시한다.

14 CMS(Centers for Medicare and Medicaid Services)

CMS는 미국 국가보건부(Department of Health and Human services, DHHS) 산하의 연방조직으로 1977년에 설립되었다. 설립 목적은 Medicare(65세 이상 노인과 일부 장애인 대상)와 Medicaid(저소득층 대상)와 같은 공공의료보험 프로그램 대상자의 건강증진으로 관련 의료기관이 제공하는 의료서비스의 질을 객관적으로 평가하여 공표한다. 그리고 Quality Improvement Organizations(QIOs)와 계약을 통하여 Medicare 수급자들에게 제공되는 의료서비스의 이용과 질을 모니터링하고 향상시키는 노력을 통하여 합리적인 비용 지출이 이루어질 수 있도록 운영을 책임지고 있다.

모든 Medicare 계약 병원을 대상으로 일부 질환에 대한 질 지표를 주기적으로 제출하도록 하고 있으며, 제출하지 않을 경우 새로운 수가 인상률을 적용하지 않겠다고 하였으며 의료기관의 질을 평가하여 상위 10%, 20% 내에 속할 경우 차등수가를 적용하는 시범사업을 수행 중에 있다.

15 AHRQ(Agency for Healthcare Research and Quality)

보건의료 분야에서 예방, 임상진료 및 기술, 진료 결과 및 보건의료서비스의 체계 및 운영에 관한 연구를 지원하고 의료의 질 향상 활동과 환자안전에 관한 활동을 수행하는 AHRQ는 1989년 설립되었다. 미국 DHHS 산하의 연방조직으로 보건의료 수준을 향상시키기 위한 다양한 질 평가 및 정보활동을 통하여 미국의 전체 질 개선 노력을 하고 있다.

1997년부터 시작한 보건기획 소비자 평가(consumer assessment of health plans)는 의료보험의 의료서비스를 소비자 입장에서 객관적이고 타당한 설문평가를 활용하여 질 평가 후 자료를 공개하고 있다. 초기에는 외래 서비스 중심의 평가 결과를 공개하였으며, 2002년부터 입원서비스 관련 평가를 시행하고 있다. 이와 같이 객관성이 검증된 도구를 이용한 환자 관점에서의 평가와 결과의 대외적 공개는 환자들이 의료서비스를 보다 합리적으로 선택을 할 수 있도록 돕고 있다.

AHRQ의 quality interagency coordination 테스크포스팀은 모든 연방정부 기관이 보건의료와 관련한 진료의 질을 향상시키는 공통의 목표를 이룰 수 있도록 조장하는 업무를 담당하고 있다. 보건의료 질을 향상시킬 수 있는 질 측정 도구와 지표에 대한 개발을 지원하고 결과 공유를 위한 노력으로 2003년부터 매년 NHQR(Natioanl Health Quality Report)을 발간하는 등 국민들에게 조사결과를 전달하는 것에 대한 연구도 수행하고 있다.

단/원/평/가

1. 다음 중 상병 및 사망에 관한 자료를 수집하여 진단별 사망률(diagnosis specific mortality)을 산출하고 표준화 시스템을 주창함으로써 의료의 질을 향상시킨 인물은?
① Nightingale ② Flexner ③ Donabedian
④ Vuori ⑤ Myers

2. QA의 연대기 시작으로 보며 병원신임제도(hospital accreditation)의 개념이 시작되는 계기와 관련된 인물은?
① Nightingale ② Flexner ③ Codman
④ Vuori ⑤ Myers

3. 의학교육의 현황을 파악하고 의과대학의 표준을 제안하고 의학교육기관의 질 평가를 시행함으로써 개혁에 가까운 개선점을 제시하여 교육기관의 질적 수준 향상의 계기를 마련한 인물은?
① Hippocrates ② Flexner ③ Codman
④ Vuori ⑤ Donabedian

4. 오늘날 의료감사(medical audit)의 시발점이라 할 수 있는 사건과 연관된 단체는?
① American College of Surgeons(미국외과학회)
② 세계인권신인
③ JCAH(Joint Commission on Accreditation of Hospitals)
④ 의료보호(Medicare/Medicaid)
⑤ PSRO(Professional Standards Review Organization)

5. 동등한 자격을 갖춘 동료의사가 평가함으로써 의료행위가 동료들에 비해 어떤 수준인가를 알 수 있는 것은?
① 의료이용평가 ② 동료심사 ③ Medicare/Medicaid
④ JCAHO ⑤ 병원신임평가

6. 국제사회 의료서비스의 질과 안전을 개선하기 위한 국제 의료기관 평가기구는?
① 의료이용평가 ② JCI ③ Medicare/Medicaid
④ JCAHO ⑤ 병원신임평가

정답 1. ① 2. ③ 3. ② 4. ① 5. ② 6. ②

제2부

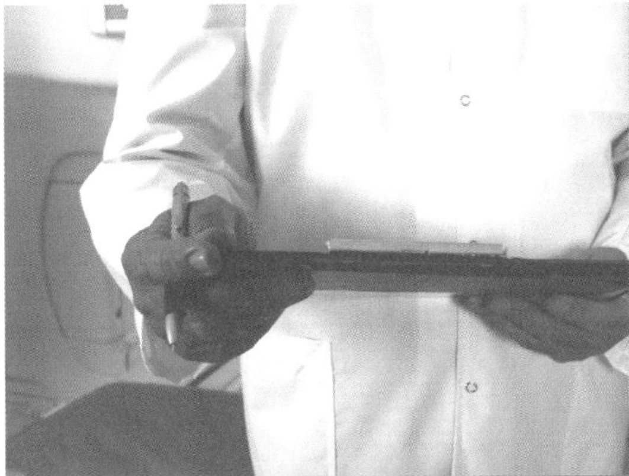

2

의료의 질 관리 접근방법 및 관리 도구

QUALITY ASSURANCE

제3장 의료의 질 관리 모델

제4장 주제 선정 도구와 원인분석 도구

제5장 개선안 선정 도구와 질 향상 관리 도구

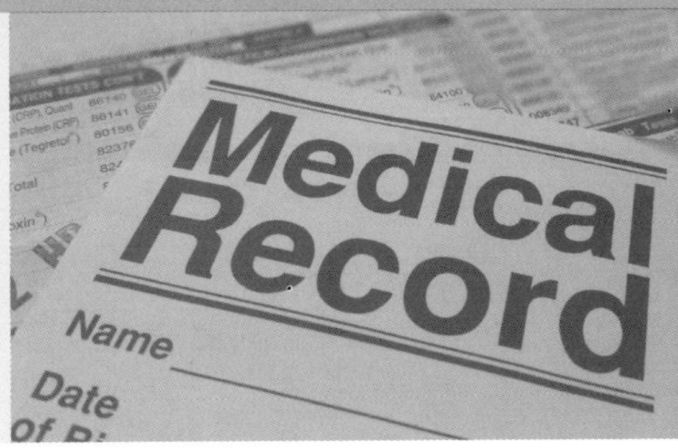

제 3 장 의료의 질 관리 모델

QUALITY ASSURANCE

개 요

의료의 질 관리(QA)는 질 향상을 위한 문제와 기회가 정의되고, 분석되어지며, 문제의 해결책이 발전·향상되어지며, 재평가되는 순환과정이다. 이러한 순환과정이 완성되어지지 않는다면, 평가요소만 있는 것이지 질 관리는 이뤄지지 않을 것이다. 많은 의료기관들이 의료의 질 관리 프로그램을 성공적으로 발전시키며 실행해 왔다. 또한, 이 장에서 소개되지 않은 방법으로 의료기관 자체적으로 발전시켜온 질 관리 방법들도 있다. 그러나 전세계적으로 발생했던 코로나(COVID-19) 사태에서처럼 의료기관의 질 관리 실태를 고스란히 들어냈다. 앞으로 질 관리 활동을 위한 여러 가지 모델과 방법들에 대해서 소개할 텐데, 어느 것이 맞고, 어느 부분이 틀린 것이 아니라 각각의 의료기관의 상황에 맞게 적용시키는 것이 중요할 것이다.

학습목표

1. 의료의 질 관리 모델에 대해서 이해한다.
2. 도나베디안의 질 관리 모델을 이해하고 실행할 수 있다.
3. 의료기관신임합동위원회(JCAHO)의 10단계 모델을 이해하고 실천할 수 있다.
4. PDCA 모델을 이해하고 실행할 수 있다.
5. 6-sigma 모델을 이해하고 실행할 수 있다.
6. BSC를 이해하고 실행할 수 있다.
7. DAT 모델을 이해하고 실행할 수 있다.
8. 서비스디자인에 대해서 이해하고 실행할 수 있다.

1 의료의 질 관리 모델 개요

의료의 질 관리 모델은 의료기관이 환자에게 안전하고 효과적이며, 환자 중심적이고 효율적이며, 시의적절하고 공평한 서비스를 제공하기 위해 사용하는 체계적 접근법이다. 이 모델들은 의료서비스의 구조, 과정, 결과를 지속적으로 측정 · 분석 · 개선하여, 궁극적으로 환자 건강과 조직의 성과를 향상시키는 데 목적이 있다(Sharma, 2018; AI-Assaf, 2001).

1) 의료의 질 관리 모델의 필요성과 역할

(1) 복잡한 의료 환경에서의 표준화

의료서비스는 다양한 전문 직종, 복잡한 진료 과정, 환자 개별성 등으로 인해 오류와 변동이 발생하기 쉽다. 질 관리 모델은 이러한 복잡성을 체계적으로 관리하고, 표준화와 지속적 개선을 가능하게 한다.

(2) 성과와 안전의 향상

질 관리 모델은 환자 안전, 임상 성과, 환자 만족, 비용 효율성 등 핵심 지표들을 개선하는 데 중추적 역할을 한다. 이는 의료기관의 신뢰도와 경쟁력 강화로 이어진다.

2) 주요 의료의 질 관리 모델

[표 3-1]은 대표적인 의료의 질 관리 모델과 각 모델의 핵심 개념을 요약한 것이다.

표 3-1 모델명 주요 특징 및 핵심 개념

모델명	주요 특징 및 핵심 개념
Donabedian 모형	구조(Structure), 과정(Process), 결과(Outcome)로 질을 평가
JCAHO 10단계	미국 의료기관신임합동위원회가 제시한 질 평가 및 개선의 10단계 프로세스
PDCA(PDSA) 사이클	Plan-Do-Check(Study)-Act; 지속적 개선을 위한 순환적 접근법
6시그마(Six Sigma)	DMAIC(정의-측정-분석-개선-관리) 등 통계적 접근을 통한 결함 최소화
TQM(총체적 품질관리)	전 조직적 참여와 고객 중심의 지속적 개선

BSC(균형성과관리)	재무, 고객, 내부 프로세스, 학습 · 성장 4대 관점의 균형적 성과관리
DAT 모델	데이터(Data), 태도(Attitude), 도구(Tool)의 상호작용을 통한 질 향상
서비스 디자인/디자인씽킹	사용자 경험 중심의 문제해결과 혁신적 서비스 설계

3) 의료의 질 관리 모델의 분류 및 적용

(1) **개념적 모델** : Donabedian 모형, TQM 등. 의료의 질을 평가 · 관리하는 기본 철학과 프레임워크를 제공

(2) **실행 모델** : JCAHO 10단계, PDCA, 6시그마, BSC 등. 실제 의료기관에서 질 개선 활동을 구체적으로 수행할 수 있는 실천적 방법론

(3) **국가 · 기관별 모델** : 각국의 보건의료 환경과 정책에 맞춘 맞춤형 모델(예: ISO 9001, Baldrige 등)

4) 의료의 질 관리 모델의 핵심 원칙

(1) 지속적 개선(Continuous Quality Improvement, CQI)

질 관리는 단발성 활동이 아니라, 측정→평가→개선→재평가의 순환적 과정이며, 대표적으로 PDCA 사이클이 널리 사용된다.

(2) 환자 중심(Patient-Centeredness)

모든 질 관리 활동은 환자의 안전, 만족, 건강 결과를 최우선 가치로 삼는다.

(3) 근거 기반(Evidence-Based)

질 관리의 모든 과정은 데이터와 과학적 근거에 기반해 이루어진다.

(4) 조직 전체의 참여와 리더십

성공적인 질 관리는 경영진, 의료진, 지원부서 등 조직 전체의 참여와 리더십이 필수적이다.

2 도나베디안 모형

도나베디안 모형은 1966년 레바논 태생의 의사이자 의료 질 평가 분야의 선구자인 아베디스 도나베디안(Avedis Donabedian)이 제안한 의료의 질 평가 프레임워크다(유야마 아쓰시 외, 2015; 양은배 외, 2023). 당시 의료서비스의 질을 객관적으로 정의하고 평가하는 체계가 미비했던 상황에서, 도나베디안은 "치료의 질은 정의하고 측정하기 매우 어려운 것이지만, 우리가 이해하려고 노력해야 할 가장 중요한 것 중 하나"라고 강조하며, 의료 질을 과학적으로 분석할 수 있는 틀을 제시했다.

도나베디안 모형은 의료의 질을 구조(Structure), 과정(Process), 결과(Outcome)라는 세 가지 요소로 구분하여 평가한다. 이 세 가지 요소는 각각 독립적이면서도 상호 연계되어 의료서비스의 전 과정을 포괄적으로 설명한다는 점에서 혁신적인 접근이었다. 즉, 좋은 구조는 양질의 과정을 가능하게 하고, 그것이 결국 좋은 결과로 이어진다고 설명했다. 도나베디안의 이론은 이후 전 세계적으로 의료 질 관리의 표준적 평가틀로 자리잡았으며, 의료기관 인증, 질 향상 활동, 정책 평가 등 다양한 영역에서 활용되고 있다.

1) 도나베디안 모형의 주요 구성 요소

(1) 구조(Structure)

도나베디안 모형에서 '구조'란 의료서비스가 제공되는 물리적, 조직적, 인적 기반을 의미한다. 이는 의료기관이 환자에게 양질의 의료를 제공할 수 있도록 갖추어야 할 선행 조건이며, 좋은 구조는 질 높은 진료와 긍정적인 결과를 가져올 가능성을 높인다는 이론적 근거를 제공한다.

구조는 크게 다음과 같은 세 가지 측면으로 구분된다.

① 물적 자원(Physical Resources)

- 의료기관의 건물, 병상 수, 진료실, 수술실 등 물리적 시설
- 의료장비(예: MRI, CT, 초음파, 인공호흡기 등)와 그 최신성 및 가동률
- 위생 및 감염관리 시설(예: 음압병실, 멸균장비 등)

② 인적 자원(Human Resources)

- 의료진의 수(의사, 간호사, 약사, 의료기사 등)와 자격(전문의, 경력직 비율 등)
- 환자 1인당 간호사 수, 전문의 비율, 직원의 교육 및 훈련 수준
- 의료진의 근무 환경과 조직 내 역할 분담

③ 조직적 · 제도적 자원(Organizational/Institutional Resources)

- 의료기관의 조직 구조(예: 진료과 구성, 위원회, 행정조직 등)
- 정책 및 운영 체계(예: 감염관리 정책, 환자 안전 관리, 진료지침 등)
- 재무 구조, 정보 시스템, 진료 협력체계 등

구조의 질을 평가하기 위해 다양한 구조지표가 사용된다. 구조지표의 특징은 첫째, 측정의 용이성으로 구조는 명확한 숫자나 목록으로 파악 가능하다. 두 번째로 좋은 구조는 가능성만 제시할 뿐, 반드시 좋은 결과로 이어지지는 않는다는 것이다. 구조지표의 대표적인 예는 다음과 같다.

- 병원 인프라(병상 수, 중환자실 수, 음압병실 수)
- 환자 대비 의료진(의사, 간호사) 비율
- 최신 의료장비 보유 및 접근성(MRI, CT 등)
- 의료진의 자격(전문의 비율, 경력직 비율)
- 감염관리 시스템, 환자 안전 관련 시설
- 진료 협력 및 연계체계의 구축 정도

구조는 과정과 결과에 선행하는 조건이다. 양질의 구조가 갖추어질 경우, 표준화된 진료 과정과 바람직한 결과를 기대할 수 있다. 실제로 국내 의료 질 평가 및 적정성 평가 제도에서는 인프라, 인력 투입 등 구조적 요소 평가가 중요한 비중을 차지한다. 구조지표는 의료기관 간의 질적 차이를 비교하거나, 인증 및 평가 기준으로 활용된다.

구조지표는 객관적으로 측정이 용이하고 제도적 규정에 따라 비교가 가능하다는 장점이 있다. 그러나 구조만으로 의료의 질을 완전히 평가할 수는 없으며, 모든 구조적 요소가 실제 진료 과정과 결과에 직접적으로 반영되지는 않는다. 따라서 구조지표는 과정, 결과지표와 함께 종합적으로 활용되어야 하며, 지표의 변별력과 임상적 의미를 지속적으로 검토 ·

보완할 필요가 있다.

결론적으로 도나베디안 모형의 구조는 의료서비스 제공의 기반이 되는 시설, 장비, 인력, 조직, 정책 등의 총체적 특성을 의미하며, 이는 의료의 질 평가와 개선의 출발점이자 필수 요소이다. 구조적 기반이 잘 갖추어질수록 표준화된 진료과정과 바람직한 건강결과를 기대할 수 있으나, 구조만으로 질을 평가하기에는 한계가 있으므로 과정 및 결과와의 연계적 평가가 중요하다.

(2) 과정(Process)

과정(Process)은 의료서비스 제공 그 자체를 의미하는 것으로, 도나베디안 모형에서 의료서비스의 질을 평가하는 핵심 요소 중 하나이다. 실제로 환자에게 제공된 진료, 치료, 관리, 예방, 교육 등 의료진과 환자 사이에서 이루어진 모든 활동과 상호작용(interaction)을 의미한다.

과정은 "무엇이 실제로 이루어졌는가?"에 초점을 두며, 구조(시설, 인력, 장비 등)가 갖추어진 환경에서 의료진이 환자에게 어떻게 서비스를 제공했는지, 그리고 그 서비스가 표준화된 지침과 전문적 기준에 얼마나 부합했는지를 평가한다.

과정은 크게 다음과 같은 영역을 포함한다.

① **진단**: 환자의 증상 평가, 검사 시행, 진단명 결정 등
② **치료**: 약물 처방, 수술, 처치, 물리치료 등 구체적 치료 행위
③ **예방**: 예방접종, 건강검진, 위험요인 관리 등
④ **환자 교육 및 상담**: 질병 및 치료 과정에 대한 설명, 생활습관 개선 지도, 복약 지도 등
⑤ **의료진 간 협력 및 의사소통**: 다학제 협진, 진료정보 공유, 치료 조정 등

과정 평가는 결과(Outcome)만으로는 알 수 없는 의료서비스의 질을 구체적으로 파악할 수 있게 해준다. 예를 들어, 사망률이나 합병증 발생률 등 결과 지표만으로는 실제로 어떤 진료와 치료가 이루어졌는지, 표준지침이 얼마나 잘 지켜졌는지 알 수 없다. 따라서 과정 평가는 의료서비스의 질 개선을 위한 실질적인 개입 지점을 찾는 데 매우 중요하다.

과정의 질을 평가하는 대표적인 지표는 다음과 같다.

- 임상진료지침(Clinical Practice Guideline) 준수율
- 적정 항생제 사용률, 수술 전후 예방적 항생제 투여 비율

- 환자 교육 횟수 및 상담의 질
- 환자-의료진 간 의사소통의 빈도와 내용
- 다학제 진료 및 치료 조정의 빈도

이러한 지표들은 실제로 환자에게 제공된 서비스의 내용과 질을 객관적으로 측정할 수 있게 해준다.

도나베디안은 과정의 질을 다음과 같이 세분화하여 살펴보았다.

첫째, 의학적(기술적) 영역이다. 이는 환자의 진단, 치료, 예방, 재활 등과 관련된 모든 임상적 행위의 적정성과 정확성을 포함한다. 의료진이 환자에게 최신 의학 지식을 바탕으로 적합한 검사를 시행하고, 표준화된 진료지침에 따라 치료를 제공하는지, 약물 처방이나 수술 등 치료 행위가 과학적 근거에 입각해 이루어지는지가 이 영역의 핵심이다. 예를 들어, 고혈압 환자에게 적절한 혈압 측정과 약물 처방이 이루어지는지, 수술 전후 감염 예방을 위한 항생제 투여가 적시에 이루어지는지 등이 이에 해당한다.

둘째, 대인관계(Interpersonal) 영역이다. 이 영역은 의료진과 환자, 그리고 의료진 상호 간의 의사소통, 신뢰, 공감, 존중 등 인간적인 상호작용의 질을 다룬다. 환자의 불안이나 두려움을 이해하고, 충분한 설명과 상담을 제공하며, 환자가 치료 과정에 적극적으로 참여할 수 있도록 돕는 것이 중요하다. 또한, 의료진 간의 원활한 협력과 정보 공유, 다학제 팀 접근 등이 포함된다. 예를 들어, 의료진이 환자의 증상과 요구를 경청하고, 치료 방침에 대해 충분히 설명하며, 환자의 의견을 존중하는 태도를 보이는 것이 이 영역의 구체적인 모습이다.

셋째, 편의(Amenity) 영역이다. 이 부분은 환자가 의료서비스를 받는 동안 느끼는 쾌적함, 안전, 프라이버시 보호 등 환경적 · 심리적 편의성을 포함한다. 환자가 진료를 기다리는 동안의 환경이 청결하고 안락한지, 진료 과정에서 사생활이 잘 보호되는지, 의료기관 내 안내와 지원이 충분한지 등이 여기에 해당한다. 또한, 진료 예약 시스템의 편리성, 대기시간의 단축, 환자 중심의 안내 서비스 등도 편의 영역의 중요한 요소이다.

이처럼 도나베디안 모형의 과정은 단순히 의료진이 환자에게 무엇을 했는가에 그치지 않고, 임상적 적정성, 인간적 상호작용, 환경적 편의성까지 포괄하여 의료서비스의 질을 다면적으로 평가한다. 과정의 각 세부 요소가 잘 갖추어질수록 환자는 더 나은 치료 결과와 높은 만족도를 경험할 수 있다.

과정 평가는 의료서비스의 질을 구체적으로 파악하는 데 매우 유용하지만, 모든 과정이 반드시 좋은 결과로 이어지는 것은 아니며, 환자 특성이나 외부 환경 등 다양한 변수의 영향을 받을 수 있다. 따라서 과정 평가는 결과 평가와 함께 종합적으로 이루어져야 하며, 구조와의 연계성도 항상 고려해야 한다.

결론적으로 도나베디안 모형의 '과정'은 의료진과 환자 간에 이루어진 진단, 치료, 예방, 교육, 의사소통 등 실제 서비스 제공의 모든 활동을 의미한다. 과정 평가는 의료의 질 개선을 위한 구체적 개입 지점을 파악하는 데 중요하며, 임상적 · 대인관계적 · 편의적 측면을 모두 포함한다. 과정 평가는 결과 평가와 함께 의료의 질을 입체적으로 이해하는 데 필수적이다.

(3) 결과(Outcome)

결과는 의료서비스가 환자 개인 또는 인구 집단의 건강에 미친 최종적인 영향을 의미한다. 이는 환자의 건강상태 변화, 사망률, 합병증 발생률, 삶의 질, 환자 만족도 등 객관적 · 주관적 지표를 모두 포함한다. 도나베디안은 결과 평가에서 건강의 객관적 향상뿐 아니라, 환자와 의료 종사자의 만족도 등 주관적 측면도 중시했다는 점이 특징적이다. 결과는 구조와 과정의 영향을 받아 나타나며, 의료서비스의 궁극적인 목표 달성 정도를 보여준다.

결과의 주요 내용은 다음과 같다.

① 건강상태의 변화

결과 평가는 환자의 질병 회복, 증상 완화, 합병증 발생률, 사망률, 재입원율 등 객관적으로 측정 가능한 건강상태의 변화를 포함한다. 예를 들어, 수술 후 감염률 감소, 만성질환 환자의 혈압 조절 성공률, 암 생존율 등이 대표적이다.

② 삶의 질(Quality of Life) 및 기능적 상태

치료 후 환자의 일상생활 능력, 신체적 · 정신적 · 사회적 기능의 개선 여부도 중요한 결과 지표이다. 단순히 생존 여부뿐만 아니라, 환자가 얼마나 건강하게, 독립적으로, 만족스럽게 살아가는지도 평가 범위에 포함된다.

③ 환자 및 의료 종사자 만족도

도나베디안은 객관적 건강 결과뿐 아니라 환자와 의료진의 주관적 만족도도 결과에 포함시켰다. 환자가 의료서비스에 대해 느끼는 신뢰, 편안함, 소통 만족도, 의료진의 직무 만족도 등도 결과 평가의 중요한 영역이다.

③ 지식, 태도, 행동의 변화

환자가 치료나 교육을 통해 건강에 대한 지식이 늘고, 건강 행동(예: 금연, 운동, 복약 순응도)이 개선되는 등 태도와 행동의 변화도 결과의 일부로 간주된다.

⑤ 인구 집단 수준의 건강 지표

한 개인을 넘어 집단 전체의 건강 수준(예: 평균 수명, 질병 유병률, 예방접종률 등)도 결과 평가에 포함될 수 있다.

도나베디안은 의료서비스의 결과를 평가할 때 단순히 환자의 건강상태 변화만을 보는 것이 아니라 의료가 환자와 집단에 미치는 다양한 영향을 포괄적으로 고려해야 한다고 보았으며, 다음과 같은 속성을 제시했다.

- 효능(Efficacy): 이상적인 조건에서 의료서비스가 가져오는 최대 효과
- 효과(Effectiveness): 실제 임상 환경에서 의료서비스가 환자에게 미치는 효과
- 효율(Efficiency): 투입 자원 대비 산출 결과(건강 개선)의 비율
- 적정성(Optimality): 비용 대비 편익의 최적화
- 수용성(Acceptability): 환자의 기대와 선호도, 접근성, 쾌적성 등
- 합법성(Legitimacy): 사회적 가치, 윤리, 법적 정당성
- 형평성(Equity): 의료서비스와 그 결과가 사회 구성원에게 공평하게 분배되는 정도

결과 평가는 의료서비스가 실제로 환자와 사회에 긍정적인 영향을 미쳤는지 직접적으로 보여주기 때문에 매우 중요하다. 하지만 결과는 구조와 과정뿐 아니라 환자의 질병 중증도, 사회경제적 요인 등 다양한 외부 변수의 영향을 받기 때문에, 결과만으로 의료의 질을 단정하기에는 한계가 있다. 따라서 도나베디안은 구조, 과정, 결과를 함께 종합적으로 평가할 것을 강조했다.

도나베디안 모형의 '결과'는 의료서비스가 환자와 집단의 건강, 삶의 질, 만족도 등에 미친 최종적인 효과를 의미한다. 건강상태의 변화, 삶의 질, 만족도, 지식 · 태도 · 행동의 변화, 인구 건강 지표 등이 주요 평가 내용이며, 효능, 효과, 효율성, 적정성, 수용성, 합법성, 형

평성 등 다양한 속성으로 결과의 질을 다각도로 분석한다. 결과 평가는 의료의 질을 직접적으로 보여주지만, 외부 요인의 영향을 고려해 구조 및 과정 평가와 함께 이루어져야 한다.

2) 도나베디안 모형의 의의와 한계

도나베디안 모형의 핵심은 구조, 과정, 결과가 선형적으로 연결되어 있다는 점이다. 즉, 양질의 구조(시설, 인력, 장비 등)가 잘 갖추어질수록, 표준화된 과정(진료, 치료, 관리 등)이 원활하게 이루어지고, 이는 궁극적으로 바람직한 결과(건강 개선, 만족도 향상 등)로 이어진다는 논리다.

예를 들어, 응급실의 구조(충분한 의료진, 최신 장비)가 잘 갖추어지면, 환자 진료 과정(신속한 진단, 적절한 치료)이 향상되고, 결과적으로 환자의 생존율이나 만족도가 높아질 수 있다.

도나베디안은 평가 시 구조, 과정, 결과를 모두 종합적으로 고려해야 하며, 어느 한 요소만으로 질을 판단하는 것은 한계가 있다고 지적했다. 실제로 의료 질 평가와 감시에서는 구조와 과정, 결과 지표를 동시에 활용해 문제점을 진단하고 개선 방향을 설정한다.

도나베디안 모형의 의의는 의료의 질을 구조, 과정, 결과로 분해해 과학적으로 정의하고 체계적으로 평가할 수 있는 토대를 마련했다는 점에서 큰 의의가 있다. 이 모형은 의료기관이 질 향상 활동을 체계적으로 수행하고, 정책 입안자가 효과적인 규제와 지원책을 마련하는 네 필수적인 도구로 자리매김했다. 세 요소간 관계 분석을 통해 문제의 근본 원인(예:장비 부족 →진료 지연)을 파악할 수 있도록 하였다. 또한 임상 현장부터 정책 수준까지 확장 적용되며, 의료서비스 전반의 질 관리 표준으로 자리 잡았다.

그러나 이 모형에도 한계가 있다. 구조, 과정, 결과 간의 단순 선형 관계가 모든 상황에 적용되지 않는다. 즉, 구조, 과정, 결과 간의 인과관계가 항상 명확하게 드러나지 않을 수 있으며, 의료의 복잡성과 환자 특성, 사회적 맥락 등 다양한 혼란 변수를 충분히 설명하지 못한다는 점이 지적된다. 또한, 일부 요소(예:의료진 교육)가 구조와 과정 모두에 해당되어 명확한 구분이 어렵다. 디지털 헬스, 환자 중심성, 가치 기반 의료 등 현대 의료의 새로운 패러다임을 반영하기 위해서는 지속적인 보완과 발전이 필요하다.

도나베디안 모형은 의료의 질을 구조, 과정, 결과의 세 요소로 나누어 평가하는 체계적 프레임워크로, 의료 질 관리 및 개선의 핵심 도구로 활용되고 있다. 이 모형은 의료서비스

의 다양한 측면을 균형 있게 평가할 수 있게 해주며, 의료기관과 정책 입안자, 연구자 모두에게 실질적인 시사점을 제공한다.

3) 도나베디안의 모형 적용 사례

(1) COVID-19 팬데믹 대응에서의 응급실 품질 개선

① **사례 개요** : 미국 뉴욕주의 한 대형 병원 응급실에서는 COVID-19 팬데믹 초기에 도나베디안 모형을 활용해 구조, 과정, 결과별로 품질을 평가하고 개선했다.

② **구조** : 응급실의 공간 재설계, 음압 병상 확충, 개인보호구(PPE) 확보, 인력 재배치 등 감염병 대응 인프라를 강화했다.

③ **과정** : 환자 선별 및 분류 프로세스 개선, 감염 예방을 위한 표준화된 진료 절차 도입, 신속한 검사와 치료, 의료진 안전 교육 등이 이루어졌다.

④ **결과** : 임상적 결과(사망률, 감염률), 환자 만족도, 의료진 안전 및 근무 만족도 등 다양한 지표를 통해 개선 효과를 평가했다.

⑤ **의의** : 위기 상황에서 도나베디안 모형을 적용함으로써 구조와 과정을 신속히 개선하고, 결과에 대한 체계적 모니터링이 가능했다.

(2) 신생아 집중치료 품질 개선

① **사례 개요** : 미국의 신생아 집중치료(NICU)에서는 신생아 생존율 향상을 위해 도나베디안 모형을 적용한 품질 개선 활동이 이루어졌다.

② **구조** : 인큐베이터, 환자감시장치 등 최신 장비 도입과 충분한 전문 인력 배치, 감염 예방 시설 강화 등 인프라 개선이 이루어졌다.

③ **과정** : 체온 유지, 적절한 산소 공급, 감염 예방 프로토콜 준수, 다학제 팀 진료 등 임상 과정의 표준화가 시행되었다.

④ **결과** : 신생아 생존율 증가, 감염률 감소, 치료 기간 단축 등 임상적 결과가 개선되었다.

⑤ **의의** : 구조와 과정의 개선이 직접적으로 환자 결과에 긍정적 영향을 미친 대표적 사례이다.

(3) 만성질환 관리(예: 전신홍반루푸스, SLE) 품질 평가

① **사례 개요:** 만성질환인 전신홍반루푸스(SLE) 관리에서 도나베디안 모형을 활용해 질 관리 방안을 도출했다.

② **구조:** 전문 클리닉 설립, 다학제 진료팀 구성, 환자 접근성 향상, 정보 시스템 구축 등 인프라 개선이 선행되었다.

③ **과정:** 정기적 예방관리, 모니터링, 환자 교육, 진료지침 준수 등 통합적 관리 프로세스가 적용되었다.

④ **결과:** 사망률 감소, 질병 악화 방지, 환자 삶의 질 향상 등 건강 결과가 개선되었다.

⑤ **의의:** 구조와 과정의 체계적 개선이 만성질환 환자의 장기적 건강 결과에 중요한 영향을 미칠 수 있음을 보여준다.

이처럼 도나베디안 모형은 감염병 대응, 중환자 치료, 만성질환 관리 등 다양한 의료 분야에서 구조-과정-결과의 연계를 통해 문제를 진단하고, 구체적 개선책을 도출하는 데 효과적으로 활용되고 있다.

3 의료기관신임합동위원회의 질 관리 10단계 평가모델

미국의 의료기관신임합동위원회(Joint Commission on Accreditation of Health care Organization, JCAHO)는 의료의 질 관리를 위한 기준을 설정하고 모니터링과 평가를 위한 10단계 평가모델을 제시하였다. 이러한 10단계 모델은 질 평가 및 개선활동의 전반적인 틀을 제시하는 것이기 때문에 병원 나름대로 여건에 맞게 적절히 수정하여 사용할 수 있다.

1) 책임부여(Assign Responsibility)

의료의 질 관리에 대한 최종 책임은 의료기관 이사회에 있다. 이사회는 질 관리 활동을 수행하는 위원회를 구성하며, 위원회 구성(form a committee)은 의사, 간호사, 의료행정, 의료기사(의무기록사 등), 영양사, 사회복지사 등의 다양한 직종이 참여한다. 각각의 위원은 문제해결을 위한 의사결정 권한과 필요한 자원을 갖추어야 하며, 위원회는 정기적으로 회의를 갖고 질 관리 활동을 수행한다.

계획에는 의료기관의 질 관리 프로그램의 목적과 목표가 기술되어 있어야 한다. 질 관리 프로그램의 범위, 목적과 목표를 어떻게 성취할 것인지 그리고 사용되는 방법은 무엇인지가 포함되어야 한다. 질 관리 프로그램, 위원회에 포함되는 사람이 누구인지, 의료기관에 대한 것과 질 관리 프로그램에 대한 최종적인 권한과 보고체계 등과 같은 질 관리 프로그램의 조직, 책임과 권한이 기술되어 있어야 한다.

위원회는 자발적으로 구성되어야 하며 질 관리 과정에 친숙하지 않은 구성원을 교육시켜야 한다. 기사, 책 그리고 교육 프로그램과 같은 적절한 자원이 제공될 필요가 있다. 조직화되고 준비가 되면 위원들이 만남을 갖고, 지속적인 모니터링 과정을 확인하고 질 향상을 위해 전념하기 위해서 위원들은 최소 월 1회 정도 회의를 가져야 한다. 모든 질 관리 위원들의 회의록은 작성되어야 한다. 회의록은 비공식적으로 다뤄져야 하며, 공식적인 접근이 이뤄지지 않게 관리되어야 한다.

2) 진료/서비스의 범위 설정(Define Scope of Care)

의료기관에서 제공되기 위한 진료와 서비스 범위를 명확하게 정하기 위해서는 진료에 대한 임상적인 지표가 개발되어야 한다. 진료 범위 목록 작성을 위해서 다음과 같은 질문을 통한 브레인스토밍 등 다양한 방법을 활용하여 목록을 작성한다.

(1) 제공되는 환자의 유형(types of patients served)

(2) 치료를 위한 상태와 진단(conditions and diagnoses treated)

(3) 제공되는 서비스(services provided)

(4) 진료를 제공하는 의사의 유형(the types of practitioners providing of care)

(5) 진료가 제공되는 장소(sites where the care is provided)

(6) 진료가 제공되는 시간(time when the care is provided)

3) 주요 관리대상 결정(Identify Important Aspects of Care)

이 단계는 의료기관에서 가장 중요하게 실천해야 하는 것으로 매우 빈번하고, 높은 위험과 문제가 발생하기 쉬운 진료 영역을 다음과 같은 3가지 측면에서 고려되어야 한다.

(1) 빈번하게 발생되거나 가장 많은 환자에게 영향을 주는 분야. 예를 들어, 수술대 위에서 발생한 사망

(2) 환자에게 심각한 결과를 초래하는 위험이 있거나 진료가 적절하게, 적시에, 제대로 된 지침으로 제공되지 않음으로써 환자에게 상당한 이익을 감소시키는 분야
(3) 진료부분에서 과거에 의료진과 환자에게 문제를 발생시킬 수 있는 분야

4) 평가지표 확인(Identify Indicators)

진료 및 구조, 진료와 관련하여 시행된 일들의 과정, 결과를 객관적으로 측정할 수 있는 지표나 기준을 개발한다. 평가지표는 객관적이고 측정 가능해야 하며 타당성과 신뢰성이 있어야 하고 최신 지식과 임상적 경험에 근거한 것이어야 한다. 모든 의료진이 지표 개발에 참여할 수 없지만 지표 개발을 위해서 정보를 제공할 수 있는 기회가 제공되어야 하며, 모니터링 기구가 가장 성공적으로 될 수 있도록 지표에서 기대되는 점과 개발에 모든 의료진이 참여할 수 있도록 해야 한다. 예로 수술 후 감염률, 재입원율 등이 있다.

5) 평가 기준점 설정(Establish Thresholds for Evaluation)

지표가 정의되고 모니터링 기구가 구성되면, 위원회에서는 준수할 수준으로 기대되는 기준점을 설정해야 한다. 기준점은 우리가 의료기관의 활동을 조사할 때 활용할 수 있는 지표의 적절한 충족률(percentage of compliance)을 찾는 것이다. 그러나 처음부터 100% 기준을 설정하는 것은 불가능하므로 85% 정도에서 시작하고 점진적으로 향상시켜야 할 것이다.

6) 자료수집 및 정리(Collect and Organize Data)

지표가 정의된 후에 기준점이 설정되고, 모니터링 기구가 구성되면 필요한 정보의 원천을 정의해야 한다. 자료를 수집하고 정보를 모으는 것은 체계적이며, 정확하고 신속한 방법으로 실행되어져야 한다. 자료를 수집하는 과정에는 모니터링되어지는 지표의 정의, 모니터링을 하기 위한 사람이 배정되고, 적절한 공간과 시간이 제공되어야 한다. 모니터링을 하기 위해 배정된 사람은 그들의 동료를 조사하거나 진료기록의 감사를 실시하는 시간에는 환자를 진료해서는 안된다. 모니터링 활동이 완성되면 데이터를 수집하고, 질 관리 위원회에서 정리한다.

7) 진료/서비스 평가(Evaluate the Results)

수집된 자료를 분석하여 발견된 문제들을 분석해야 한다. 몇몇의 경우에는 분명하게 정의할 수 있는 문제가 아닐 수 있다. 이것은 향상하기 위한 영역으로 측정되었는지가 중요하다. 이 중에는 순조롭게 풀릴 수 있는 문제들도 있을 수 있다. 이러한 활동들은 빠르게 수행되어야 한다.

몇몇 문제들은 극단적으로 복잡하고 오랜 시간에 걸쳐 해결될 수 있다. 의사결정을 하는데 있어서는 환자의 안전에 직접적인 영향을 줄 수 있는 문제인지에 초점이 맞춰져야 한다. 환자의 안전에 직접적인 위협을 미치는 문제는 신속하게 조치해야 한다.

8) 개선활동 수행(Take Actions to Solve the Problem)

문제를 분석하거나 질 향상을 위한 영역에서 해결책을 찾을 수 있다. 최선의 해결책을 찾는 것은 중요하다. 의료진과 환자의 참여가 해결책을 개발하는데 고려되어야 한다.

문제가 파악되면 환자에 대한 진료 서비스를 개선하기 위한 활동계획을 수립하여 실행해야 한다. 개선활동계획에는 개선활동을 수행할 책임은 누구에게 있는지, 무엇이 바뀌어야 하는지, 문제의 범위 및 심각성을 고려할 때 가장 적절하고 효과적이기 위해서 어떤 활동이 수행되어야 하는지, 개선활동은 언제 시작할 것이며, 변화는 언제 나타날 것으로 예상되는지에 대하여 구체적으로 명시해야 한다.

9) 재평가 및 개선효과 확인(Reassess and Document Improvement)

지속적인 질향상 활동을 통하여 확인되었던 문제점이 개선 활동을 통하여 개선되었는지를 조사하고 개선된 사항이 지속적으로 유지되도록 계속 감시, 평가한다. 이러한 보고서는 해결책이 문제의 변화를 만들어 낼 수 있거나 문제를 올바르게 볼 수 있도록 충분한 시간이 주어진 후에 작성되어져야 한다.

10) 정보 교류(Communicate Relevant Information)

관련자들이 평가활동의 시작부터 완료된 시점까지의 내용을 알게 함으로써 좀 더 긍지와 보람을 갖게 하고, 세심한 주의와 노력으로 더욱 높은 수준의 성과를 내도록 동기를 유발시켜 주어야 한다. 질 평가 및 개선에 대한 정보는 여러 부서가 관련되어 있을 때 환자/고객에 대한 진료/서비스를 개선할 수 있는 문제의 발견에 도움이 될 수 있다. 활동 결과를 알리는 방법으로는 공식적인 보고서 외에 게시판, 병원소식지, 병원보 등을 이용할 수 있다.

4 PDCA 모형

1) PDCA Cycle[1] 배경

PDCA Cycle은 원래 1920년대 Wlalter A. Shewhart에 의해 유래되었고, 'Shewhart cycle'로 불렸으나 데밍(Deming, 이후 데밍으로 통일)이 일본에 이를 소개하면서 'Deming Cycle'이라고 불리게 되었다. 데밍은 품질이 이윤보다 중요하다는 인식과 품질은 장기적 계획을 통해서만 달성할 수 있다고 믿었다. 데밍은 질 향상을 위한 과정으로서 PDCA(계획-실행-확인(학습)-조치) Cycle을 그림으로 나타냈다.

2) PDCA Cycle 개념

PDCA Cycle은 질 향상을 위한 더 좋은 방법을 지속적으로 찾아가는 것이다. PDCA Cycle은 업무를 실행하는 것과 프로그램을 관리하는 것 모두에 효과적이다. PDCA Cycle은 임시적이고 영구적으로 개정하는 활동에 모두 유용하다.

임시적인 활동은 부분적으로 발생하고 수정되는 문제에 대한 결과를 다루는 것이다. 영구적인 교정 활동은 근본적인 원인을 조사하고 평가하는 것이며, 향상된 과정을 유지하는 데 목적이 있다. PDCA 모형의 발전과정은 [표 3-2]와 같다.

1 PDCA Cycle로 더 알려졌지만, 데밍은 c(check)를 s(study)로 언급하면서 PDSA(plan, do, study, act) Cycle을 주장하였으며, 데밍 연구소에서도 PDSA에 대한 설명이 있다. 그러나 본 교재에서는 더 많이 알려진 PDCA로 정리하도록 하겠다.

표 3-2 PDCA 모형의 발전과정

구분	계획(Plan)	실행(Do)	평가(Check)	환류(ACT)
Dewey (1933)	계획 (Plan)	실행 (Do)	검토 (Study)	–
Tayer (1933)	계획 (Plan)	실행 (Do)	검토 (See)	
Ishikawa (1950)	계획 (Plan)	실행 (Do)	검토 (Check)	재검토 (Action)
Shewhart (1939)	계획 (Plan)	실행 (make/market)	검사 (test)	재설계 (Re-Design)
Kano (1990)	계획 (Plan)	계획 (Plan)	검토 (See)	–
Deming (1992)	계획 (Plan)	계획 (Plan)	학습 (Study)	실시 (Act)
Leopoldi (2004)	전략수립	전략집행	전략적응 및 성과측정	학습 및 환류
Borden (2004)	기획/예산 (Planning & Budgeting)	집행 (Implementation)	평가 (Evaluation)	개선 (Improvement)

출처: 신승호. (2006). 공공부문 BSC 운용이 조직성과에 미치는 영향에 관한 실증연구: PDCA 모형을 중심으로, 단국대학교 대학원 박사학위논문.

(1) Step 1. 계획(plan)

첫 번째 단계로 병원의 문제가 무엇인지를 명확하게 정의하는 것이다. 이 단계에서 유용한 도구로 특성요인도 분석,[2] 5whys가 도움이 될 것이다. 계획 단계에서 개선 방법을 구체적으로 설명하고 평가 기준과 방법을 명기하여야 한다.

(2) Step 2. 실행(do)

가능한 해결방법을 찾아내고, 효과분석(impact analysis)과 같이 이러한 해결방법들을 면밀하게 분석한 후 해결방법 중 최선의 방법을 선택하여 실행한다. 계획서에 명시된 대로

2 특성요인도 분석을 Ishikawa diagrams이라 부르며, 다르게는 fishbone diagrams, herringbone diagrams, cause-and-effect diagrams, Fishikawa로 불린다(wikipedia, 2015.8.3.). 제6장 원인분석 도구에서 자세한 설명함

진행하며 점검기준에 따라 데이터를 취합하고 결과를 평가한다.

실행(Do)단계는 시도(try) 또는 테스트(test)를 의미하는 것이지 완벽한 실행을 의미하는 것이 아니다. 즉, 이 단계는 사전검사(pilot project)를 수행하는 것으로 전체를 대상으로 실시하는 과정이 아님을 고려해야 할 것이다.

(3) Step 3. 검토(check)

이 단계에서는 실행(Do)단계에서 진행했던 사전해법(pilot solutions)의 효율성을 측정하고, 이러한 방법으로 더 좋아진 것이 있는지 자료를 수집한다. 사전해법에서 성공했던 것이 질 향상에 도움이 되었는지를 확인하면서 2단계(step 2)와 3단계(step 3)를 반복하면서 최종적으로 만족한 결과를 얻으면 다음 단계로 넘어가야 한다.

또한, 과정이 안 좋더라도 일시적으로 결과가 좋아질 수 있다. 예컨대 특별한 주의, 교육 활동은 일시적으로 좋아질 수는 있다. 그러나 향후 시간이 지나면 다시 발생된다. 따라서 과정 자체가 개선되었는가에 대한 측정이 필요하다.

(4) Step 4. 실천(action)

이 단계는 앞에서 찾은 해법을 충분히 실천해야만 한다. 실천 단계가 끝나면 끝나는 것이 아니라 [그림 3-1]처럼 지속적인 질 향상을 위해서 각 과정을 반복하면서 더 좋은 대안을 찾아나가야 할 것이다.

일정 기간 조사한 특성 결과치가 목표 설정 대비하여 효과가 있으면 병원 업무 표준으로 등록하고 향후 새로운 업무 규정을 만들 수 있도록 한다.

3) PDCA 사례

(1) 수근관 수술환자의 진료개선 아이디어

① 수근관 수술과정을 국소마취로 시행

② 수근관 수술절차를 가장 저렴한 비용으로 실시

③ 기록의 표준화

④ 결과 평가의 개선

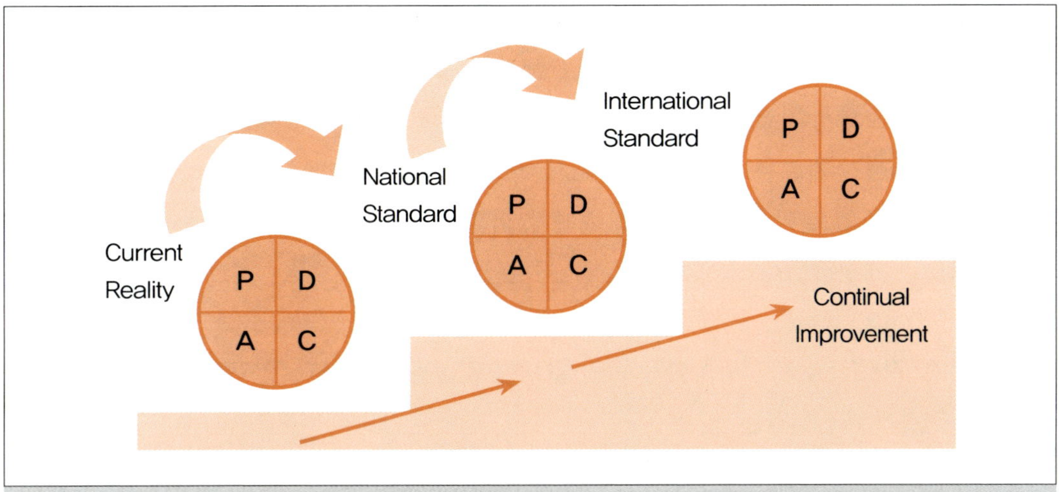

그림 3-1 PDCA Cycle을 이용한 진료과정 개선 사례

(2) 개선 아이디어의 시험 적용

① Step 1. 계획(plan) : 시범적용을 어떻게 계획할 것인가?

프로세스 변화에 대한 시범적용을 위해 개선팀은 브레인스토밍을 통해 시범적용을 위한 계획을 수립한다.

- 측정지표의 정의
- 수술비용의 산정
- 현재 시스템과 새로운 시스템간의 비용 비교
- 상세한 프로토콜과 일정표 작성
- 계획시행과 관련된 추정예산의 결정
- 데이터분석 계획
- 관련문헌 검토
- 자료수집 양식 개발
- 컴퓨터 분석 프로그램 구축
- 필요한 장비의 확인 및 구매
- 수술실 사용계획
- 새로운 수술방법을 보조할 직원의 선발 및 훈련 계획
- 비용분석에 필요한 데이터 수집 계획 등

② Step 2. 실행(do) : 시범적용을 통해 무엇을 배울 것인가?

시범적용은 100명의 수근관 수술 환자들에게 연속적으로 시행되었다. 첫 번째 '시행' 과정에서 얻은 교훈은 자료수집 과정이 수술진행 과정에 방해 없이 자연스럽게 진행되지 않았다는 것과 빠진 자료는 수술 후 확인해서 바로 정보를 완성할 필요가 있다는 것이었다.

이 후 환자들의 결과 검토를 위한 주기적 회의를 통해, 첫 번째 변화주기가 진행되는 동안 새로운 개선작업을 계획하였다.

③ Step 3. 검토(check) : 시범적용 동안 발생한 일들을 점검하고, 연구하여 무엇을 배웠는가? 결과가 개선되었는가?

변화에 대한 첫 번째 시범적용 영향을 결정하기 위해 새로운 방법과 프로세스로 진료를 받은 환자들의 결과를 분석하였다. 수술 전후 비용자료와 환자 자료[진료결과(사망률, 재입원율, 회복률), 기능적 건강상태, 환자 만족도 등], 시범적용을 통해 얻는 교훈을 중심으로 변화 프로세스의 효과를 점검하였다.

④ Step 4. 실천(action) : 시범적용에서 얻은 것들을 유지하거나 시범적용의 노력을 포기하려면, 무엇을 해야 하는가?

소규모의 시범적용 이행은 성공적이어서, 수근관 수술을 낮은 비용으로, 국소마취로, 기록을 표준화하고, 결과 평가를 개선하여 이후 수근관 수술의 진료 프로세스에 적용하기로 하였다.

(3) 위의 사례처럼 PDCA 사이클을 통한 시범적용이 성공적이지 않았다 하더라도 낙담할 필요는 없다. 실패를 통해 원인을 분석하고, 결과에 대한 새로운 인식을 얻을 수 있으며, 실패로부터 많은 것을 배울 수 있기 때문이다. 이와 같이 PDCA 사이클을 이용한 지속적인 진료 개선 활동을 통해 고객이 원하는 수준의 의료의 질을 성취할 수 있을 것이다.

5 6-sigma

1) 6-시그마(σ)의 정의

6시그마는 품질혁신과 고객만족을 달성하기 위해 전사적으로 실행하는 21세기형 경영전략을 말한다. 6시그마가 기업의 경영실무에 정착한 것은 1980년대 중반 모토로라(Motorola)사의 마이클 해리(Mikel J. Harry)가 품질경영과 경영혁신을 위해 이 기법을 사용하면서부터이다. 이후 GE(General Electric), TI(Texas Instruments), 소니(SONY) 등 세계적인 초우량기업들이 이를 채택함으로써 널리 알려지게 되었다. 현재 6시그마의 개념은 전사적 경영 혁신 활동으로 정착되었으며, 단순히 품질관리 부문에만 머무는 것이 아니라 마케팅, 엔지니어링, 서비스 등 경영활동 전반을 대상으로 하고 있다.

Harry의 6시그마 기본정의는 첫째, 6시그마 통계적 측정치(Statistical Measurement)의 관점이다. 6시그마는 객관적인 통계수치로 나타나기 때문에 제품이나 업종, 업무 및 생산 프로세스가 다르더라도 비교할 수 있다는 것이다. 고객만족(CS, Customer Satisfaction)의 경우도 목표달성 정도와 방향 등을 정확히 알 수 있으며, 제품과 서비스, 공정의 적합성을 재는 탁월한 척도라는 것이다. 둘째, 6시그마 기업 전략(Business Strategy)의 관

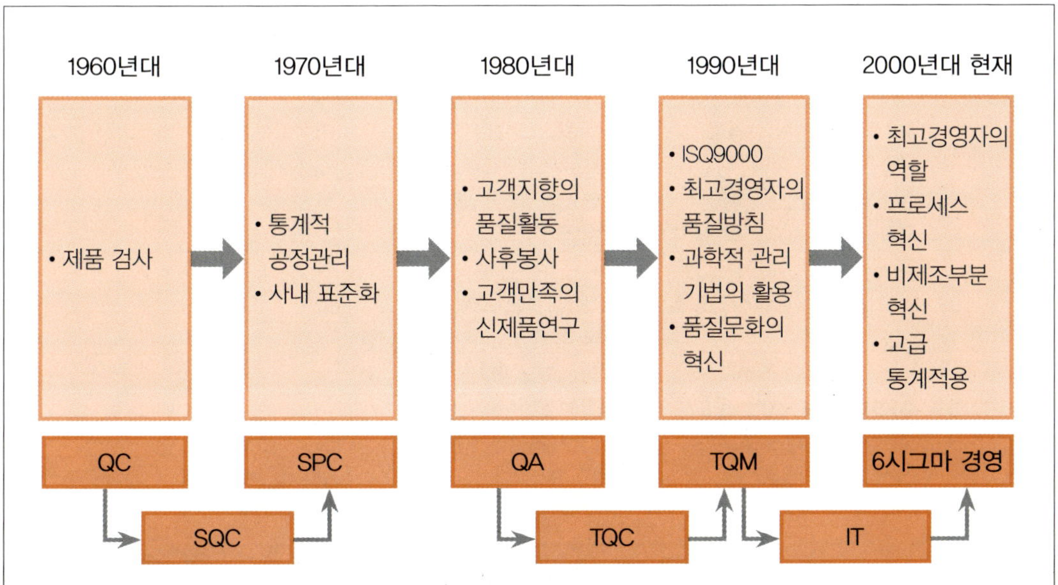

그림 3-2 품질경영의 발전과정

점이다. 6시그마는 경쟁 우위를 갖게 해주기 때문에 시그마 수준을 높이는 만큼 품질이 높아지고 원가는 떨어져 고객만족 경영을 달성할 수 있다는 것이다. 셋째, 6시그마 철학(philosophy)의 관점이다. 6시그마는 병원 내의 업무에 대한 사고방식을 바꾸어 무조건 열심히 일하는 것보다는 스마트하게 일하도록 하는 철학으로서, 6시그마 활동이 제품의 생산방식과 작업과정에서 발생할 수 있는 에러를 줄이는 철학이라는 관점이다.

시그마(σ)란 표준편차라고 불리며 산포 정도를 나타내는 값이다. 품질과 관련해서는 실수나 불량의 발생 확률을 의미한다. 6시그마란 제품이나 서비스의 실수 또는 불량 발생 확률을 1백만 분의 3.4 정도까지 억제하는 것을 말한다. 6시그마는 통계학적 용어나 경영이 도달해야 할 '목표치'만을 의미하지는 않는다. 실수나 불량 발생률을 1백만 분의 3.4 이하로 낮춘다는 높은 수준의 목표를 설정하고 추진하는 전사적인 활동을 일컫는 경영혁신기법이다.

따라서 병원에서 6시그마란 의료서비스의 질을 향상시키기 위한 전병원적인 질 향상 활동을 의미한다. 6시그마를 실행해서 얻을 수 있는 구체적인 편익은 여러 가지가 있다. 이를

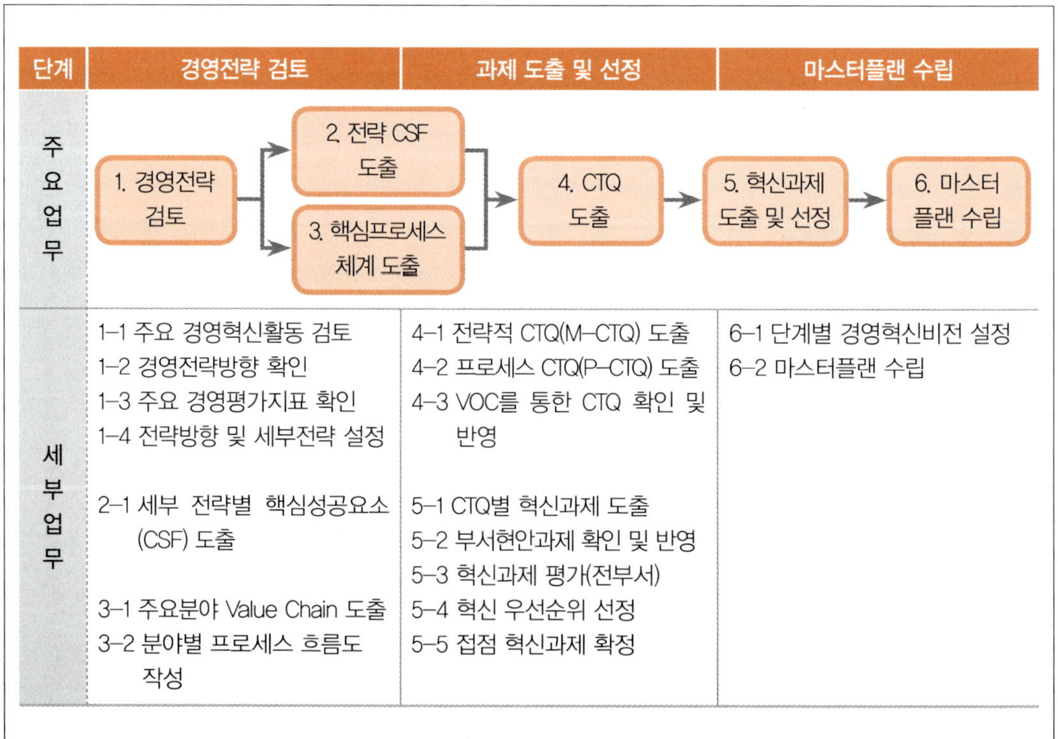

그림 3-3 Six Sigma System

출처 : 정병헌(2005), 병원의 6시그마 도입과 적용방법(제21차병원관리종합학술집), 병원협회

성공시킨 조직들의 사례로부터, 조직의 지속적인 성공을 가져오며, 관련자 모두를 위한 공통의 성과 목표를 세우게 해주며, 고객의 가치를 강화시켜 주며, 개선속도를 가속화시키며, 구성원의 학습과 지식의 수평적 공유를 촉진시키며, 성공을 위해 필요한 커다란 전략적 변화를 수행하게 해준다는 점을 알 수 있다.

병원에서 6시그마는 맞춤화(customizing)가 필요하다. 6시그마는 해당업종의 특성과 경영환경 차이에 따라 추진조직별로 차별화하는 것이 바람직하다. 즉, 6시그마의 적용대상과 활용분야에 적합한 분석도구와 개선방법을 선택하는 것이 필요하다고 하겠다. 먼저 병원의 6시그마 도입을 위한 각 단계별 6시그마 마스터플랜 수립단계를 살펴보면 다음과 같다. 1단계로 병원의 경영전략을 검토하고 핵심성공요인(CSF, Critical Success Factors)에 대해서 추출하는 과정이 선행되어야 한다.

이 단계에서는 주요 경영평가지표를 확인하고, 전략방향과 세부전략을 구축해야 한다. 2단계로서는 핵심적으로 관리하여야 할 전략적 활동이나 서비스(CTQ, Critical to Quality)를 확인하고 혁신과제를 도출하는 단계이다. 이 단계에서는 고객들의 요구사항, 부서현안과제 등을 확인하고 과제의 우선순위를 결정한다. 이러한 제반 활동을 거쳐서 병원의 경우 경영혁신과제를 설정하고 마스터플랜을 수립한다.

2) 6-시그마의 중요 요소

(1) 가장 기본적인 사상은 고객의 기대와 요구에 부응하는 것이다.

고객만족과 가치의 평가가 가장 중요한 6시그마의 대상이 된다. 자료에 의한 경영과 사실 분석에 의한 경영을 지향한다. 즉, 객관적인 근거를 가지고 경영의 의사결정을 수행한다.

(2) 6시그마의 품질 개선은 과정(process)에서 시작한다.

우리는 외부에서 안쪽(outside in)으로 우리의 과정을 조사해야 한다. 고객의 요구(needs)와 과정으로부터 변화하는 삶의 형태를 이해하면, 고객이 찾고 느끼는 것을 발견할 수 있을 것이다.

특히 일시적인 개선이 아닌 점진적이고 지속적인 과정의 개선을 추구한다. 불량품을 사후 검사로 발견하여 제거하는 전통적인 품질관리 기법에서 벗어나 불량 자체의 발생을 방지하는 예방에 힘쓴다.

(3) 6시그마는 조직의 특정 부서에만 국한된 것이 아니라 모든 부서의 구성원 사이의 상호협력과 의사소통을 통해 달성될 수 있다.

6시그마가 비록 완벽을 추구하지만 실패에 대해서도 받아들인다. 실패 그 자체가 부정적인 것이 아니라 위험한 실패가 부정적이다. 실패를 하더라도 조직에 위험을 주지 않는 안전한 실패로 만들어야 한다.

질은 모든 직원의 책임이다. 모든 직원은 질 향상을 성공으로 이끌기 위해, 참여하고, 동기 부여되고, 지식화되어야 한다.

3) 6-시그마의 접근방법

DMAIC와 DMADV의 적용은 제조, 사무간접, 연구개발 분야에 따라 정해지기 보다는 프로젝트의 성격에 따라 정하는 것이 바람직하다. 프로세스 잠재능력의 한계에 도달하게 되면

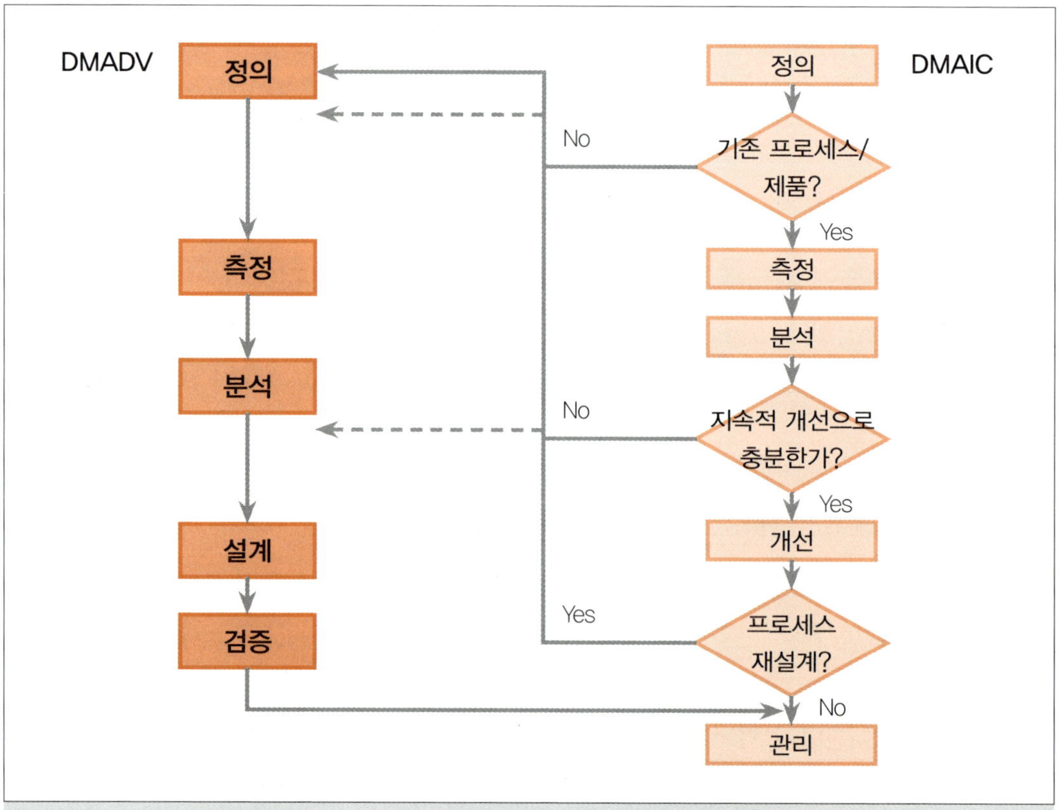

그림 3-4 Six Sigma 접근방법

DMAIC Define－Measure－Analyze－Improve－Control

- 구조화되어 있으며 반복적인 프로세스 개선 방법론
- 결함 감소에 중점을 둠
- 이미 존재하는 제품이나 프로세스의 개선

DMADV Define－Measure－Analyze－Design－Verify

- 고객기대를 능가하는 프로세스를 설계하기 위한 엄격한 접근방법
- 오류와 결함 방지에 중점
- 새로운 제품이나 프로세스의 개발 혹은 기존 제품이나 프로세스의 재설계

그림 3-5 DMAIC와 DMADV의 적용

DMAIC를 통해서는 개선이 이루어질 수 없다. 또한 DMAIC를 이용한 개선이 제한적이어서 달성하고자 하는 목표에 이를 수 없다면 DMAIC단계 대신 DMADV를 사용하는 것이 좋다.

4) 6-시그마의 수행 과정

(1) D(define, 정의) : 문제를 찾아내는 단계이다. 고객이 요구하는 것이 무엇이고, 내부 프로세스[3]는 어떻게 되어 있는가 하는 등의 문제점을 알아내는 출발점이다. 즉, 고객에게 제품이나 서비스를 전달하는 일련의 업무 중 가장 중요한 과정인 핵심과정을 확인하고, 각 핵심과정의 결과물과 주요고객을 정의한다.

3 프로세스(Process, 과정) : 결과를 수반하는 일련의 실행, 변화 또는 작업을 말하며 또는 제품을 생산하는데 시행되는 일련의 작업을 뜻한다.

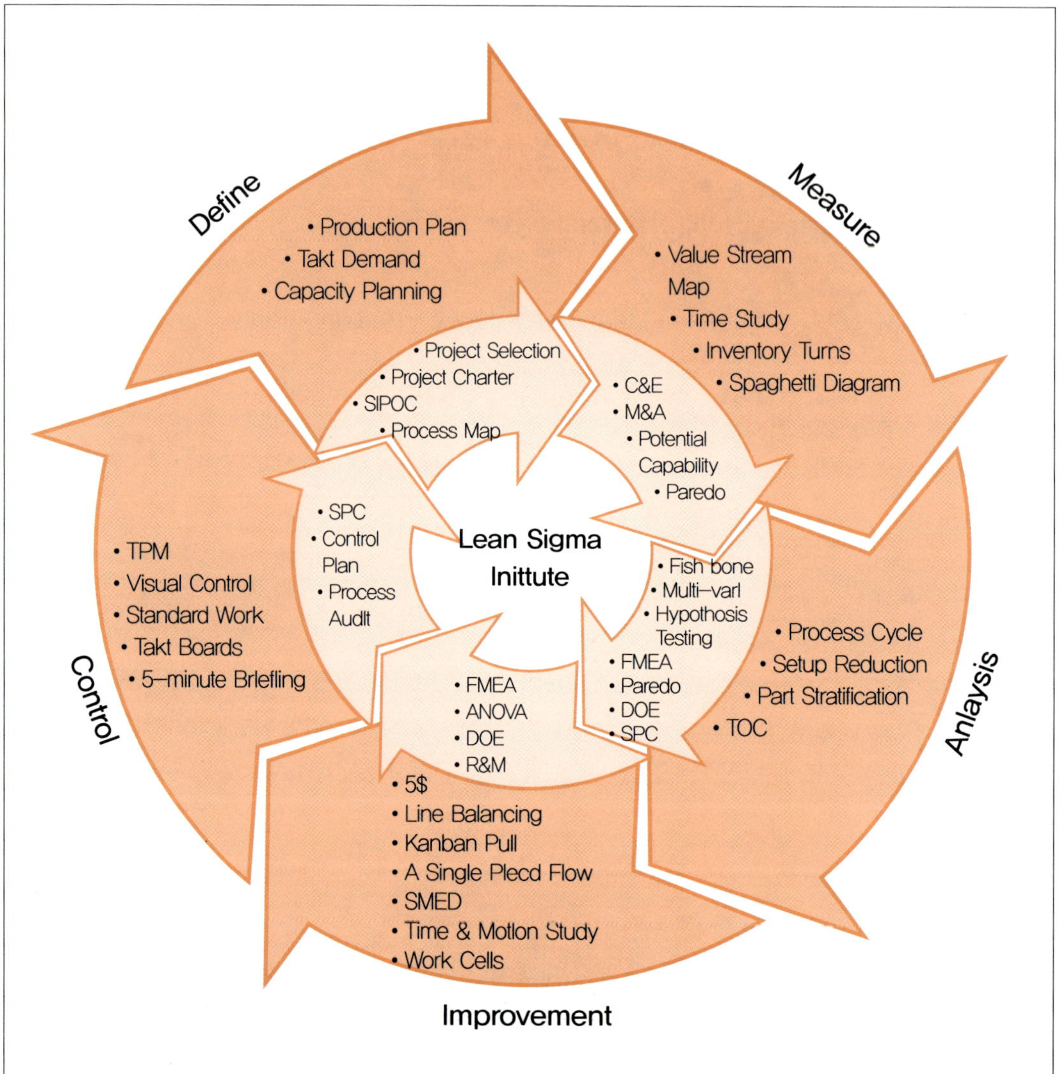

그림 3-6 Six sigma DMAIC 통합 모델

출처 : http://www.sixsigmainstitute.com/leansigma/index_leansigma.shtml, Last accessed 08.06.2015

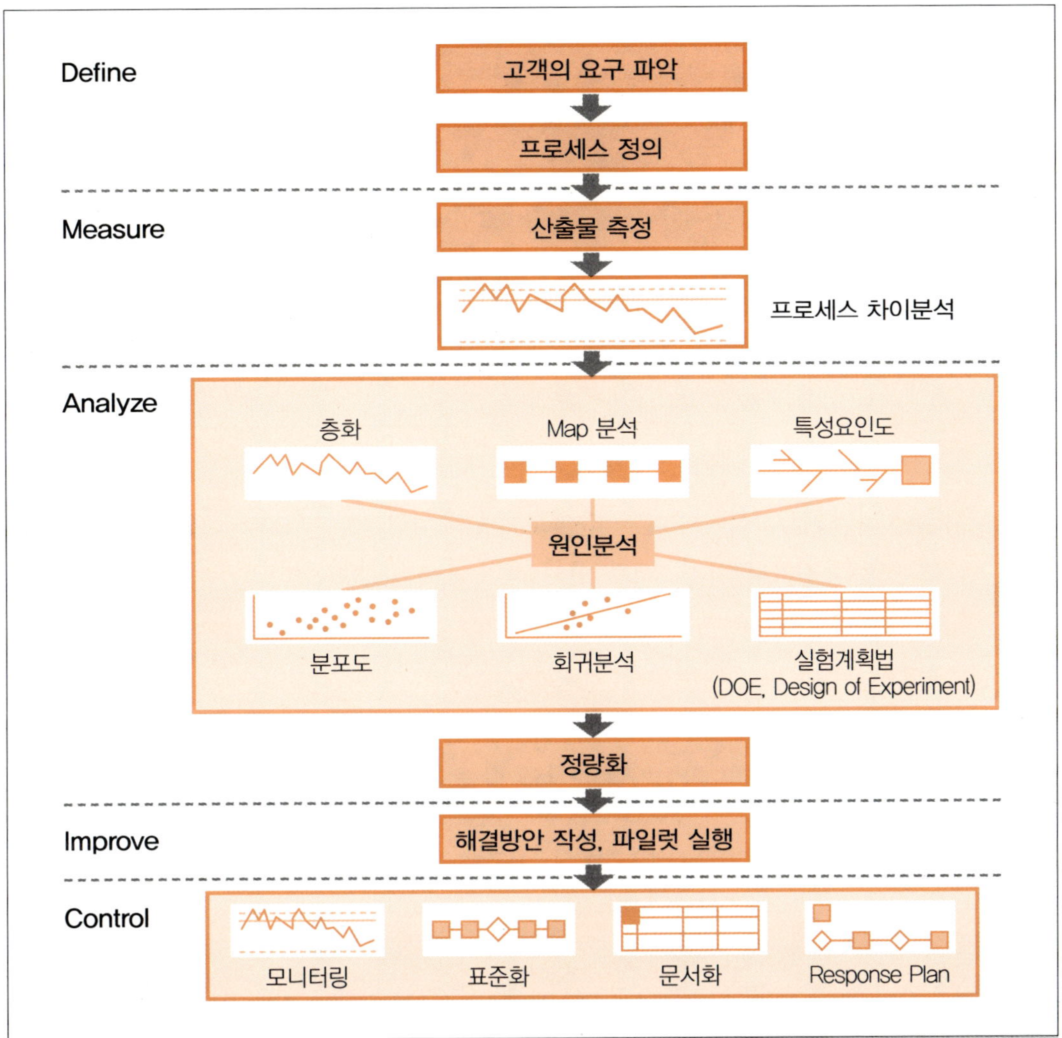

그림 3-7 실험계획법(DOE, Design of Experiment)

『고객정의, 핵심 비즈니스 프로세스에 의한 CTQs의 정의』

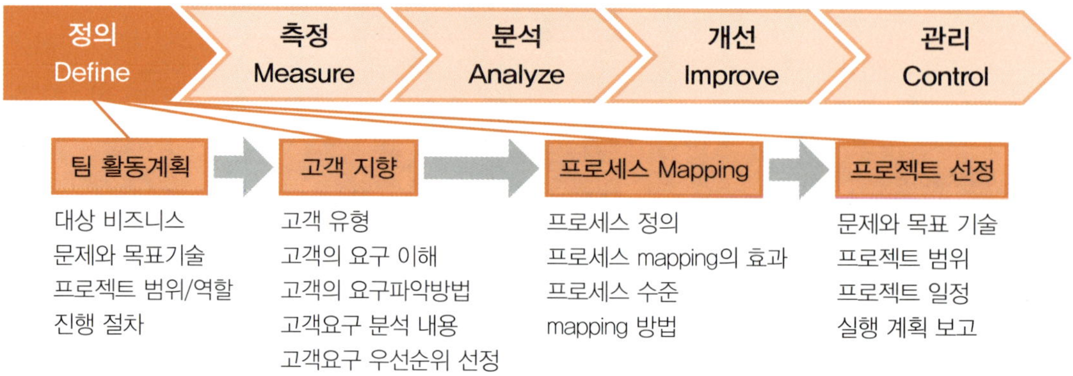

(2) **M(measure, 측정)** : 불량 수준을 알아보는 단계이다. 불량이 어느 정도 되는지, 개선에 드는 돈이 얼마나 될지, 이로 인해 생기는 불편이 어느 정도 인지 하는 것 등에 대한 데이터를 모은다. 이러한 과정에서 프로세스 맵핑(Process Mapping)[4]을 그리고 불량의 측정방법을 확인한다.

고객자료를 수집하고 이를 바탕으로 고객의 선호 및 니즈를 표현하는 조직의 비전이나 목표를 측정하며, 그 비전이나 목표에 따른 구체적인 성과 측정 지표를 만든다.

『핵심 비즈니스 프로세스를 통해 나오는 산출물의 현재 수준을 측정』

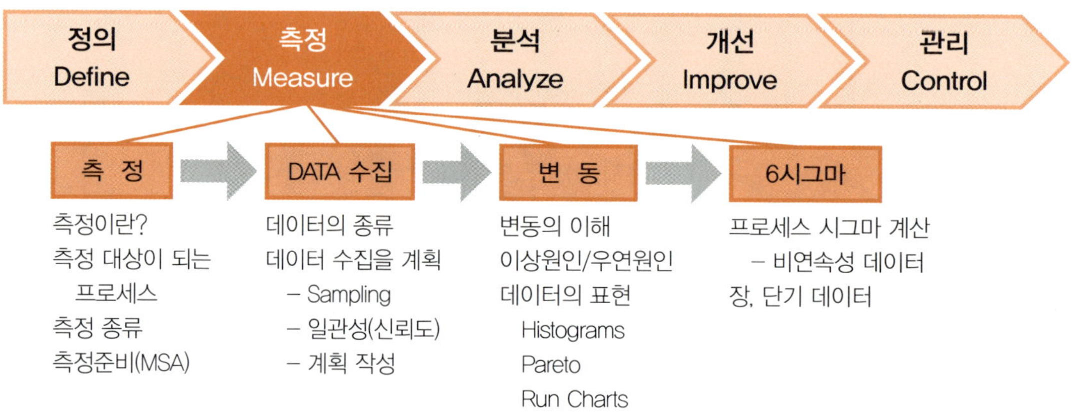

4 프로세스 맵(Process Map) : 프로세스를 그림으로 구체화시킴으로써 프로세스가 수행되는 과정을 시계열별, 기능별 혹은 담당 부서별로 나타내고 각 부분의 연결과정을 도식화한 것이다.

(3) **A(analysis, 분석)** : 언제 어디서 이런 불량이 생겼는지, 불량의 형태는 어떤 것인지, 원인이 무엇인지를 세밀하게 관찰하는 단계이다. 고객의 니즈를 분석하고 우선순위를 정하며, 고객의 니즈와 관련된 구체적인 측정지표를 정한다.

『데이터와 프로세스 Map을 분석하여 문제의 근본 원인을 분석』

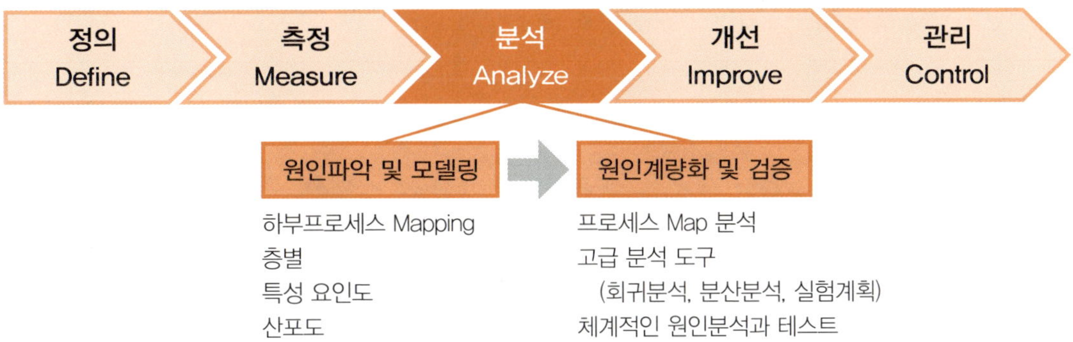

(4) **I(improve, 개선)** : 나타난 문제점들을 해결하는 단계이다. 프로세스를 어떻게 고칠 수 있을까? 여러 사람의 지혜도 모으고, 해결 가능한 방법들을 실험계획법 시뮬레이션 등 다양한 기법을 사용해서 검증을 한다. 실패기준을 정하고 실패한 부분을 확인한다. 실패한 부분이 확인되었으면 실패의 근본 원인을 탐구하며, 근본 원인의 해결을 위해 과정을 재설계한다.

『개선계획을 도출, 선정, 설계하고 개선활동을 실행』

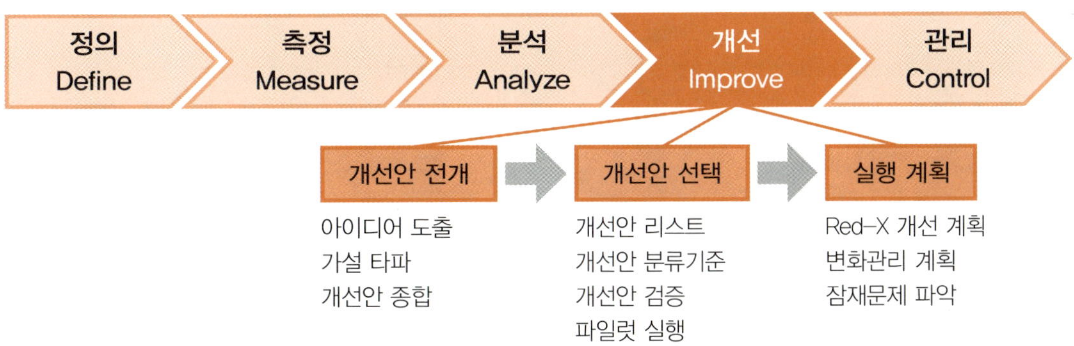

(5) C(control, 통제, 관리) : 개선된 점을 계속 유지하는 단계이다. 개선프로세스 지속방법을 모색하고, 나타난 결과를 차트로 만들어, 과학적 내용으로 기록하여 관리한다. 즉 표준이나 절차로 제도화한다. 6시그마는 통제(C)단계에서 모든 프로세스가 마무리되는 것은 아니고 다른 프로젝트를 찾고 끊임없이 개선한다. 마지막으로 좀 더 혁신적인 품질경영 목표를 설정하여 과정과 결과물을 감시하고, 문제점을 발견하여 처음 단계로 돌아가 6시그마의 과정은 계속 순환된다.

『개선활동을 제도화하고 지속적으로 모니터링』

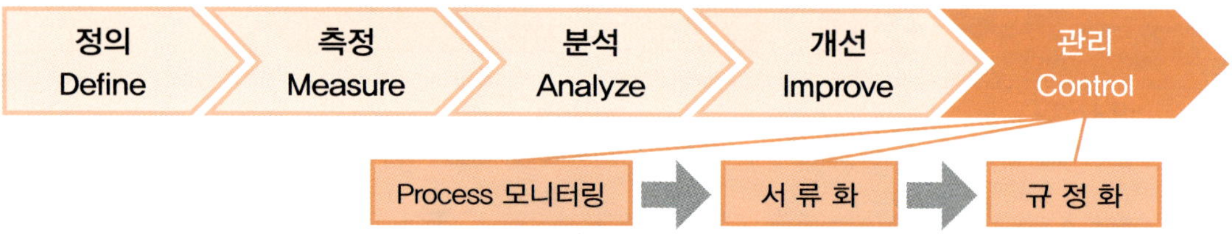

- 지속적 프로세스/모니터링 계획 수립, 문서화, 실행
- 프로세스를 표준화
- 절차를 문서화
- 대응계획 수립 및 제시

표 3-3 6시그마 경영과 과거 품질경영과의 차이 구분

구분	과거의 품질경영	6시그마 경영
측정지표	% (불량률)	시그마 (σ)
목　표	제조공정 만족	고객 만족
목표설정방법	추상적, 정성적	구체적, 정량적
품질수준	현상의 품질	경영의 질
추진방법	Bottom-up	Top-down
문제의식	겉으로 드러난 문제 중시	드러난 문제 및 잠재적 문제까지 포함
성공요인	감각과 경험	감각과 경험, 객관적 데이터 분석 중시
개혁대상	문제점이 발견된 곳	모든 Process
적용범위	부분 최적화(제조공정)	전체 최적화(전사적 업무프로세스)
활동기간	제약이 없음	제약이 있음(일반적으로 6개월 이내)
기본수법	PDCA의 4단계	DMAIC의 5단계

구분	과거의 품질경영	6시그마 경영
적용수법	QC 7가지 도구 및 통계적 기법	광범위한 기법 및 통계적 기법
평가방법	노력을 중요시	가시화된 이익으로 평가
추 진 자	제조현장 담당자 중심	전임 요원 및 의무적 수행
교 육	자발적 참여중시	체계적이고 의무적

5) 병원에서 6시그마의 활용

병원에서 6시그마를 활용하기 위해선 가장 중요한 점이 과정을 객관화하고 측정할 수 있는 지표로 만드는 것인데, 이를 위해선 과정의 조작적 정의를 내리고 단순화하는 일이 중요하다. 의료서비스는 제공 과정이 너무나 복잡하여 단순화하기 어렵고 과정마다 분류하여 조작적 정의를 내리기도 어렵다.

예를 들어, 간단한 약물 처방과 투약 과정에도 여러 단계의 과정들이 존재하며 여러 구성원들이 관여한다. 이 과정에서 측정 가능한 여러 지표 중 우선 '시간'을 생각해보면, 시간변수의 값을 측정해서 시계열적으로 값들을 비교할 수 있다. 통계적 분석을 통해 평균, 표준편차, 범위 등을 구할 수 있으며 6시그마의 허용범위 내에 포함되는지 여부를 파악할 수 있다.

6시그마의 기법은 지속적인 품질경영 기법이므로, 현재는 6시그마가 구현되지 않아도 시간에 따르는 개선이 있으면 성공한 것으로 볼 수 있다. 개선은 점진적으로 상향되므로 이번 달의 5% 개선이 다음 달에 10% 개선으로 이어진다면 6시그마의 목표에 근접할 수 있다.

시간이 의료의 질 관리에 있어서 가장 많이 사용되는 지표이지만, 시간 지표 이외에 진단오류, 투약오류, 감염발생, 수술 후 부작용이나 합병증 발생 등의 지표가 본질적으로는 더 중요하다. 의료는 기본적으로 안전을 추구하는데, 이러한 실수는 환자의 생명이나 건강과 직결되기 때문이다. 그러나 이러한 지표를 단순화하고 측정 가능한 객관적 지표로 만들기 어렵다는 점이 문제다. 지표를 산출하기 위해선 먼저 진단, 투약, 수술 등 진료의 내용과 과정을 표준화해야 한다. 그 외에도 병원에서 6시그마의 활용방안은 다양하다. 그러나 가장 중요한 점은 환자중심, 고객만족의 이념 지향이다. 병원의 6시그마 활용에 있어서 중심이 되는 것은 '환자중심의 진료'라고 말할 수 있다.

6) 린 6시그마

린(Lean)은 '얇은', '여윈' 이란 뜻을 지닌 린(Lean)이란 단어에서 출발한 경영기법을 말한다. 린(Lean)의 모태는 낭비제거 원칙에서 출발한 도요타 자동차 생산시스템(TPS)이 배경이 됐다. 린(Lean)이란 동일한 결과를 생산하면서 노동력, 면적, 투자액, 재고, 소요시간 등이 절반 정도 소요된다는 "작다, 적다"라는 의미로 기존의 대량생산방식에 대한 새로운 생산방식인 린 생산(Lean production)으로 처음 지칭되었다(Womack,et al., 1990). 린은 1996년 이후 미국의 MIT가 중심이 되어 일본의 도요타 생산시스템(TPS)을 미국식 환경에 맞춰 재정립한 기법으로 발전시켰다.

즉, 린은 고객의 시각에서 가치를 정의, 가치흐름을 확인 그리고 낭비를 제거하여 프로세스가 원활히 흐르도록 하는 것으로, 고객이 요구하는 것을 생산하고, 완벽한 품질을 위해 지속적인 프로세스 개선을 수행하는 작업을 말한다(Womack & Jones, 1996).

George 외(2006)에 의하면 시간이 흐름에 따라 병원조직 프로세스 변화로 인한 한계를 극복하기 위하여 산포감소와 품질의 완벽성을 추구하는 6시그마와 낭비제거를 통한 신속성을 추구하는 린의 경영기법을 통합하여 변화하는 프로세스에 대응할 것을 주장하였다. 특히, 린은 프로세스에서 진행되는 각 활동들 간에 발생하는 비(非)부가가치 활동을 제거하여 가치흐름에 방해가 되는 저해요소를 제거하는 것에 초점을 두고 있으므로 6시그마의 바탕에 둔 린의 결합을 통한 프로세스 개선이 이루어져야 한다.

표 3-4 린, 6시그마 그리고 린 6시그마 비교

구분	린	6시그마	린 6시그마
개념	속도와 흐름	문화와 품질	질과 흐름
목표	주문형	도달형과 혁신	주문형과 혁신
초점	고객가치	완벽성	고객가치의 완벽
핵심용어	낭비	프로세스 변화	낭비와 프로세스 흐름
조직	자치	교육	교육된 자치
문제	제거	예방	제거
훈련	자연발생적	필요한 만큼	자연발생적 및 필요시

출처: 한재현 외(2011), 린 6시그마와 시뮬레이션을 활용한 병원 응급실 프로세스 개선, 보건사회연구 재인용

6 균형성과관리(BSC, Balanced Score Card)

1) 균형성과관리(BSC) 도입의 목적

병원이 균형성과관리를 선택한 이유는 균형성과관리의 개념인 4가지 관점을 가시화하는 프로세스에 있다. 여러 가지 비 · 재무적인 목표가 최종적으로는 재무적인 목표가 되는 것과 같은 인과관계를 직원이 스스로 확인할 수 있다고 생각했기 때문이다.

균형성과관리는 조직 구성원에게 병원의 전략을 철저히 주지시킬 뿐만 아니라 병원에서 지금까지 도입해 왔던 여러 가지 방법을 변경하지 않고, 그대로 적용하면서 여러 가지 방법을 통합할 수 있기 때문이다.

2) 균형성과관리 도입의 효과

(1) 병원이 지향하는 운영목적을 전략에 부합하도록 하여 효율적으로 달성할 수 있다.
(2) 병원과 직원이 같은 목적을 위해 하나로 뭉친다.
(3) 커뮤니케이션을 활성화하고 조직을 강화한다.
(4) 병원을 객관적 · 다면적으로 평가한다.
(5) 직원의 근무의욕을 높여 의식개혁을 실시한다.
(6) 비재무적인 지표를 사용함으로 직원들이 납득이 가능한 환자가치를 만들어내는 프로세스를 확인할 수 있다.
(7) 경험이라는 암묵지를 균형성과관리의 커뮤니케이션 효과를 통해 전승할 수 있다.
(8) 균형성과표(BSC)를 작성하는 프로세스에 의해 지금까지 보이지 않던 것을 볼 수 있다는 자각이 생김으로 병원이 활성화된다.

표 3-5 병원 균형성과관리 참조 예

	전략목표	성과지표(KPI)	
재무	의료업 이익향상 코스트감소 소개율 입원기간 단축 부분별 · 질환별 원가도입	병상이용률 평균재원일수 입원 · 외래단가 패스별 약제비율 패스별 검사비율 패스별 처치비율 업무이익률 환자1인당 코스트 신생아집중치료실[5] 수익 총자산 이익률	의료업 이익률 총자산회전율 부채비율 경상이익률 질환별원가율 경비율 재고기간 유동비율 유동자본 설비투자
고객	소개환자증가 구급환자증가 환자만족도 향상 배려한 케어의 제공 우수한 커뮤니케이션 의료안전의 확보와 향상 환자의 권리 · 프라이버시 보호 케어의 질 향상	소개율 구급반송수 환자만족도조사지표 만족한 의사비율 클레임률 대기시간 감염증비율 크레티컬패스 사용률	입원기간 병상이용률 유액원내감염발생률 트리아지 준수율 환자의 불편한 점과 해결책
업무 프로세스	진료순서의 표준화 의료안전의 향상 임상의 질 삶의 질[6] 향상 부분별 원가도입 질환별 원가도입 스피드화 이노베이션 신규의료기구 도입 신 의료기술 도입 생산성 향상	크리티컬패스의 적용률 의료사고건수 원내감염 집중치료실[7] 재입원율 수술사망률 수술장기손상률 긴급재입원율 수술 후 30일이내 사망률 합병증률 수술 후 봉합부전율 중증환자비율	수술식별수술시간 퇴원시 일상생활수행능력[8]측정 대기시간 감염증비율 입원기간 병상이용률 프로세스와 효율성 시설가동률 당일수술의 실시율

5 신생아 집중 치료시설(Neonatal Intensive Care Unit, NICU)

6 삶의 질(Quality of Life, QOL)

7 집중치료실(Intensive Care Unit, ICU, 중환자실)

8 일상생활수행능력(Activities of Daily Living, ADL)

	전략목표	성과지표(KPI)	
학습과 성장	근거중심의학[9] 실시 신규기술도입 교육연수의 향상 전문의 · 지도의 양성 리스크매니저 배치 감염증 전문간호사 배치 암 전문간호사 배치 당뇨병요양지도사 양성 병태영양전문사 양성 태동검사[10] 전문요양사 양성	가이드라인의 도입과 표준율 신규기술의 도입건수 교육연수건수 전문의 · 지도의 요원수 리스크매니저 등 전문간호사의 요원수 100병상당 발표건수 학회발표합계 논문발표합계 수술기준취득률	노동시간준수율 상병에 따른 결근율 전문의의 결원율 간호사의 결원율 각종 의료종사자의 결근율

7 D*A*T

1) D*A*T model의 개념

QI철학에서 핵심 개념과 중요한 관계를 평가하기 위한 기본적인 틀을 제공하는 것이 1992년에 Joseph G. Van Matre가 제시한 DAT 모델이다. DAT는 자료(data), 태도(attitude), 도구(tool)의 3가지 요소가 상호작용을 하여 지속적인 질 향상(CQI)이 이뤄지는 것으로 어느 한 가지 요소라도 누락되면 지속적인 질 향상 운동은 무의미하게 된다.

8 서비스 디자인

1) 서비스 디자인의 정의

서비스를 설계하고 전달하는 과정 전반에 디자인 방법을 적용함으로써 사용자의 생각과 행동을 변화시키고 경험을 향상시키는 분야이며, 사용자 중심의 디자인 리서치가 강화된

9 근거중심의학(Evidence-based Medicine, EBM)

10 태동검사(non stress test, NST, 비수축 검사)

새로운 디자인 방법으로 제조에 서비스를 접목하거나 서비스 모델을 개발함으로써 새로운 부가가치를 창출하는 것을 말한다.

한국디자인진흥원에서는 서비스 디자인은 공급자와 수요자의 잠재된 욕구를 찾고 이를 만족시킬 수 있는 제품과 서비스를 개발하는 방법으로 정의하고 있다.[11]

- 기업이 고객의 요구를 종합적이고 깊이 있게 이해하기 위한 방법
- 여러 분야에서 사용하는 다양한 방법과 도구를 결합한 학제적 접근법
- 사용자에게 총체적 서비스를 제공하기 위한 시스템과 프로세스를 디자인
- 고객 중심의 맥락적인(contextual) 리서치 방법 활용

2) 서비스 디자인의 특징

서비스 디자인은 서비스에 대한 것을 다양한 방법으로 시각화하고 구체화하는 것이다. 시각화는 서비스 디자인의 가장 큰 무기라고 할 수 있으며 디자인을 실체화하였을 때 그 능력이 극적으로 발휘할 수 있는 디자인이 성공한 디자인이라고 말할 수 있다.

표 3-6 서비스 디자인, UX디자인, 경영컨설팅간의 관계

구분	서비스 디자인	경영컨설팅	UX디자인
태도 · 관점	통합적 태도 / 사용자와 사용자가 느끼는 감성, 심리 중심의 관점	과학적, 분석적 태도 / 공급자와 공급자가 보유한 기술 중심의 관점	통합적 태도 / 사용자와 사용자가 느끼는 감성, 심리 중심의 관점
대상	디자인 리서치, 디자인 개발, 비즈니스모델 개발, 제품, 프로세스, 서비스혁신	비즈니스모델 개발, 제품, 프로세스, 서비스혁신	디자인 리서치, 디자인 개발

서비스 디자인은 태도와 방법의 측면에서 경험디자인과 유사하며, 해결하고자 하는 대상에 있어서는 경영컨설팅과 유사하다.

3) 디자인 씽킹

디자인 씽킹(design thinking)은 사용자 중심의 문제해결 방법론으로, 확산(diverge)과

11 한국디자인진흥원 홈페이지(https://www.kidp.or.kr/?menuno=897, 2022.4.22)

수렴(converge)을 반복하며 해결 방안을 찾는 특징을 가진다. 디자인 씽킹 프로세스는 다음의 5가지 단계로 구성된다.

(1) **공감(Empathize)** : 사용자가 느끼는 문제 인식 및 공감 / 설문, 인터뷰, 에스노그래피, 사용자여정맵

(2) **문제 정의(Define)** : 핵심 문제를 한 문장으로 작성

(3) **아이데이션(Ideate)** : 아이디어 발산 / 브레인스토밍, 마인드맵, 스케치

(4) **시제품(Prototype)** : 빠르고 저렴하게 시제품 제작

(5) **시험(Test)** : 프로토타입을 이용한 사용자 테스트 진행 / 사용성 평가

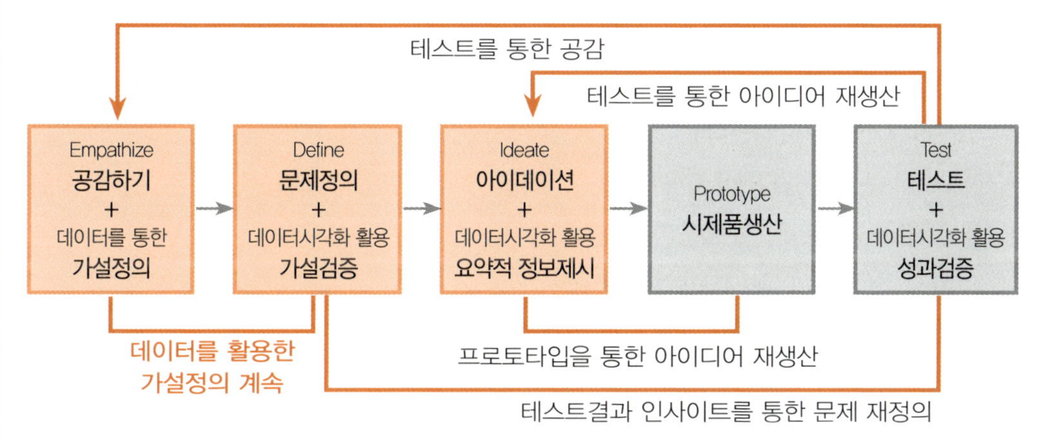

그림 3-9 디자인씽킹 5단계

출처 : 데이터로 보는 디지인씽킹, 무엇이 다를까?

4) 유니버설디자인

유니버설디자인(Universal Design)은 20세기 중엽 처음 등장하였다. 이 개념은 미국 노스캐롤라이나 대학교의 Ronald L. Mace(1985)에 의해 1985년 처음 사용되기 시작하였는데, 그는 "나이, 신체 상황이나 행위능력 수준과는 상관없이 어떠한 제품이나 환경 공간이 최대한 많은 사람에게 편리하게 사용되도록 설계(design)하는 것"으로 정의하였다. 또한, British Standards Institute에서는 2005년 유니버설디자인을 "보다 많은 사람들이 접근 및 사용할 수 있게 대중적 제품과 서비스들에 대해 어떠한 개조나 특수한 설계를 하지 않는 것"으로, UN 장애인권리협약(UN Convention on the Rights of Persons with Disabilities)에서도

2006년 "특별히 어떠한 설계의 변경 없이 가능한 한 모든 사람이 사용할 수 있는 제품, 환경, 프로그램, 서비스의 디자인'으로 정의하였는데, 이는 곧 Design for All Europe이 제시한 것처럼 "인간의 다양성과 사회적 통합, 그리고 평등을 위한 설계'이다(Edward & Jordana, 2012). 즉, 유니버설디자인은 그 대상을 주로 노인, 아동, 임산부, 장애인 등의 약자들이지만, 최근에는 그 대상이 이들뿐만 아니라 일반인 등 모든 계층으로 그 폭이 넓어지고 있기 때문에(유현배, 2020) 모든 사회구성원들이 어떠한 공간이나 제품들로부터 차별이 발생하지 않도록 개선하는 것으로 "사람을 근본으로 삼은" 디자인 목적을 구현함으로 모두가 평등한 사회활동 참여를 실현하고자 하는 개념이며(왕단 등, 2020), 남녀노소 · 장애인 · 비장애인 등 신체적 차이와 관계없이 이용할 수 있는 공간 환경과 제품을 만드는 것으로 '모든 사람 위한 디자인'이라 할 수 있다(박창호 등, 2020).

유니버설디자인의 7가지 원칙

- Equitable Use : 공평한 사용
- Flexibility In Use : 사용상의 융통성
- Simple, Intuitive Use : 손쉬운 이용
- Perceptible Information : 인지하기 쉬운 정보
- Tolerance for Error : 오류의 포용력
- Low Physical Effort : 편리한 조작
- Size and Space for Approach and Use : 적당한 크기와 공간

5) 의료서비스의 특성 및 서비스 디자인[12]

의료서비스는 건강과 생명을 다루는 만큼 모든 사람이 고객이 될 수 있다는 점에서 고객의 층도 크고 다양하다. 때문에 이미 오래 전부터 다양한 관점의 '서비스' 라는 개념을 포함하고 있으며 이에 대한 지속적인 발전을 이루어 왔다.

서비스 디자인이란 고객이 경험하는 모든 것에 대해 고객 중심의 리서치 방법을 활용하여 이해관계자간에 잠재된 요구를 포착하고 이것을 창의적 디자인 방법을 통해 실체화 함으로써 서비스 경험을 향상시키는 방법론 및 분야를 의미한다.

12 명지병원 케어디자인센터 홈페이지(https://caredesign.mjh.or.kr:9015/design/design.html)

최근 의료분야에 있어 서비스 디자인의 적용에 대한 관심이 크게 증가하며, 서비스 디자인의 특성을 의료서비스에 접목하여 성과를 도출해 내고 있다.

단/원/평/가

1. 도나베디안 모형의 설명으로 옳은 것은?

① 구조는 양실의 의료를 제공하기 위한 최후의 조건이다.
② 과정은 의료진과 환자 사이에서 이루어진 모든 활동과 상호작용을 의미한다.
③ 과정 평가가 결과 평가보다 더 먼저 고려해야 한다.
④ 결과는 의료서비스가 환자 개인의 건강에만 미친 최종적인 영향을 의미한다.
⑤ 결과를 평가할 때 환자의 건강상태 변화만 보는 것이 중요하다.

2. 보기에서 설명하고 있는 의료의 질 관리 모델은?

[보기]
가. 1920년대 Shewhart에 의해 유래
나. 품질이 이윤보다 중요하다는 인식
다. 임시적 또는 영구적 개선 활동에 모두 유용

① JCAHO 10단계 모델
② 6-sigma
③ PDCA 모델
④ BSC
⑤ DAT 모델

3. JCAHO 모델의 순서로 옳은 것은?

① 책임부여 – 서비스의 범위 설정 – 자료수집 및 정리 – 서비스 개선활동 수행 – 정보교류
② 서비스의 범위 설정 – 서비스 개선활동 수행 – 정보교류 – 자료수집 및 정리 – 책임부여
③ 서비스 개선활동 수행 – 자료수집 및 정리 – 책임부여 – 정보교류 – 서비스의 범위 설정
④ 자료수집 및 정리 – 서비스 개선활동 수행 – 정보교류 – 책임부여 – 서비스의 범위 설정
⑤ 책임부여 – 서비스 개선활동 수행 – 자료수집 및 정리 – 정보교류 – 서비스의 범위 설정

4. JCAHO 10단계 모델 중 의료기관에서 가장 중요하게 실천해야 하는 것으로 매우 빈번하고, 높은 위험과 문제가 발생하기 쉬운 단계는?

① 책임부여
② 진료/서비스 범위 설정
③ 진료/서비스의 주요 관리대상 결정
④ 평가를 위한 기준점 설정
⑤ 진료/서비스 평가

5. 6-sigma의 설명으로 틀린 것은?

① 품질혁신과 고객만족을 달성하기 위해 전사적으로 실행하는 21세기형 경영전략
② 기본적인 사상은 고객의 기대와 요구에 부응하는 것
③ DMADV는 고객기대를 능가하는 프로세스를 설계하기 위한 엄격한 접근방법
④ DMAIC는 오류와 결함 방지에 중점
⑤ Top-down 방식으로 추진

6. 품질경영과 6-sigma의 차이에 대한 설명으로 틀린 것은?

구분	품질경영	6시그마 경영
① 목표설정방법	추상적, 정성적	구체적, 정량적
② 품질수준	경영의 질	현상의 품질
③ 개혁대상	문제점이 발견된 곳	모든 Process
④ 적용범위	부분 최적화(제조공정)	전체 최적화(전사적 업무프로세스)
⑤ 기본수법	PDCA의 4단계	DMAIC의 5단계

7. 린 6시그마에 대한 설명으로 옳은 것은?

① 목표 – 도달성과 혁신 ② 초점 – 완벽성 ③ 조직 – 교육된 자치
④ 문제 – 예방 ⑤ 훈련 – 필요한 만큼

8. BSC 기본 관점이 아닌 것은?

① 재무의 관점 ② 고객의 관점 ③ 업무프로세스의 관점
④ 학습의 관점 ⑤ 내부고객의 관점

9. 균형성과관리(BSC)의 재무적 성과지표로 적정한 것은?

① 대기시간 ② 총자산회전율 ③ 클레임률
④ 전문의의 결원율 ⑤ 수술사망률

10. 고객이 경험하는 모든 것에 대해 창의적 디자인 방법을 통해 고객의 서비스 경험을 향상시키는 것은?

① 유니버설 디자인 ② 서비스 디자인 ③ 경영컨설팅
④ 균형성과관리 ⑤ 6시그마

정답 1. ② 2. ③ 3. ① 4. ③ 5. ④ 6. ② 7. ③ 8. ⑤ 9. ② 10 ②

제4장 주제 선정 도구와 원인분석 도구

QUALITY ASSURANCE

개 요

앞 장에서 배운 것처럼 JCAHO의 10단계, PDCA, 6-sigma 등 질 향상 활동을 수행하는 방법은 여러 가지가 있다. 모든 질 향상 활동의 시작은 개선이 필요한 문제들을 발견하고 우선순위를 정하여 가장 시급한 문제를 찾아 개선활동 주제를 찾는 것이다.

이 장에서는 질 향상 활동의 주제 선정과 원인분석 단계에서 활용할 수 있는 여러 가지 질 향상 활동 도구에 대해 학습한다. 질 향상 활동 도구는 주제 선정 단계에서 많이 활용되지만 주제 선정뿐 아니라 다양한 질 향상 활동 과정에 활용할 수 있다. 질 향상 활동에서 개선활동의 주제를 선정한 후에는 개선활동의 대상이 된 주제를 자세히 검토하고 문제의 원인을 찾는 활동을 하게 된다.

학습목표

1. 주제선정 도구와 원인분석 도구의 특성을 설명할 수 있다.
2. 질 향상 활동 주제 선정과 원인분석에 질 관리 도구를 활용할 수 있다.

1 주제 선정 도구

1) 브레인스토밍(brainstorming)

(1) 개요

브레인스토밍은 1939년 미국의 광고회사 BBDO의 부사장 오스본(Allex F. Osborn)이 광고 아이디어 창출을 위해 고안한 회의방식으로 제약 없이 자유로운 사고를 통해 창조적인 아이디어를 이끌어 내는 기법이다.

(2) 목적

브레인스토밍은 자유분방한 사고를 통해 문제의 원인, 개선안에 대한 아이디어를 이끌어 내기 위해 사용한다.

(3) 브레인스토밍의 네 가지 규칙

① 아이디어에 대해 비판하지 않는다.
② 자유분방한 분위기를 조성한다.
③ 아이디어는 많으면 많을수록 좋다.
④ 다른 사람의 아이디어를 개선하거나 결합하여 새로운 아이디어를 제안한다.

(4) 진행방법

① 6~10명 정도로 팀을 구성하고 리더와 서기를 결정한다. 리더와 서기는 한 명이 겸할 수 있다.
② 회의 주제를 칠판 등에 제시하여 참여자들이 문제에 대해 숙지할 수 있도록 한다.
③ 브레인스토밍의 네 가지 규칙을 복습한다.
④ 참여자들이 주제에 대해 생각할 수 있는 시간을 제공한다.
⑤ 토의나 비판 없이 다양한 아이디어를 도출한다.
⑥ 참여자들이 자유롭게 떠오르는 데로 또는 순서대로 돌아가며 아이디어를 제시한다.
⑦ 민감한 사안의 경우 아이디어를 종이에 적어서 제안하는 방법을 사용할 수도 있다.
⑧ 한 번에 한 가지 아이디어만 제시하도록 하여 소수가 회의를 독점하지 않도록 주의한다.

⑨ 아이디어를 정리한다.
⑩ 아이디어는 모두가 볼 수 있도록 칠판이나 종이에 쓴다.
⑪ 아이디어를 분명하게 하기 위하여 제안자에게 다시 확인한다.
⑫ 각각의 아이디어를 검토하고 제안자의 동의하에 공통된 아이디어는 통합한다.
⑬ 우선순위에 따라 도출된 아이디어를 채택한다.

2) 명목집단기법(nominal group technique, NGT)

(1) 개요

명목집단기법은 1968년 델벡(A. Delbecq)과 밴드벤(Q. Van de Ven)이 개발한 방법으로 의사결정 시에 집단의 의견과 가치를 보다 체계적으로 이용할 수 있도록 하는 기법이다. 팀이 영향력 있는 소수와 나머지 다수로 구성되어 있을 때 의사결정이 소수에 의해 독점되는 것을 막을 수 있다. 명목집단기법은 우선순위를 결정하는데 사용되는 여러 가지 방법 중에서 수학적인 방법이 아닌 집단토론과 정보교환에 더 중점을 두는 것이 특징이다.

(2) 목적

명목집단기법은 합리적이고 창의적으로 문제에 대한 우선순위를 도출하기 위한 과정이다. 브레인스토밍 후의 아이디어 취합, 의견대립을 피하면서 전 팀원의 동등한 참여를 보장하는데 활용할 수 있다. 다만 민감한 사항을 결정해야 하는 경우에는 중립적인 회의 진행자의 역할이 중요하다.

(3) 진행방법

① 의사결정 팀을 구성하고 아이디어를 기록할 사회자를 정한다.

② 의사결정할 문제의 주요한 차원을 정의한다.

사회자는 운영절차와 다루어야 할 문제를 간략하게 참여자에게 설명한 후 합의를 도출하여야 하는 탐색적 질문을 명시한 '명목집단 임무 기술양식'을 배부한다.

'명목집단 임무 기술양식'은 문제를 나열하기 위한 양식, 문제의 중요성 판단기준 나열을 위한 양식 두 가지가 있다. 참여자들은 각자 토론없이 독립적으로 두 가지 양식을 정해진 시간 내에 작성한다.

정해진 시간이 종료되면 사회자는 참여자들이 작성한 문제와 판단기준 전체 목록을 준비된 차트에 기록한다. 참여자들은 돌아가면서 자신이 작성한 목록의 문제(또는 기준)를 모든 항목이 차트에 기록될 때가지 하나씩 다른 사람이 알아들을 수 있도록 읽는다.

③ 의사결정을 할 문제에 대해 토론한다.

아이디어를 명확하게 하기 위해 제시된 항목에 대하여 반대나 지지 의견을 제시한다.

④ 나열된 기준에 근거하여 문제의 목록을 검토하여 재평가한다.

참여자들은 자신의 판단이나 토론 내용을 참고하여 문제를 평가하는 기준을 다시 선택할 수 있다.

⑤ 문제의 순위를 나열한다.

참여자들은 각자가 가장 중요하다고 생각하는 5개의 문제를 선택하여 등수를 부여한 목록을 작성한다. 5개의 문제 각각에 대하여 별도의 카드에 문제명과 점수를 기록하되, 가장 중요성이 높은 문제 5점에서 가장 중요성이 낮은 문제 1점까지 점수를 부여한다.

사회자는 참여자들의 점수부여 후 각각의 투표결과를 별도의 집계표에 기록한다. 각 문제에 대해 참여자들이 부여한 점수의 합을 구하여 문제의 상대적인 중요성을 파악한다.

⑥ 집계된 순위에 대해 토론한다.

사회자는 투표결과를 기록하고 합계를 낸 후에 결과에 대한 토론을 진행한다. 제시된 문제에 대한 아이디어를 더 명확하게 하기 위해 참여자들은 투표결과에 대하여 반대나 지지 의견을 제시할 수 있다.

⑦ 최종 순위를 결정한다.

예비 투표 결과에 대한 토론이 끝나면, 사회자는 참여자에게 5개의 우선순위항목을 검토하여, 원하는 경우에 우선순위를 변경할 수 있음을 알린다. 참여자들은 가장 우선순위가 높은 항목에 5점을 부여하고, 상대적 중요성에 따라 다른 4개의 항목에는 4에서 1까지의 값을 부여한다. 평가 완료 후 사회자는 별도의 양식을 이용하여 항목의 우선순위에 대한 최종 평가점수를 합산하여 최종 순위를 결정한다. 이 과정을 통해 병원 내 또는 부서 내에서 시급하게 개선해야 할 가장 중요한 문제에 대한 집단의 합의를 도출한다.

표 4-1 명목집단기법의 예

생성된 문제 목록	참가자 1	참가자 2	참가자 3	참가자 4	참가자 5	참가자 6	합계	우선순위
병원 홍보 부족	3						3	
직원 불친절		4	3	5	5	5	22	1
자세한 설명 부족	5	2	4			3	14	3
진료비 비쌈	4	5	5	2	3	1	20	2
대기시간	1	3	2	1			7	5
복잡한 진료절차	2			3			5	
병원 건물 낙후			1		2		3	
원내 편의시설 부족		1		4	4	4	13	4
최신 의료장비 부족					1	2	3	

3) 파레토 도표(pareto diagram)

(1) 개요

이탈리아 경제학자 파레토(Vilfredo Pareto)는 토지소유권 문제를 연구하는 과정에서 이탈리아 토지의 80%를 인구의 20%가 소유한다는 것을 발견하고 이것을 파레토 법칙, 즉 80:20 법칙으로 설명하였다. 쥬란(Joseph M. Juran)은 파레토 법칙을 질 향상 분야에 적용하여 20%의 원인이 80%의 문제를 야기한다고 설명하였다. 파레토 도표(pareto diagram)는 일종의 막대그래프로 빈도, 비용, 시간 등의 측정결과를 차트의 왼쪽부터 큰 순서대로 나열하고 누적백분율을 나타낸 꺾은선그래프를 함께 제시한다. 차트의 가로축은 빈도의 크기에 따른 문제 목록, 왼쪽 세로축은 측정결과의 빈도(소요시간, 비용)를 나타내며 오른쪽 세로축은 빈도에 대한 누적백분율을 나타낸다.

(2) 목적

질 향상 활동 과정에서 우선순위 결정에 유용하다. 다양한 문제나 원인에 대한 상대적인 크기를 제시하여 가장 집중해야 할 문제를 시각적으로 제시해 준다.

표 4-2 투약오류 사례

투약오류 사례	발생건수	누적백분율(%)
다른 투약 횟수	65	32.2
중복 처방	49	56.4
다른 용량	48	80.2
다른 투약일수	14	87.1
약품 누락	12	93.1
다른 약품	4	95.0
다른 경로	2	96.0
병용금기	2	97.0
다른 환자	1	97.5
기타	5	100.0
합계	202	

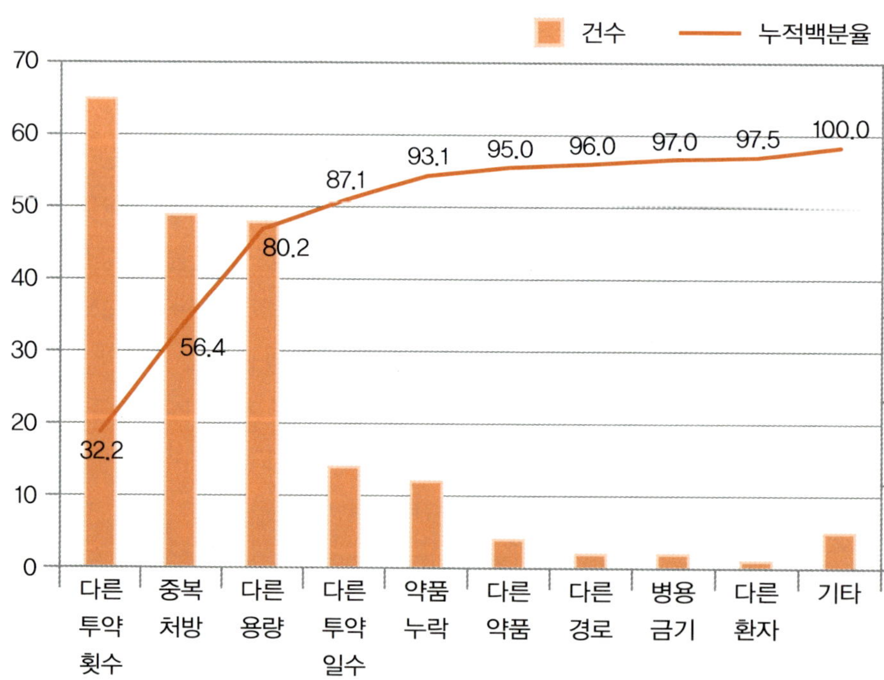

그림 4-1 투약오류 사례에 대한 파레토 도표

(3) 작성방법

① 비교하려는 문제나 원인 목록을 만든다.

② 항목 비교를 위해 오류 건수, 발생빈도, 소요시간, 소요비용 등 측정단위를 정한다.

③ 각 항목별 빈도(시간, 비용)를 측정한다. 빈도를 기준으로 항목을 내림차순으로 정렬한 후 누적백분율을 구하여 표를 작성한다.

④ 작성된 표를 기준으로 막대그래프를 작성한다. 누적백분율은 꺾은선그래프로 차트를 변경하고 오른쪽 세로축에 백분율을 표시한다.

⑤ 누적백분율이 80%가 되는 막대그래프까지를 확인하여 주요 요인, 문제로 선정한다.

4) 고장유형영향분석(failure mode effect analysis, FMEA)

(1) 개요

고장유형영향분석(failure mode effect analysis)은 1949년 미국 국방부에서 고안한 군사업무 추진방법에서 유래하였다. 1960년 미국의 아폴로(Apollo) 계획 추진 과정에서 항공우주산업에 처음으로 활용되었다.

고장유형영향분석에서 고장(failure)이란 시스템이나 시스템의 일부가 의도나 바람대로 수행되지 않는 것이며, 유형(mode)은 고장이 일어날 수 있는 수단과 방법을 의미한다. 영향(effect)은 고장유형(failure mode)의 결과, 분석(analysis)은 프로세스의 요소나 구조의 세부적인 조사를 의미한다.

(2) 목적

프로세스 내에서 발생 가능한 모든 문제(고장유형)를 찾아 그 원인과 영향을 분석하여 우선순위화하고 개선활동을 통해 그 문제에 의한 영향을 제거하거나 최소화하기 위해 사용한다.

(3) 작성방법

① 고위험 프로세스를 선정한다.

위험은 복잡하고 가변적이며 표준화되지 않은 프로세스, 인적 요소에 많이 의존하는 경우, 수직적 조직문화, 새로운 장비나 서비스, 시설 도입 시에 많이 발생한다.

병원 내 안전관리 보고시스템, 질 향상 활동 자료, 환자와 보호자의 불편사항 접수 내역, 의료소송 관련 자료 등을 참고하여 고위험 프로세스를 선정할 수 있다.

② FMEA팀을 구성한다.

주제에 대해 잘 아는 4~8명으로 팀을 구성한다. 구체적인 팀 구성원은 팀내 여론형성과 개방적인 의사소통을 유도하는 역할을 수행할 팀장, 팀원들이 단계별로 목표를 완성하고 FMEA 결과를 기술하도록 조력자 역할을 할 촉진자, 프로세스에 대해 잘 알고 익숙한 프로세스 전문가, 프로세스 변화에 영향을 받는 영역의 대표자인 특정부서 대표와 서기 등이다.

③ 프로세스를 검토하고 프로세스 흐름도를 작성한다.

프로세스의 각 단계와 그와 관련된 모든 단계 및 프로세스의 세부 구성요소를 이해하기 위해 프로세스 흐름도를 작성한다.

④ 잠재적 고장유형에 대해 브레인스토밍하고 고장유형의 영향을 확인한다.

프로세스의 모든 단계에서 발생 가능한 고장유형이 어떤 문제를 유발할 수 있는지 잠재적인 영향을 파악한다.

⑤ 고장유형의 우선순위를 정한다.

사건의 발생가능성(probability of occurrence), 심각성(severity), 발견가능성(detectability)에 대한 점수 각각을 곱해 위험도 우선순위 점수(risk priority number, RPN)를 산출한다. 한 단계의 프로세스에 대해 오류 유형이 여러 개일 때는 각각의 위험 우선순위 점수를 합한 치명도(criticality index, CI)로 우선순위를 정한다. 발생가능성, 심각성은 자주 발생하고 심각할수록 높은 점수를 부여하고, 발견가능성은 발견이 어려울수록 높은 점수를 부여한다. 각각을 평가할 때 척도의 의미에 대해 팀원의 합의와 각 점수에 대한 정의가 필요하다.

※ 위험도 우선순위 점수(RPN) = 발생가능성 × 심각성 × 발견가능성

표 4-3 발생가능성 점수 척도 예

점수	설명	가능성	정의
1	발생가능성 희박	1/10,000	발생이 거의 없음
3	낮은 가능성	1/5,000	가능하지만 밝혀진 자료가 없음
5	중간 가능성	1/200	보고된 자료가 있지만 빈번하지 않음
7	높은 가능성	1/100	보고된 자료가 있고 빈번함
9	일상적으로 발생	1/20	보고된 자료가 있고 거의 확실히 발생함

표 4-4 심각도 점수 척도 예

점수	설명	정의
1	미미한 영향, 영향 없음	개인적으로 받는 손상이 미미하고 과정에 영향을 미치지 않음
3	약간 영향	개인적으로 받는 영향이 있고 과정상 약간의 영향을 미침
5	중간 영향	개인적으로 받는 영향이 있고 과정상 주요 영향을 미칠 수 있음
6	작은 손상	개인적으로 받는 영향이 있고 과정상 주요 영향을 초래
8	주요 손상	개인에게 큰 손상을 초래하고 과정상 큰 영향을 미침
10	치명적 손상, 죽음	극단적 위험, 개인의 죽음을 초래하거나 과정에 큰 영향을 초래

표 4-5 발견가능성 점수 척도 예

점수	설명	가능성	정의
1	확실히 발견	10/10	대부분 항상 즉각 발견
3	높은 가능성	7/10	발견가능성 높음
5	중간 가능성	5/10	중간 정도의 발견가능성
7	낮은 가능성	2/10	거의 발견되지 않음
9	대부분 발견 못함	0/10	어떤 지점에서도 발견가능성이 없음

⑥ 근본원인을 확인한다.

개별적인 행위가 아니라 시스템과 프로세스에 초점을 맞춰 고장유형에 대한 근본원인 분석을 실시한다.

근본원인 확인을 위해 다음의 세 가지 질문을 이용한다. 세 가지 질문에 대한 답이 모두 '아니오'라면 근본원인이며 하나라도 '예'가 있다면 근접원인으로 판단한다.

㉠ 만일 원인 A가 존재하지 않았더라도 그 문제가 일어났을 것인가?

㉡ 만일 원인 A를 교정하거나 제거하더라도 동일한 원인에 의해 그 문제가 재발할 것인가?

㉢ 원인 A를 교정하거나 제거하더라도 비슷한 사건이 발생할 것인가?

⑦ 프로세스를 재설계한다.

위험 우선순위 점수(RPN)나 치명도(CI)가 가장 높은 고장유형을 선정하여 발생가능성을 줄이거나 발견가능성을 높이거나 심각성을 감소시킬 수 있도록 프로그램을 재설계한다. 프로세스 가변적 투입요소는 안정화하고 복잡한 프로세스를 단순화하며 비표준화된 프로세스를 표준화한다. 인적자원에 대한 의존도가 높은 프로세스는 자동화, 전산화하고 시간적 제한이 있는 경우 적절한 시간을 배분하고 수직적 조직문화를 개선하여 수평적 조직문화로 변경하는 노력을 통해 고위험 프로세스를 저위험 프로세스로 변경할 수 있다.

⑧ 새로운 프로세스를 분석하고 검토한다.

새로운 프로세스가 새로운 고장유형을 발생시켜 더 심각한 문제를 야기할 수 있다는 점을 고려하여 프로세스를 검토한다. 적용할 프로세스의 시범적용을 통해 발생할 수 있는 위험을 최소화하고 변경된 프로세스의 성공을 보장하는 노력이 필요하다.

⑨ 재설계한 프로세스를 실행하고 모니터링한다.

프로세스의 성공적인 실행을 위해 무엇을, 언제, 어떻게, 누가, 어디서 시행할 것인지 구체적으로 계획하고 그 효과를 평가할 측정지표를 개발한다.

새로운 프로세스가 성공적이라고 평가되었다면 프로세스 변화를 확대 적용하고 성과가 유지될 수 있도록 모니터링한다.

표 4-6 투약오류 고장유형분석 사례

고장단계	고장유형	O	S	D	RPN	CI	순위	잠재적 영향	근본원인분석	프로그램 재설계
투약	다른 환자에게 투여	7	7	3	147	639	1	병원의 경제적 손실 약물 부작용 발생 환자 치료 지연 환자의 불신 증가	1. 인적요인 환자 확인 및 약물 확인 중요성 인식부족 환자 투약 설명 부족 약물관련 전문지식 부족 2. 정보관리문제 고주의 약물 표시 부재 수액 line별 약물 확인 어려움	투약 후 순회 강화 고주의 의약품 보관함에 라벨 부착 정확한 경로 확인을 위해 수액 및 기타 line의 인식라벨 적용 정확한 시간 약물 투여를 위해 환자 부재시 약 시간 알림판 활용 고주의 약물 표시 부재 수액 line별 약물 확인 어려움
	다른 약물 투여	7	7	3	147					
	투여 속도 오류	8	5	3	120					
	다른 경로 투여	5	8	3	120					
	다른 시간 투여	7	5	3	105					
투약 준비	잘못된 희석액 준비	5	5	5	125	566	2	약물 효과 감소 약물 부작용 발생 치료 효과 지연	1. 인적요인 약물 확인 과정 미준수 약물관련 전문지식 부족	약물 확인 과정 중요성 교육 및 투약 5right 캠페인 실시 약물 확인 과정 미준수 약물관련 전문지식 부족
	잘못된 라벨 부착	3	8	5	120					
	라벨 출력 누락	5	3	3	45					
	확인 과정 없이 투약준비	5	6	5	150					
	다른 용량 투약준비	7	6	3	126					
처방 입력	처방 확인 없이 반복 처방	7	6	3	126	294	3	간호사, 약사의 투약 확인 관련 업무량 증가	1. 인적요인 약물 용량, 횟수에 대한 인식부족 약물지식 부족 환자상태 파악부족 2. 정보관리문제 중복 처방 알림 프로그램 없음	1. 전산개발요청 경구약 중복처방 알림창 횟수와 용량 고정된 약물의 경우 세팅화 하여 마스터 관리 2. 처방교육(처방오류 사례) 중복 처방 알림 프로그램 없음
	약물 용량, 횟수 지식 부족	7	8	3	168					
조제 준비	자동조제기 약물 충전 오류	5	6	3	90	258	4	약사의 약품 식별 업무량 증가 간호사의 투약 확인 업무량 증가 약물 부작용 발생	1. 인적요인 약물 확인 과정 누락 2. 환경적 관리문제 분할된 반납약 재사용 프로세스	자동조제기 약물 충전 시 이중확인 분할된 반납약 재사용 프로세스
	분할된 반납약 식별오류	7	8	3	168					
조제	다른 약 조제	5	6	3	90	165	5	약사, 간호사의 업무량 증가 약물 부작용 발생	1. 인적요인 약물 확인 과정 누락	이중확인
	PTP약물 낱개 포장으로 누락, 중복 발생	5	5	3	75					

5) 체크시트(check sheet)

(1) 개요

사건의 발생빈도를 간단히 체크해서 결과를 쉽게 알 수 있도록 만든 도표이다.

(2) 목적

문제점을 파악하기 위해 자료를 수집하거나, 이를 목적에 맞게 정리하여 업무가 표준대로 진행되고 있는지 확인하여 현재 수준을 파악하는데 활용할 수 있다.

표 4-7 부서별 민원접수 건수

부서일자	병동	외래	원무팀	채혈실	영상의학과
0월 0일	///	/// //	///	///	///
0월 0일	/// //	/////	///	/	///
0월 0일	////	/// ////	////	//	//
0월 0일	///	///// _//	///	.	/
0월 0일	///	/////	////	///	.
⋮	⋮	⋮	⋮	⋮	⋮

6) 히스토그램(histogram)

(1) 개요

일정기간 동안 데이터가 어떤 분포를 가지는지 빈도나 수를 막대그래프로 나타낸 것이다. 데이터가 정규분포형을 보인다면 프로세스가 안정된 것으로 판단할 수 있고, 쌍봉우리형, 치우친형, 절벽형, 낙도형 등 특이한 분포를 보인다면 데이터 수집 과정의 문제나 프로세스에 변동 요인이 있는지 밝혀 조치해야 한다.

(2) 목적

데이터의 분포를 살펴 패턴과 이상치를 확인함으로써 공정(업무, 서비스)이 안정 상태에 있는지 조치가 필요한 변화요인이나 문제가 있는지 파악할 수 있다.

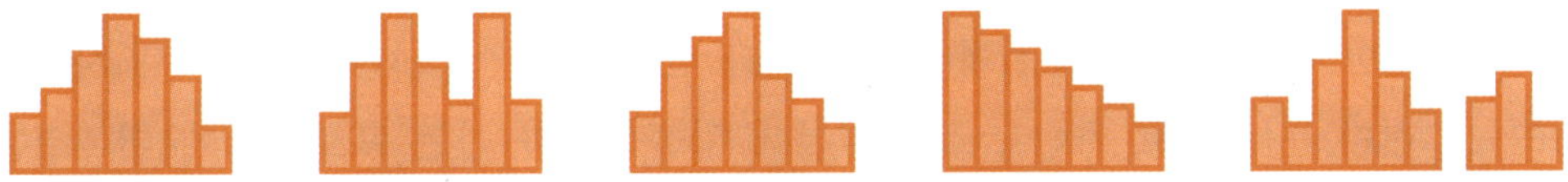

그림 4-2 히스토그램

2 원인분석 도구

1) 흐름도(flow chart)

(1) 개요

프로세스상의 문제점을 알아보고자 프로세스를 단계별 순서대로 기호를 이용하여 이해하기 쉽게 도식화한 것이다. 개선이 필요한 프로세스의 현황을 파악하거나 개선된 프로세스를 보여주기 위해 사용할 수 있다.

(2) 목적

도식화된 흐름도를 통해 프로세스 단계와 일의 진행 순서를 파악하여 중복되거나 불필요한 프로세스를 확인할 수 있다. 사람과 조직, 부서 간의 관계를 명확하게 파악할 수 있어 개선이 필요한 단계를 쉽고 구체적으로 확인할 수 있다.

(3) 작성방법

① 팀 전체가 흐름도를 작성하는 목적을 합의하고 공유한다.

② 프로세스의 시작과 끝을 정한다.

투입요소, 산출요소, 시작과 종결을 나타내는 신호나 이벤트를 확인한다.

③ 흐름도의 구성요소를 확인하고 흐름도를 작성한다.

프로세스의 단계별 관련 인력, 의사결정 사항, 결과물 등을 확인하고 기호를 이용해 흐름도를 작성한다. 일차적으로 간략한 흐름도를 먼저 작성하고 목적에 따라 더 자세한 흐름도를 그린다. 단계별로 흐름도를 그리는데 집중하고자 하는 프로세스에 대해서는 보다 자세하게 흐름도를 작성한다. 프로세스상의 문제나 취약점을 발견하기 위한 목적으로 흐름도를 작성하는 경우에는 각 단계와 의사결정 과정은 현행 그대로 작성한다.

④ 작성한 흐름도 초안이 논리적인지 확인한다.

⑤ 1~2일 후 모든 팀원이 모여 흐름도를 다시 검토하여 논리적인 오류나 누락된 부분이 발견되면 추가, 보완한다.

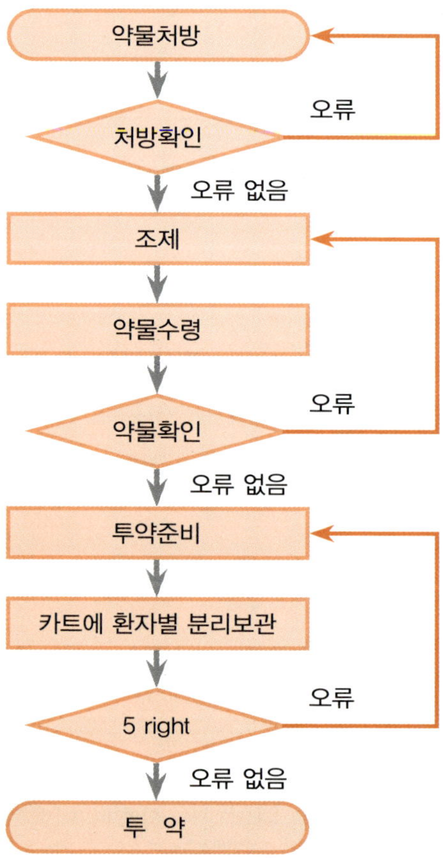

그림 4-3 투약 프로세스 흐름도

표 4-8 흐름도 기호

기호	의미	예시	기호	의미	예시
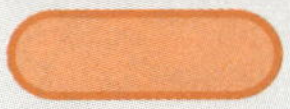	시작, 종료	병원 도착	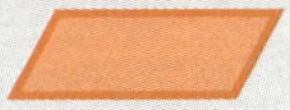	입력, 출력	인쇄
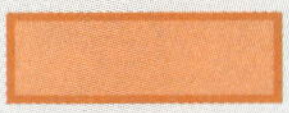	처리(과정)	진료	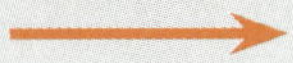	진행 방향	
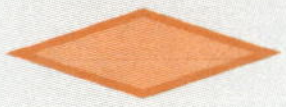	판단	입원여부			

2) 특성요인도(cause and effect diagram, C&E diagram)

(1) 개요

1943년 일본의 품질관리 전문가 카오루 이시카와(Kaoru Ishikawa)가 개발한 것으로 어떤 일의 결과와 그것에 영향을 미치는 원인 관계를 쉽게 알 수 있도록 계통적으로 정리한 그림이다. 원인과 결과를 나타내므로 인과관계도, 모양이 생선뼈와 비슷하여 어골도(fishbone diagram)라고 하며, 개발자의 이름을 따서 이시가와 다이어그램(Ishikawa diagram)이라고도 한다. 특성요인도에서 특성(머리)은 일의 결과로 나타나는 것으로 품질, 원가, 생산량, 불량률, 안전상황 등의 문제점을 의미하며 요인(갈비뼈)은 특성에 영향을 미치는 여러 가지 원인을 의미한다. 요인에는 주로 사람(people), 장비(equipment), 재료(method), 자금(money), 환경(environment), 기술(technology), 구조(structure), 절차(process), 정책/방침(policy) 등이 해당되며 이는 분석 대상의 특성에 따라 달라질 수 있다.

(2) 목적

문제의 잠재원인을 잘 모르는 경우 팀원들 간에 공통된 이해를 바탕으로 초점이 된 문제의 원인을 찾고 논리적으로 정리하는데 도움을 준다. 원인을 찾는 과정에서 진행되는 브레인스토밍과 토론은 팀원들 간의 상호이해와 업무 과정에 대한 이해를 증진시킨다.

(3) 작성방법

① 해결하려는 문제를 결정하고 특성(머리)란에 적는다.

② 주요한 원인을 5~8개 정도의 범주로 나누어 요인에 기재한다.

요인의 범주는 브레인스토밍과 친화도를 통해 사전에 결정할 수도 있다. 요인의 범주는 문제(특성)의 성격에 따라 달라질 수 있지만 일반적으로 사람(people), 장비(equipment), 재료(method), 자금(money), 환경(environment), 기술(technology), 구조(structure), 절차(process), 정책/방침(policy) 등으로 구분된다.

③ 잠재원인에 대한 브레인스토밍을 실시한다.

문제를 토대로 가능한 원인을 브레인스토밍한다. 가능한 원인이 제시되면 특성요인도의 범주 중 어디에 기록해야 할지를 토의를 통해 결정한다. 동일한 원인을 두 개 이상의 범주에 포함시킬 수 있다. 이 단계에서는 특성요인도에 되도록 많은 양의 원인들을 찾아 기입하도록 한다.

④ 범주의 세부사항을 검토한다.

특성요인도에 나타나 있는 범주별 세부사항을 살펴보고, 하나 이상의 범주에 중복되어 나타나는 원인들을 체크한다. 이들은 '가장 가능성이 높은 원인'일 가능성이 많다. 체크된 원인들을 검토한 후 해당 원인이 왜 발생하는가를 자문해본다. 이런 과정을 통해 문제의 근본원인을 파악할 수 있다.

⑤ 근본원인을 확인한다.

가장 가능성이 높은 원인들의 범위를 좁힌 후에 토의를 통해 근본원인을 결정한다. 근본원인의 내용을 파악하고 그것을 입증할 자료수집에 대한 업무분담 후 특성요인도 작성활동을 종료한다.

(4) 작성 시 주의사항

① 프로젝트의 성격에 맞는 범주를 설정한다.
② 범주에 편중되어 근본원인을 놓치지 말라.
③ 개선안을 미리 생각하여 거꾸로 원인을 찾지 말라.
④ 다수의 지혜를 모으고 팀원 모두의 이해와 합의를 얻기 위해 절대 1인이 단독으로 작성하지 않는다. 팀원 모두가 참여하여 특성요인도를 작성하는 것이 중요하다.

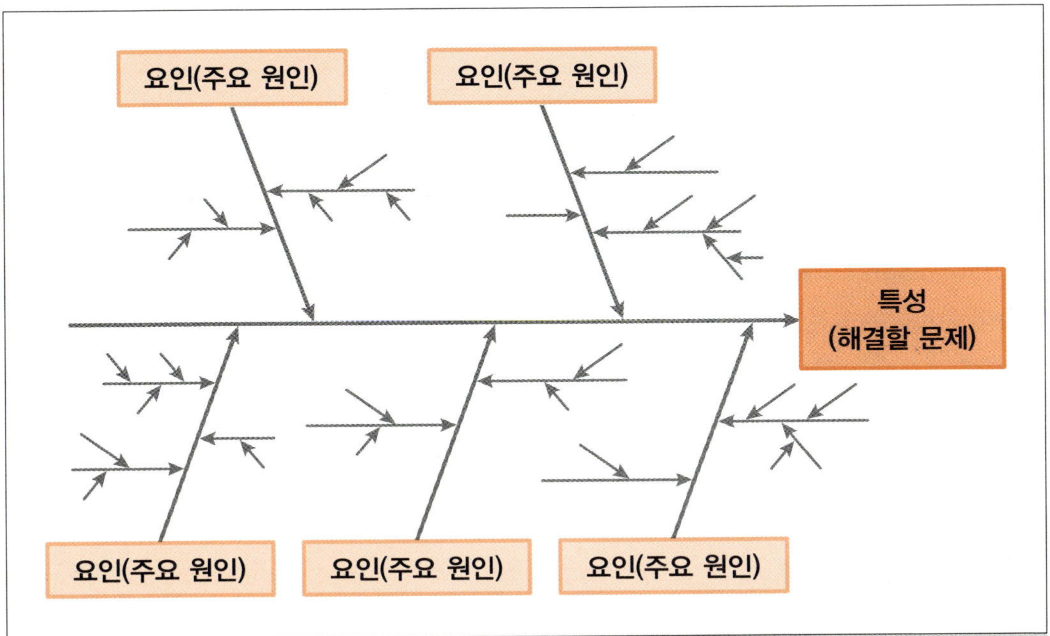

그림 4-4 특성요인도 기본골격

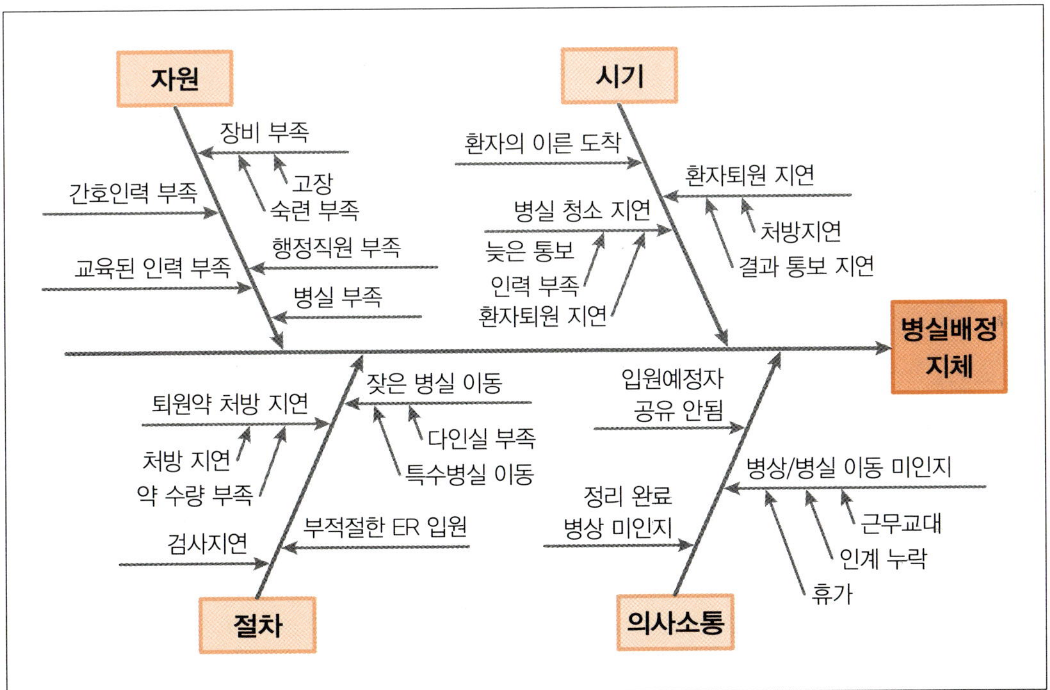

그림 4-5 특성요인도 작성 사례

3) 유사성 다이어그램, 친화도법(affinity diagram, KJ method)

(1) 개요

일본 동경공업대학의 카와지타 지로(Kawagita Jirou) 교수가 고안한 기법으로 다량의 아이디어를 유사성이나 연관성에 따라 묶는 방법이다. 유사성 다이어그램, 친화도법(affinity diagram) 또는 고안자의 이름을 따서 KJ법이라고도 한다.

아이디어를 논리적으로 그룹화하는 집중적 사고의 한 형태로 다양한 아이디어와 정보를 몇 개의 그룹으로 분류하기 위해 사용한다. 여러 가지 아이디어나 생각들이 정리되지 않은 상태여서 전체적인 파악이 어려울 때 이것을 이해하기 쉽게 정리하는데 도움을 준다.

(2) 목적

개선이 필요한 영역을 발견, 문제의 원인을 파악, 대안 탐색을 위한 브레인스토밍 후 정보를 정리하고 우선순위를 정하기 위해 아이디어를 몇 개의 큰 범주로 분류하는데 유용하다. 많은 양의 복잡한 아이디어와 정보를 유사한 특성을 가진 몇 개의 범주로 분류하거나 축소하기 위해 사용한다.

(3) 작성방법

① 토론주제를 구체적으로 선정하고 브레인스토밍을 통해 아이디어를 도출한다.
② 도출된 아이디어를 종이나 포스트잇에 기록한다.
③ 기록한 포스트잇을 모두가 볼 수 있도록 나열한다.
④ 팀원들은 간단한 토의를 통해서 기준에 따라 유사한 아이디어끼리 분류한다. 하나의 그룹은 5매의 카드로 한정한다.
⑤ 특정 아이디어가 특정 범주로 분류할 수 없는 경우는 억지로 분류하지 않으며, 한 개의 아이디어를 여러 범주로 분류할 수도 있다.
⑥ 범주별로 모아진 아이디어들의 의미를 파악하여 각 범주의 이름을 정한다.
⑦ 대, 중, 소그룹으로 나누어 유사한 그룹은 통합한다. 더 이상 통합이 불가능할 때까지 과정을 반복한다. 이 과정에서 ⑤에 해당하는 특정 그룹으로 분류되지 못한 카드 중에서 그룹에 포함할 수 있는 카드가 있다면 그룹으로 분류한다.
⑧ 정리된 아이디어를 별도의 종이에 옮기고 선, 상자 등을 이용하여 그룹을 구분한다.

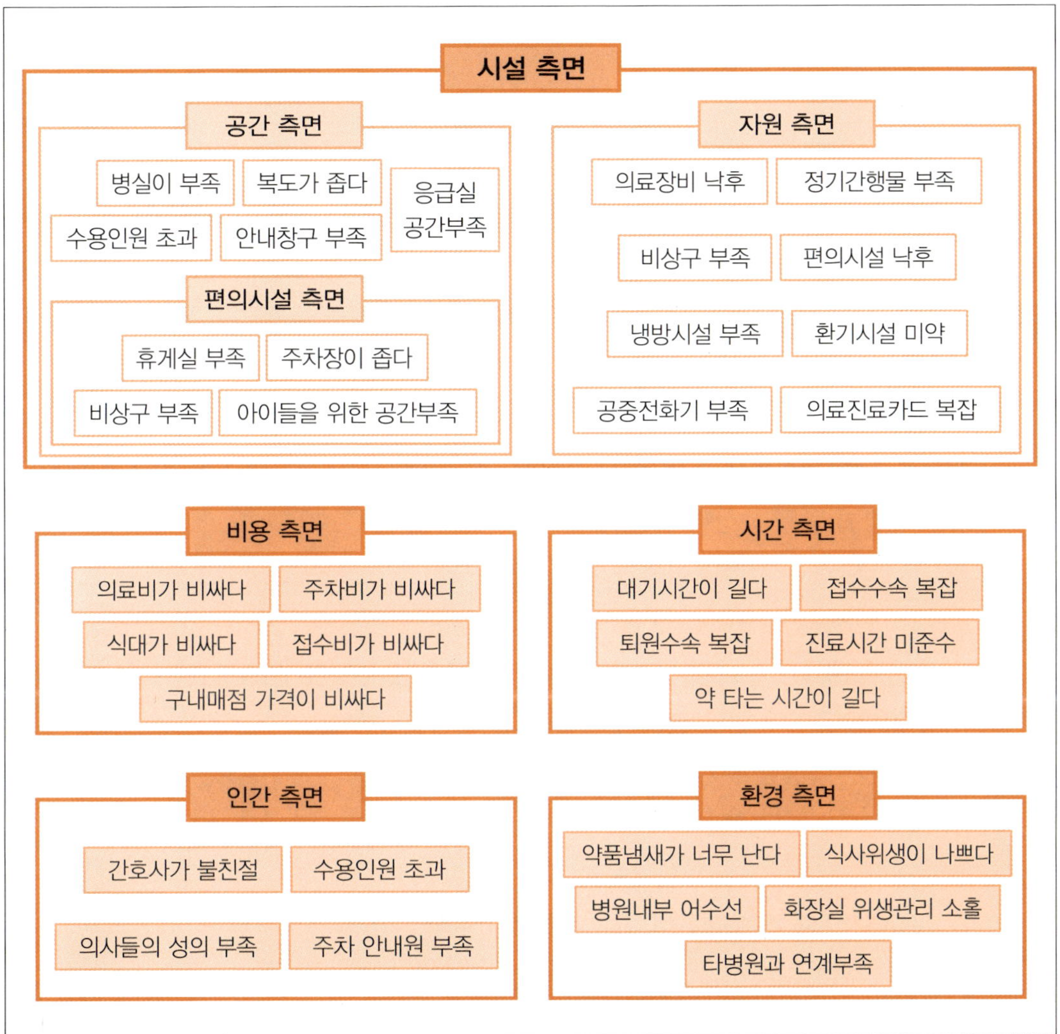

그림 4-6 병원이용 불편 사항을 이용한 친화도 작성 사례

4) 5WHY 기법(why technique, 5WHY)

(1) 개요

5WHY 기법(why technique)은 분명하게 확인되지 않은 원인에 대해 다양하고 깊이 있는 문제해결에 효과적으로 접근할 수 있도록 도와주는 방법이다. 이것은 문제발생에 대해 '왜?'라는 질문을 함으로써 재발하는 문제의 잠재적이고 예방 가능한 근본원인(root cause)을 확인하기 위해 사용한다. 왜 문제가 발생하는지에 대한 질문을 더 나은 분석과 해결책의

대상이 되는 근본원인을 발견할 때까지 계속한다. 이 기법은 잠재적 갈등이 존재하는 집단에서 효과적으로 사용할 수 있다.

(2) 목적

문제발생에 대해 '왜?'라는 질문을 계속함으로써 문제의 잠재적이고 예방 가능한 근본원인(root cause)을 확인하기 위해 사용한다. 5WHY 기법은 문제 확인과 분석에 효과적으로 사용할 수 있는 방법이다.

(3) 진행방법[1]

① 개선을 위한 변화와 협조를 쉽게 이끌어 내기 위해서 각 프로세스에 관련된 모든 사람을 포함한 팀을 구성한다.

② 개선하고자 하는 문제와 프로세스를 선정한다.

③ "왜?"라고 질문한다(Why 1).

④ 그 질문에 대답하고 다시 그 대답에 대한 이유를 질문한다(Why 2).

⑤ Why 3, 4, 5... 더 이상 필요가 없을 때까지 되풀이한다.

⑥ 근본원인을 확인한다.

⑦ 개선안을 마련하고 확인한다.

㉠ 문제가 제거 또는 최소화되는지 확인한다.

㉡ 5why를 반복하여 근본원인을 식별했는지 확인한다.

(4) 활용 시 참고사항

① 근본원인은 통제 가능한 것이어야 한다.

② 근거가 있고 검증 가능한 사실만 대답해야 한다.

③ 더 이상 왜라고 질문할 수 없을 때까지 질문하는 것이 5why 기법임을 상기한다.

1 https://www.mindtools.com/pages/article/newTMC_5W.htm

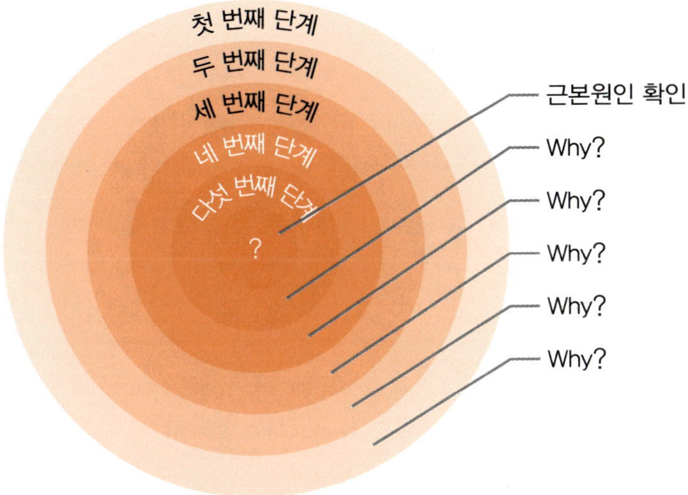

그림 4-7 5WHY 기법(why method)

표 4-9 5WHY 기법 활용 사례

문제 : 기계가 자주 멈추는 상황이 발생한다.
기계가 왜 멈추었을까? 전력과부하로 전원 퓨즈가 끊어졌다. 왜 전력과부하가 일어났을까? 기계작동 축의 베어링이 너무 뻑뻑해졌기 때문이다. 왜 베어링이 뻑뻑해졌을까? 윤활유 펌프가 제대로 작동하지 않았다. 왜 윤활유 펌프가 제대로 작동하지 않았는가? 윤활유 펌프에 먼지가 너무 많았다. 왜 윤활유 펌프에 먼지가 많이 쌓였을까? 먼지를 모으는 집진기가 윤활유 펌프와 나란히 배치돼 있다.
해결책 : 공장 내부의 집진기 위치를 옮긴다.

문제 : 투약 단계에서 오류가 발생한다.
왜 투약 단계에서 오류가 발생하는가? 5right를 철저하게 확인하지 않는다. 왜 5right를 철저하게 확인하지 않는가? 그냥 맞을 것이라고 생각한다. 왜 그냥 맞을 것이라고 생각하는가? 업무가 바쁘다. 왜 업무가 바쁜가? 담당 환자가 많다. 왜 담당 환자가 많은가? 간호사 수가 부족하다.
해결책 : 간호사를 증원하여 담당 환자수를 적절히 조정한다.

5) 근본원인분석(root cause analysis, RCA)

(1) 개요

근본원인분석(root cause analysis, RCA)은 위해사건과 근접오류의 근본원인을 밝히기 위해 발생된 사건을 후향적으로 조사하는 방법이다. 오류가 발생하는 원인을 상세 분석함으로써 근본원인(root cause)을 찾아 예방책을 발굴하고 찾아가는 과정이 근본원인분석이며, 주로 문제 발생 후에 사용한다.

(2) 목적

근본원인분석은 무슨 일이 일어났는지 사건을 명확하게 파악하고 왜 일어났는지에 대한 원인을 규명하여 재발을 방지하는 방법을 찾기 위해 사용한다.

(3) 진행방법

① 근본원인 분석에 참여할 팀을 구성한다.

사건과 가장 가깝게 관련된 사람, 잠재적인 변화 시행에 관련된 사람, 의사결정권을 갖고 있는 사람, 다양한 분야의 전문가를 참여시켜 10명 이내로 팀을 구성한다.

② 근본원인 분석을 실시할 문제를 정의한다.

이 단계에서는 '문제가 왜 발생했는가?'보다는 '무슨 일이 일어났는가?'에 초점을 맞춰 문제를 정의하고 분석 영역을 선택한다.

③ 문제의 근접원인을 찾는다.

브레인스토밍, 흐름도, 특성요인도, 관련자 인터뷰, 서면 조사, 관찰, CCTV나 장비의 기록, 사진, 의무기록, 회의록, 데이터 수집 등의 활동을 통해 사건과 관련된 근접원인을 찾는다.

④ 문제의 근본원인을 규명한다.

㉠ 만일 이 원인이 존재하지 않았더라면, 그 문제는 일어났을 것인가?

㉡ 만일 이 원인이 교정되거나 제거된다면, 그 문제는 동일한 인과관계요인에 의해 재

발할 것인가?

㉢ 이 원인의 교정 또는 제거가 비슷한 사건에 이르게 하는가?

위 세 가지 질문에 대한 답이 모두 '아니오'라면 근본원인으로, 세 가지 질문 중 하나라도 '예'라면 기여(근접)원인으로 판단한다.

⑤ 근본원인에 대한 개선방안을 마련하고 실행한다.

규명된 근본원인에 대한 개선 전략을 탐색하여 개선안을 마련한다. 제안된 개선활동을 평가하고 시행한다. 시행결과를 평가하여 개선활동을 확대하고 결과를 전파한다.

6) 산점도(scatter plot)

(1) 개요

산점도는 근무시간과 직무만족도, 고객만족도와 매출액의 관계와 같은 2개의 연속변수 간의 관계를 점을 찍어 나타낸 것이다.

(2) 목적

두 연속변수 사이의 상관관계를 파악하기 위해 산점도를 활용한다.

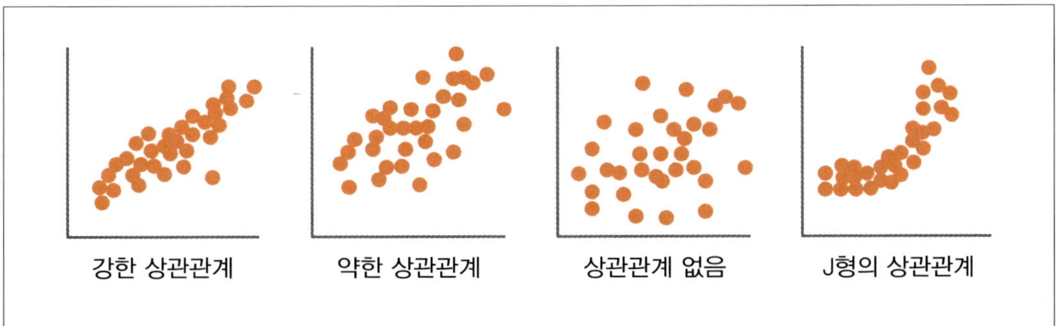

그림 4-8 산점도

단/원/평/가

1. 자유로운 사고를 통해 창조적인 아이디어를 창출하기 위해 사용하는 질 향상 활동 도구는?

① 브레인스토밍 ② 특성요인도 ③ 명목집단기법
④ 체크시트 ⑤ 파레토 도표

2. 브레인스토밍 활동 시 바람직한 태도가 아닌 것은?

① 자유분방한 사고 ② 타인의 의견에 편승 ③ 적극적인 토론과 비판
④ 질보다 양 추구 ⑤ 많은 아이디어 제안

3. 의사결정 시에 의견대립을 피하면서 전 팀원의 동등한 참여 하에 우선순위를 도출하기 위해 사용하는 질 향상 활동 도구는?

① 브레인스토밍 ② 특성요인도 ③ 명목집단기법
④ 체크시트 ⑤ 파레토 도표

4. 다양한 문제나 원인의 상대적인 크기를 막대그래프와 꺾은선그래프를 이용해 시각적으로 제시하기 이해 사용하는 질 향상 활동 도구는?

① 브레인스토밍 ② 특성요인도 ③ 명목집단기법
④ 체크시트 ⑤ 파레토 도표

5. 프로세스나 업무에서 발생 가능한 모든 문제를 찾아 그 원인과 영향을 분석하여 우선순위화하고 개선활동을 통해 그 문제에 의한 영향을 제거하거나 최소화하기 위해 사용하는 질 향상 활동 도구는?

① 브레인스토밍 ② 명목집단기법 ③ 고장유형영향분석
④ 파레토 도표 ⑤ 특성요인도

6. FMEA(failure mode and effect analysis)에 대한 설명으로 옳지 않은 것은?

① 사건(failure)은 시스템이 의도나 바라는 대로 수행되지 않은 경우를 의미한다.
② 유형(mode)은 무엇인가가 발생할 수 있는 방식을 뜻한다.
③ 영향(effect)은 사건 유형으로 인한 결과를 의미한다.
④ RPN(위험우선순위) 값은 심각도, 발생가능성, 검출도를 더한 값이다.
⑤ 검출도 점수는 발견가능성이 낮을수록 높은 점수를 부여한다.

7. 빈도가 높은 순서로 그린 막대그래프와 누적백분율을 꺾은선그래프로 함께 나타내 가장 중요한 원인을 찾는 도구는?

① 런챠트 ② 특성요인도 ③ 산점도
④ 체크시트 ⑤ 파레토 도표

8. FMEA(failure mode and effect analysis)의 작성에 대한 설명으로 옳지 않은 것은 무엇입니까?

① RPN(위험우선순위) 값은 심각도, 발생가능성, 검출도를 곱한 값이다.
② 오류 유형이 여러 개일 때 여러 위험 우선순위 점수를 곱한 치명도(CI)로 우선순위를 정한다.
③ 발생가능성은 발생 빈도가 높을수록 높은 점수를 부여한다.
④ 심각도는 영향이 심각할수록 높은 점수를 부여한다.
⑤ 검출도 점수는 발견가능성이 낮을수록 높은 점수를 부여한다.

9. FMEA(failure mode and effect analysis)의 작성 순서로 올바른 것은 무엇입니까?

가. 고위험 프로세스 선정 및 팀구성	나. 고장유형 영향 파악
다. 흐름도 작성	라. 근본원인 확인
마. 우선순위 결정	바. 프로세스 재설계
사. 새 프로세스 실행, 모니터링	아. 새 프로세스 검토

① 가-나-다-라-마-바-사-아 ② 가-나-다-라-마-바-아-사
③ 나-가-다-마-라-바-아-사 ④ 가-다-나-마-라-바-아-사
⑤ 마-가-다-나-라-바-사-아

10. 20%의 원인이 80%의 문제를 야기한다는 80:20 법칙에 근거하여 문제에 대한 상대적인 크기를 제시하여 가장 집중할 문제를 시각화하는 질 향상 도구는?

① 브레인스토밍 ② 명목집단기법 ③ 고장유형영향분석
④ 파레토 도표 ⑤ 특성요인도

11. 우선순위를 결정하는 방법 중 민감한 사항을 다루거나 팀원의 동등한 참여를 보장할 수 있는 의사결정 방법은?

① 브레인스토밍 ② 명목집단기법 ③ 고장유형영향분석
④ 파레토 도표 ⑤ 인과관계도

12. 데이터의 분포를 살펴 패턴과 이상치를 확인함으로써 조치가 필요한 변화요인이나 문제가 있는지 파악하기 위해 활용되는 질 향상 도구는?
① 히스토그램 ② 명목집단기법 ③ 체크시트
④ 파레토 도표 ⑤ 특성요인도

13. 위해사건과 근접오류의 내재적인 원인(근본원인)을 확인하기 위해 주로 문제 발생 후에 사용하는 도구는?
① brainstorming
② RCA(root cause analysis)
③ cause and effect diagram
④ nominal group technique
⑤ FMEA(failure mode and effect analysis)

14. 다음의 질 향상 도구 중 문제의 원인을 발견하기 위해 사용하기에 가장 부적절한 것은 무엇입니까?
① 흐름도 ② 특성요인도 ③ 5WHY
④ 근본원인분석 ⑤ 관리도

15. 프로세스 상의 문제점을 확인하기 위해 프로세스의 단계를 순서대로 기호를 이용해 이해하기 쉽게 도식화하는 질 향상 활동 도구는?
① 흐름도 ② 특성요인도 ③ 5WHY
④ 근본원인분석 ⑤ 친화도법

16. 어떤 일의 결과와 그것에 영향을 미치는 원인 관계를 쉽게 알 수 있도록 생선뼈 모양의 그림을 이용해 계통적으로 정리한 질 향상 활동 도구는?
① 흐름도 ② 특성요인도 ③ 5WHY
④ 근본원인분석 ⑤ 브레인스토밍

17. 어떤 일의 결과와 그것에 영향을 미치는 원인 관계를 쉽게 알 수 있도록 도식화하는 특성요인도를 나타내는 용어가 아닌 것은?
① fishbone diagram ② Ishikawa diagram
③ C & E diagram ④ root cause analysis
⑤ cause and effect diagram

18. 문제에 대해 '왜?'라는 질문을 함으로써 문제의 잠재적이고 예방 가능한 근본원인을 확인하기 위해 사용하는 질 향상 활동 도구는?

① 흐름도　② 특성요인도　③ 5WHY
④ 근본원인분석　⑤ 친화도법

19. 다량의 아이디어를 유사성이나 연관성에 따라 묶는 방법으로 고안자의 이름을 따서 KJ법이라고도 불리는 질 향상 활동 도구는?

① 흐름도　② 특성요인도　③ 5WHY
④ 근본원인분석　⑤ 친화도법

20. 핵심원인을 찾는 분석방법으로 가장 알맞은 것은?

① 산점도　② 히스토그램　③ 파레토 도표
④ 브레인스토밍　⑤ 흐름도

21. 산점도에 대한 설명으로 가장 알맞은 것은 무엇입니까?

① 두 가지 범주형 변수 간의 관계를 나타낸다.
② 두 변수의 관계를 막대 그래프로 나타낸 것이다.
③ 두 변수 간의 인과관계를 파악하기에 용이하다.
④ 두 변수의 상관관계가 높을수록 점들은 직선에 가까워진다.
⑤ 점들이 랜덤하게 분포할수록 두 변수의 상관관계가 높다.

22. 흐름도에서 각각의 기호가 나타내는 의미가 바르게 연결된 것은 무엇입니까?

번호	기호	의미	번호	기호	의미
①	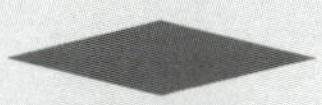	시작, 종료	④	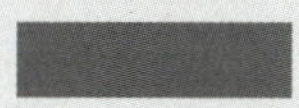	처리(과정)
②	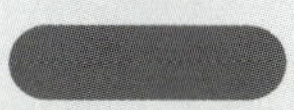	입력, 출력	⑤	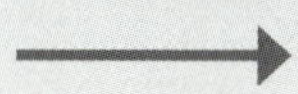	시작
③		판단			

23. 위험관리 활동 도구로 근본원인을 확인하기 위해 사용하는 도구는?

① Pareto diagram　② cause and effect diagram
③ RCA(root cause analysis)　④ nominal group technique
⑤ FMEA(failure mode and effect analysis)

24. 두 연속변수 사이의 관련성을 파악하기 위해 사용되는 질 향상 도구는?
① 산점도 ② 히스토그램 ③ 파레토 도표
④ 브레인스토밍 ⑤ 흐름도

25. 문제에 대한 원인을 파악하기 위해 브레인스토밍으로 도출된 요인들을 인력, 시설, 장비, 절차 등의 특성별로 분류하여 제시함으로써 전체적으로 원인을 파악하기 위해 사용하는 질 향상 도구는?
① 흐름도 ② 인과관계도 ③ 파레토 도표
④ 명목집단기법 ⑤ 유사성 다이어그램

26. OO병원에서 수술과 관련한 위해 사건이 발생하였다. 질 관리 부서에서 해야 할 활동으로 옳은 것은?
① SWOT 분석 ② 홈페이지 공개 ③ 파레토 도표 분석
④ 근본원인분석 ⑤ 보건소 신고

27. OO병원에서 투약오류 개선활동을 위하여 활용한 다음의 질 관리 도구는?

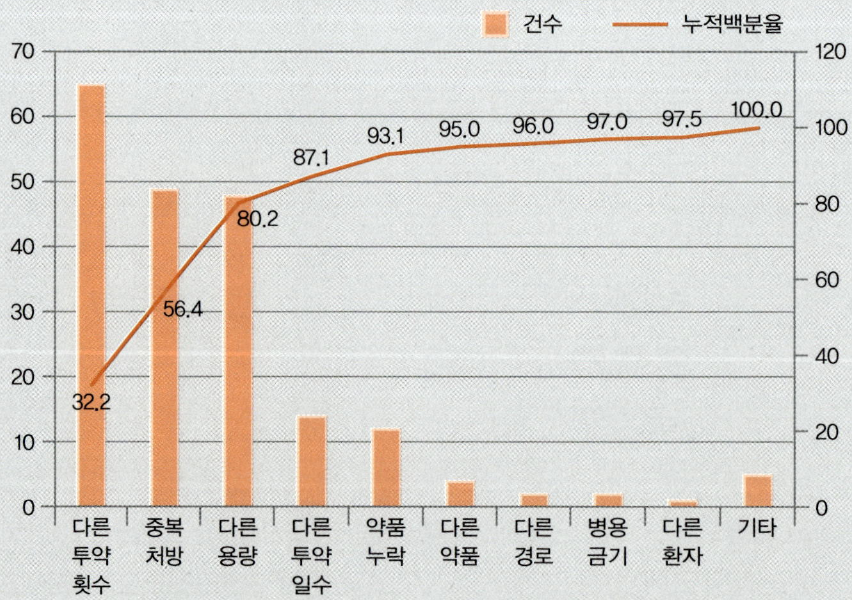

① 흐름도 ② 인과관계도 ③ 파레토 도표
④ 명목집단기법 ⑤ 유사성 다이어그램

28. 의료의 질 관리 도구 중 많은 아이디어를 범주별로 그룹화할 때 사용하는 도구는?
① 흐름도 ② 인과관계도 ③ 파레토 도표
④ 히스토그램 ⑤ 유사성 다이어그램

29. 브레인스토밍으로 도출된 문제의 원인들을 인력, 시설, 환경 등 특성별로 분류하여 파악하기 위하여 활용할 수 있는 질 관리 도구는?
① 흐름도 ② 인과관계도 ③ 파레토 도표
④ 히스토그램 ⑤ 유사성 다이어그램

30. 업무과정이나 절차를 단계별로 도식화하여 개선이 필요한 과정을 파악하고자 할 때 활용할 수 있는 질 관리 도구는?
① 흐름도 ② 인과관계도 ③ 파레토 도표
④ 히스토그램 ⑤ 유사성 다이어그램

정답 1. ① 2. ③ 3. ③ 4. ⑤ 5. ③ 6. ④ 7. ⑤ 8. ② 9. ④ 10. ④ 11. ② 12. ① 13. ② 14. ⑤ 15. ① 16. ② 17. ④ 18. ③ 19. ⑤ 20. ③ 21. ④ 22. ④ 23. ③ 24. ① 25. ② 26. ④ 27. ③ 28. ⑤ 29. ② 30. ①

제 5 장 개선안 선정 도구와 질 향상 관리 도구

QUALITY ASSURANCE

개 요

질 향상 활동의 주제를 선정하고 원인을 발견한 후에는 그 원인을 제거하기 위한 개선활동을 수행하게 된다. 개선활동은 주로 원인을 제거할 수 있는 여러 가지 개선안을 찾아 그 중에 현실적으로 실행가능하고 가장 개선 효과가 높은 개선안을 선정하여 수행한 후 개선효과를 평가하는 것으로 이루어진다. 지속적인 질 향상을 위해서는 개선활동 후에도 효과가 검증된 개선활동을 조직의 여러 분야에 파급하고 개선활동의 성과를 유지하기 위한 모니터링이 필수적이다.
이 장에서는 도출된 개선안들 중 최적 개선안을 찾고 개선활동 결과를 모니터링하는데 유용한 관리도구에 대해 학습한다.

학습목표

1. 개선안 선정 도구와 질 향상 관리 도구들의 특성을 설명할 수 있다.
2. 질 향상 활동 개선안 선정과 지속적인 질 관리 도구를 활용할 수 있다.

1 개선안 선정 도구

1) 의사결정 매트릭스(Decision-Making Matrix)

(1) 개요

의사결정 매트릭스(Decision-Making Matrix)는 도출된 다수의 개선안을 평가하여 최적의 대안을 선정하는 기법이다. 개선안을 평가하기 위한 평가기준의 목록을 작성하고 상대적 중요도에 따라 가중치를 부여하여 최종 평가한다.

(2) 목적

최적 개선안 선정과 도출된 여러 대안의 우선순위 결정에 활용할 수 있다.

(3) 진행방법

① 도출된 개선안 리스트를 정리하여 나열한다.

② 개선안의 평가를 위한 평가기준은 팀 회의를 통해 선정하거나 개선안 적용과 관련하여 현실적 고려사항 등을 이용하여 선정한다.

③ 평가기준 중 현재 의료기관에서 가장 중요하게 생각하는 요소들에 가중치를 부여한다. 보통 평가요소에 대한 가중치를 모두 합하면 100 또는 1이 되게 하는 것이 일반적이다.

④ 평가기준별로 개선안에 대한 평가점수를 부여한다(적합 5, 보통 3, 미흡 1).

⑤ 평가기준별 가중치를 이용하여 각 개선안의 평가기준별 가중점수를 산출한다.

⑥ 각 개선안별 가중점수의 합계를 계산하여 개선안의 우선순위를 선정한다.

아래 사례를 통하여 평가점수 부여 방법을 다시 설명하면 다음과 같다.

① 먼저 각 개선안의 평가기준에 대해 가중치를 매긴다. 이때 각 방안에 부여된 가중치의 합이 100%가 되게 한다.

② 개선안 각각에 대해 평가기준별로 평가등급을 매긴다.

③ 각 개선안의 최종 평가점수는 각 평가기준의 가중치와 개선안의 평가등급의 곱을 모두 더한 값이다.

○ 진료지침 개발 : (3×5) + (5×3) + (3×2) = 36

표 5-1 의사결정 매트릭스 사례

개선안	예방효과		소요비용		소요시간		평가 점수	우선 순위
	5		3		2			
진료지침 개발	3	15	5	15	3	6	36	5
자살평가 누락 시 팝업	3	15	3	9	3	6	30	8
의사 일일평가 기록 개발	1	5	5	15	3	6	26	9
간호평가 체크리스트 개발	3	15	5	15	3	6	36	5
환자, 보호자 교육	5	25	5	15	5	10	50	1
정기 라운딩 및 체크리스트 기록	5	25	5	15	3	6	46	3
자살 예방을 위한 화장실 환경 개선	5	25	1	3	3	6	34	7
스테인레스 거울 교체	5	25	3	9	5	10	44	4
창문 열림 정도 개선	5	25	5	15	5	10	50	1

2) 포블록 챠트(four-block chart, pay-off matrix)

(1) 개요

도출된 개선안이 요구하는 노력의 양과 예상되는 개선효과를 비교하여 평가한 후 최적안을 선정하는 방법으로 쉽게 적용 가능해 널리 사용되는 기법이다. 또한 이러한 조건에서 각각의 개선안을 비교할 수도 있다.

(2) 목적

각각의 개선안이 요구하는 노력의 양과 예상되는 효과를 비교하여 적은 노력으로 큰 개선 효과를 기대할 수 있는 개선안을 손쉽게 찾을 수 있다.

(3) 작성방법

① 2×2 표를 작성한다.

② 표의 바깥부분에 개선효과와 요구되는 노력 정도를 표시한다.

③ 도출된 개선안을 평가하여 표의 해당 부분에 위치시킨다.

④ 아래의 기준에 따라 최적 개선안을 선정한다.

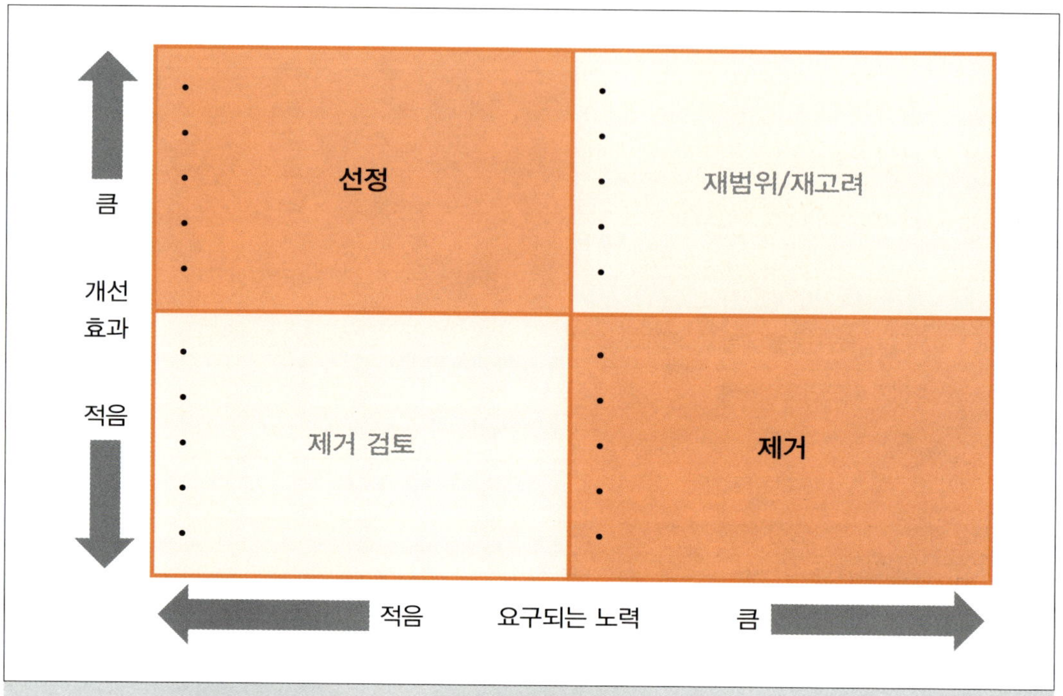

그림 5-1 four-block chart 기본 골격

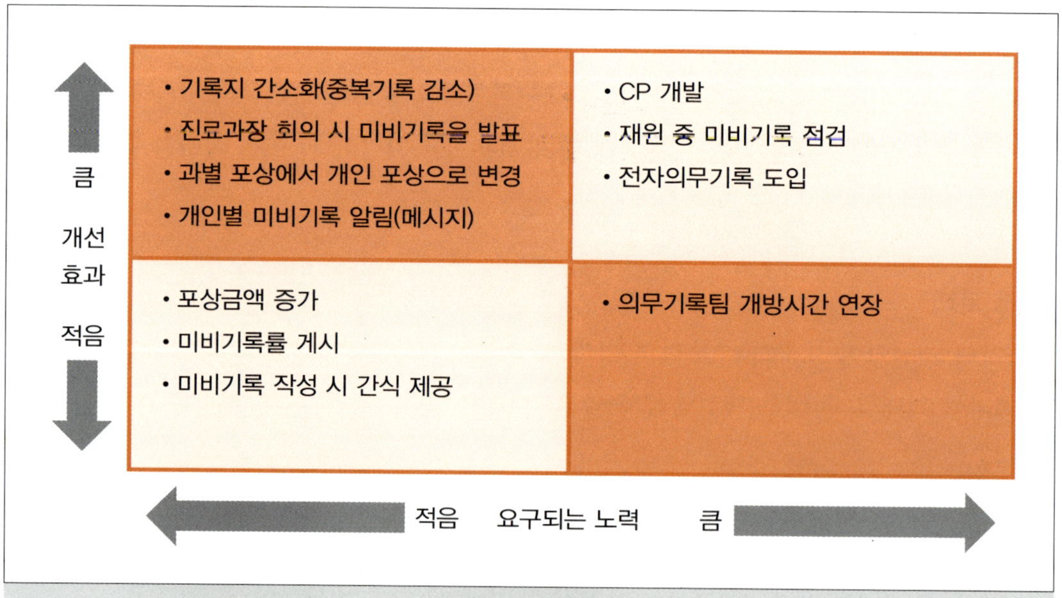

그림 5-2 의무기록 완성률 향상활동 four-block chart 작성 예

㉠ **선정** : 적은 노력으로 큰 성과를 올릴 수 있는 우선추진 개선안

㉡ **재범위/재고려** : 많은 노력이 들지만 큰 성과를 올릴 수 있는 중장기 개선안

㉢ **제거(제거 검토)** : 적은 노력으로 적은 성과만을 올릴 수 있는 선택적 개선안

㉣ **제거(무조건 제거)** : 많은 노력이 들지만 적은 성과만을 올릴 수 있는 탈락 개선안

3) 다중투표법

(1) 개요

의사결정을 위하여 전문가들 또는 프로젝트 팀원이 투표를 통해 문제의 주요 원인, 개선안 등을 결정하는 방법이다. 각각의 잠재원인들에 대해 투표 참석자들이 일정 점수(1~10점)를 부여하고 합계를 계산하여 우선순위를 결정한다. 선호도 등을 알아보기 위해 스티커를 원하는 항목에 붙이게 하여 많은 스티커를 획득한 항목을 1순위로 선정하는 것도 다중투표의 한 형태라 할 수 있다.

(2) 목적

문제의 원인, 개선안 등을 선정하기 위한 의사결정에 활용한다.

(3) 작성방법

① 의사결정 항목(문제 또는 개선안)을 나열한다.

② 각각의 항목에 대해 투표 참석자들이 일정 점수(1~10점)를 부여한다.

③ 합계를 계산하여 가장 높은 점수를 획득한 항목 순으로 우선순위를 결정한다.

(4) 작성 시 주의사항

다음의 경우 재토의를 통해 점수를 다시 산정한다.

① 일부는 높게, 일부는 낮게 평가하여 의견이 양분되는 경우

② 한두 사람의 의견이 다른 사람에 비하여 크게 차이 나는 경우

③ 한쪽으로 지나치게 의견이 치우치는 경우

표 5-2 직원식당 잔반 줄이기를 위한 다중투표법 활용 사례

개선안	김부장	윤과장	이대리	김직원	Total
직원교육	1	4	3	3	11
상점부여	4	1	2	2	9
후식 이벤트	2	3	1	1	7
환경관련 다큐상영	3	2	4	4	13

2 지속적인 질 향상 관리 도구

1) 런챠트(run chart)

(1) 개요

시간의 흐름에 따른 프로세스의 변화를 그림으로 나타내 프로세스에 변동이 발생하는 것을 쉽게 발견할 수 있도록 한다. 가로 축에는 시간을 표시하고 세로 축에는 관리하고자 하는 각 과정의 측정결과의 빈도를 표시한 후 점선을 연결한 선 그래프로 나타내 특정 과정의 변화를 한 눈에 파악할 수 있게 한다. 중앙값이나 평균을 중심선으로 추가하여 데이터 변동의 경향을 파악한다.

(2) 목적

중심선을 기준으로 데이터의 변동을 파악하여 프로세스가 잘 관리되고 있는지 파악할 수 있다. 시간의 경과에 따른 변화, 순환, 경향 등 추세를 알 수 있어 문제를 발견하거나 개선된 프로세스가 안정 상태에 있는지 확인하는데 용이하다.

(3) 작성방법

① 관리하고자 하는 변수를 선정한다.

② 적합한 빈도 및 적절한 샘플 크기를 결정한다.

③ 데이터를 수집한다.

④ 평균이나 중앙값을 계산해 중심선을 설정한다.

⑤ 데이터를 타점한다.

⑥ 관리상태를 유지하는지 이탈했는지를 확인한다.

⑦ 결과를 해석하여 원인에 의한 변동을 조사하여 필요한 조치를 취한다.

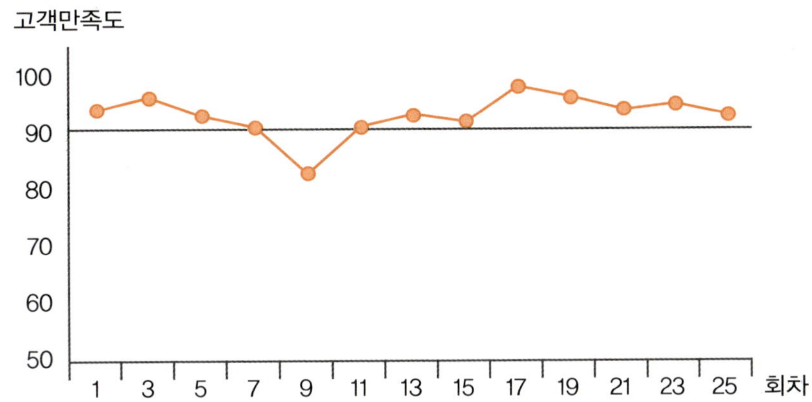

그림 5-3 런챠트 예시

2) 관리도(control chart)

(1) 개요

관리도는 1924년 월터 슈하트(Walter A. Shewhart) 박사에 의해 처음으로 소개되었고, 우리나라에서는 1963년에 한국공업규격으로 KS A3201(관리도법)이 제정되면서 KS표시 허가공장을 중심으로 일반 공장에 파급되면서 시작되었다. 관리도는 품질의 변동 상황을 관리한계선이 있는 그래프로 나타낸 것으로 프로세스의 상태를 계속 유지할 수 있도록 하는 관리기법이다. 관리도는 추출된 데이터에 의해 점을 찍어가면서 이 점들의 위치 또는 움직임을 미리 정해진 기준과 비교하여 프로세스의 이상 유무에 대한 판정을 하며 그 원인을 찾아내는 통계적 품질관리 기법이다.

(2) 목적

관리도를 적용하는 목적은 프로세스를 관리상태로 유지하고 프로세스에 이상이 발생했을 때 가능한 빨리 조치를 취하여 문제의 발생을 사전에 차단하는 것이다.

(3) 작성방법

① 관리도를 작성하고자 하는 변수를 선정한다.

② 적합한 빈도 및 적절한 샘플 크기를 결정한다.

③ 적합한 관리도를 선택한다.

④ 데이터를 수집한다.

⑤ 중심선과 관리한계선을 계산한다.

관리도는 관리한계선과 데이터 중심선으로 구성되어 있다. 관리상태에서 품질특성의 평균값인 데이터 중심선(Central Line : CL)은 목표값이나 장기간 데이터의 평균(모평균)을 사용하는 것이 적합하다. 관리한계선은 각 품질특성의 표준편차에 3배를 취한 값을 품질특성의 평균에서 더하거나 빼준 값으로 관리상한선(Upper Control Limit : UCL)과 관리하한선(Lower Control Limit : LCL)으로 나뉘며 그 중심에는 데이터 중심선(Central Line : CL)이 위치하게 된다.

관리한계선은 전통적으로 중심선에서 $\pm 3\sigma$의 거리에 있는 관리한계선을 사용하는데 그 이유는 관리도를 처음 소개하였던 슈하르트 박사가 제안하였기 때문이다. 그러나 사용목적에 맞게 샘플의 크기에 따라 달라질 수 있다. 이 표준편차를 설정할 때에는 경험이 많은 실무자의 제안을 따르거나 그동안의 자료에서 얻은 표준편차를 활용한다.

또한 관리의 목적으로 표준편차가 지정된 경우 이를 사용한다.

⑥ 데이터를 타점한다.

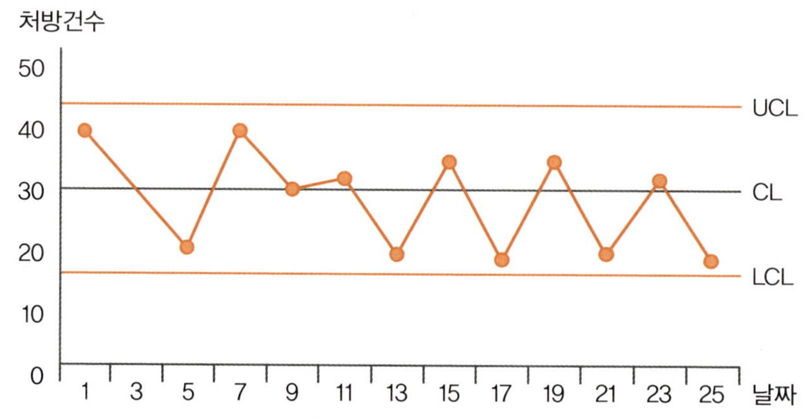

그림 5-4 관리도의 예시

⑦ 관리상태를 유지하는지 이탈했는지를 확인한다.

⑧ 결과를 해석하여 원인에 의한 변동을 조사하여 필요한 조치를 취한다.

3) 기타 관리도구

(1) 체크시트(check sheet)

사건의 발생빈도를 간단히 체크해서 개선활동의 결과가 지속적으로 잘 유지되고 있는지 파악할 수 있다.

(2) 히스토그램(histogram)

데이터의 분포를 살펴 공정(업무, 서비스)이 안정 상태에 있는지 변화요인이나 문제가 발생했는지 확인할 수 있다.

▶ 질 향상 활동 실습

1. 질 향상 활동을 함께 수행할 팀을 구성한다.
2. 팀별로 질 향상 활동 주제를 선정한다.
   - 주제는 학내 문제, 학점, 다이어트, 취업, 성적, 자살, 왕따, 출산율, 게임중독, 명절증후군 등 팀원들이 잘 알고 많은 아이디어를 낼 수 있는 것으로 선정한다.
   - 몇 가지 큰 주제를 제시하거나 팀별로 브레인스토밍을 통해 결정한다.
3. 선정한 주제에 대해 원인 분석을 위한 브레인스토밍을 실시한다.
4. 브레인스토밍에서 나온 아이디어들을 정리하여 주요 원인을 선정한다.
   - 친화도법을 활용하여 원인들을 큰 범주로 분류한 후 특성요인도를 작성한다.
5. 확인된 근본원인에 대한 개선 아이디어를 도출하기 위해 브레인스토밍을 실시한다.
6. 도출된 개선안들을 포블록 챠트에 정리하여 최종 개선안을 선정한다.

단/원/평/가

1. 도출된 다수의 개선안을 평가하여 최적의 대안을 선정하기 위해 평가기준의 목록을 작성하고 상대적 중요도에 따라 가중치를 부여하여 최종 평가하는 질 향상 활동 도구는?
① 흐름도 ② 의사결정 매트릭스 ③ 포블록 챠트
④ 다중투표법 ⑤ 근본원인분석

2. 도출된 개선안이 요구하는 노력의 양과 예상되는 개선효과를 비교하여 평가한 후 최적안을 선정하는 질 향상 활동 도구는?
① 흐름도 ② 의사결정 매트릭스 ③ 포블록 챠트
④ 다중투표법 ⑤ 근본원인분석

3. 의사결정을 위하여 투표를 통해 문제의 주요 원인, 개선안 등을 결정하는 방법으로, 투표 참석자들이 부여한 점수의 합계를 계산하여 우선순위를 결정하는 질 향상 활동 기법은?
① 흐름도 ② 의사결정 매트릭스 ③ 포블록 챠트
④ 다중투표법 ⑤ 고장유형영향분석

4. 다음의 질 향상 도구 중 개선안 선정을 위해 사용하기에 가장 부적절한 것은?
① 특성요인도 ② 의사결정 매트릭스 ③ 포블록 챠트
④ 다중투표법 ⑤ 고장유형영향분석

5. FMEA(failure mode and effect analysis)에 대한 설명으로 맞는 것은?
① 고객의 소리를 품질에 반영하는 Process 중심의 품질 기법이다.
② 발생도는 발생빈도가 낮을수록 높은 점수를 부여한다.
③ 검출도는 문제를 발견하기 쉬울수록 낮은 점수를 부여한다.
④ RPN 값은 심각도, 발생도, 검출도를 합한 값이다.
⑤ 사건(failure)은 무엇인가가 발생할 수 있는 방식을 의미한다.

6. 진료대기시간 지연에 대한 원인을 파악하기 위해 브레인스토밍으로 도출된 요인들을 인력, 시설, 과정 등의 특성별로 분류하고 제시함으로써 전체적으로 원인을 파악할 수 있는 질 향상 도구는?
① 흐름도 ② 인과관계도 ③ 파레토 도표
④ 명목집단기법 ⑤ 유사성 다이어그램

7. 의사결정의 한 방법으로 팀원들의 투표를 통해 최적안을 선택하는 방법은?
① 명목집단기법 ② 의사결정 매트릭스 ③ 포블록 챠트
④ 다중투표법 ⑤ 고장유형영향분석

8. 포블록 챠트 활용 시 도출된 개선안이 요구하는 노력과 개선효과가 모두 적을 때 취할 태도로 바람직한 것은?
① 선정 ② 무조건 제거 ③ 제거 검토
④ 재범위 ⑤ 재고려

9. 의사결정 매트릭스와 명목집단기법의 차이를 가장 잘 설명한 것은?
① 가중치 부여 여부 ② 우선순위 결정 ③ 개선안 선정 도구
④ 주제 선정에 활용 ⑤ 토의를 통한 의사결정 목록 작성

10. 중심선을 기준으로 데이터의 변동을 파악하여 프로세스가 잘 관리되고 있는지 파악하기 위해 사용하는 질 향상 활동 도구는?
① 런챠트 ② 관리도 ③ 산점도
④ 우선순위 매트릭스 ⑤ 파레토 도표

11. 시간의 변화에 따른 프로세스의 변이를 관리한계선과 함께 그림으로 나타내는 것은?
① 런챠트 ② 관리도 ③ 산점도
④ 우선순위 매트릭스 ⑤ 파레토 도표

12. 다음의 질 향상 도구 중 프로세스가 관리상태로 유지하고 있는지 확인하기 위해 사용하기 위한 도구로 가장 적절한 것은?
① 특성요인도 ② 의사결정 매트릭스 ③ 포블록 챠트
④ 관리도 ⑤ 브레인스토밍

13. 다음 관리도의 내용 중 옳은 것은?
① 데이터의 종류에 상관없이 동일한 관리도를 적용할 수 있다.
② 모든 관리도의 관리한계선은 항상 일정하다.
③ 프로세스에 존재하는 변동을 제거해 준다.
④ 관리도 작성 시 중심선은 목표값이나 장기간 데이터의 평균을 사용한다.
⑤ 관리한계선은 전통적으로 6s로 설정한다.

14. 관리도의 용도에 대한 설명으로 올바른 것은?

① 문제의 우선순위 파악
② 프로세스에 존재하는 변동을 제거
③ 프로세스 상태에 대한 진단 정보 제공
④ 문제의 근본원인 파악
⑤ 개선 아이디어 도출

15. 일정기간 동안의 데이터의 분포를 살펴봄으로써 프로세스가 안정 상태에 있는지 확인할 수 있는 도구는 무엇입니까?

① 런챠트 ② 특성요인도 ③ 산점도
④ 체크시트 ⑤ 히스토그램

16. 다음의 히스토그램 모양 중 프로세스의 안정 상태를 나타내는 분포는 무엇입니까?

① 정규분포형 ② 낙도형 ③ 쌍봉우리형
④ 절벽형 ⑤ 치우친형

17. 문제해결을 위해 상위한계와 하위한계 범위를 벗어난 이상 변이의 원인을 파악하여 그 변이를 최소화하는 질 향상 활동 도구는?

① 관리도 ② 흐름도 ③ 체크시트
④ 인과관계도 ⑤ 히스토그램

18. 런챠트와 관리도의 차이를 가장 잘 설명한 것은?

① 꺾은선 그래프로 표현
② 한계선 사용 여부
③ 프로세스의 변동 확인
④ 개선활동 결과 유지에 활용
⑤ 변동을 발견하고 조치하기 위해 활용

19. 사건의 발생빈도를 확인하여 문제점이나 개선결과 확인을 위한 자료수집에 활용되는 질 향상 활동 도구는?

① 관리도 ② 흐름도 ③ 체크시트
④ 인과관계도 ⑤ 히스토그램

20. 문제해결을 위해 상한선과 하한선을 설정하고 범위를 벗어난 이상 변이의 원인을 파악하여 그 변이를 최소화하는 질 향상 활동 도구는?

① 관리도 ② 흐름도 ③ 체크시트
④ 인과관계도 ⑤ 히스토그램

21. 검사 대기시간을 단축하기 위하여 상한선과 하한선을 설정하고, 한계선을 벗어나는 데이터가 있는지 모니터링하는 질 관리 도구는?

① 관리도 ② 흐름도 ③ 런챠트
④ 인과관계도 ⑤ 히스토그램

22. 질 관리 도구 중 런챠트에 관한 설명으로 옳은 것은?

① 항목별 누적률을 막대그래프로 표현한다.
② 시간의 흐름에 따른 추이를 파악할 수 있다.
③ 두 변수간의 상관관계를 파악할 수 있다.
④ 관리한계선을 기준으로 프로세스가 허용범위 내에 있는지 파악한다.
⑤ 원인을 분석하기 위해서 활용한다.

정답 1. ② 2. ③ 3. ④ 4. ① 5. ⑤ 6. ② 7. ④ 8. ③ 9. ① 10. ① 11. ② 12. ④ 13. ④ 14. ③ 15. ⑤ 16. ① 17. ④ 18. ② 19. ③ 20. ① 21. ① 22. ②

▶ 질 향상 활동 사례 1. 소아청소년과 입원환자의 care plan 서식 전산화[1]

I. 서론

본원은 완전한 EMR 시스템이 도입되지 않아 의료기관 인증평가에서 요구하는 다학제간의 환자 치료계획공유를 위해서는 수기와 전산상의 자료를 동시에 확인하여야 하는 상황이다. 이는 진정한 의미의 치료계획공유가 이루어진다고 할 수 없으며 이용하기에도 불편하다. 이를 위해 의사, 간호사, 영양사의 입원환자에 대한 기록을 전산 서식으로 개발하고 더 나아가 치료계획을 전산화면의 한 곳에서 공유할 수 있도록 개발하여 환자에게 양질의 치료를 제공하여 최상의 결과를 얻어내기 위해 활동을 시작하였다.

II. 연구방법

1. 문제의 개요

현재 입원 환아의 차트는 수기차트와 전산차트로 이중 기록되고 있다.

기존의 care plan 조회는 환아의 현존하는 문제가 보여지기 보다는 입력과 동시에 모든 환자에게 정형화된 기록이 보여 실질적인 care plan으로서 다학제간 치료계획공유와 진료 활성화가 어려운 실정이다.

또한, 화면구성도 각각 나누어져 있어 편리성이 많이 떨어지며 효율적인 업무가 이루어지지 않고 있다[Figure 1].

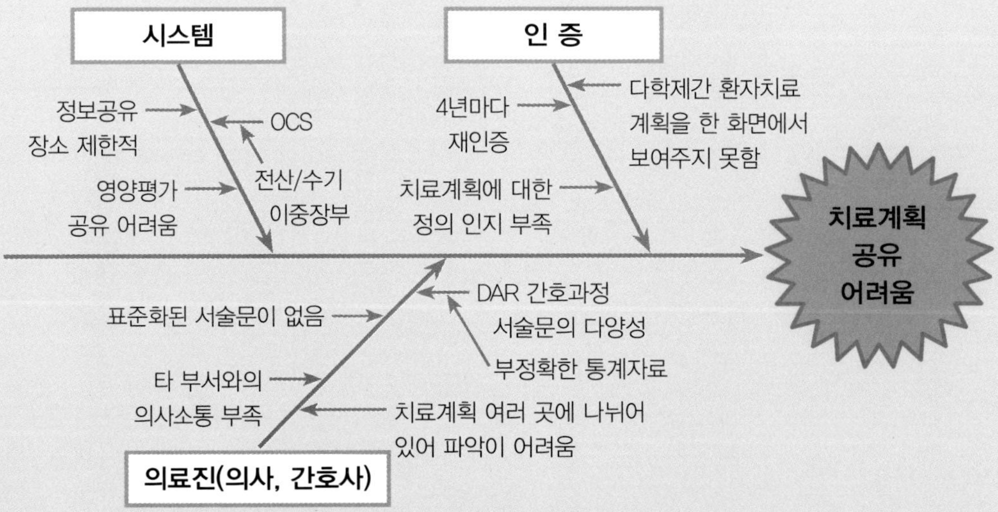

Figure 1

1 윤소영 외, 한국의료질향상학회지: 소아청소년과 입원환자의 care plan 서식 전산화, 한국의료질향상학회, 19권 1호 2013

2. 핵심 지표

개선활동을 통해 care plan 작성률과 전산화에 따른 치료계획공유, 화면 편리성, 업무 효율화에 대한 직원만족도를 핵심지표로 하였다.

Care plan 작성률이란 입원 이틀 후(HD#3) 전산상 의사경과기록, 간호기록을 포함한 care plan 작성률을 말한다.

3. 자료의 수집

2012년 9월 5일부터 2012년 9월 12일까지 소아 병동인 2병동에 입원한 환아의 HD#3에 전산상으로 의사경과기록과 간호기록을 포함한 care plan 작성률을 매일 오전 회진 전 확인하였다.

만족도는 개선 전, 후 설문을 하였으며 대상은 소아청소년과 전문의 4명, 전공의 1, 2년차 6명, 소아과 2병동 간호사 22명을 대상으로 2012년 9월 5일부터 2012년 9월 12일까지 실시하였다.

4. 분석 및 해석

Care plan 작성률은 전산상 의사경과기록과 간호기록을 포함한 작성률이므로 개선 전은 0%로 측정되었다.

설문을 통해 각각 항목에 대해 매우 불만족, 불만족, 보통, 만족, 매우 만족으로 분석한 결과 만족 이상이라고 답변한 비율이 현재 사용 중인 치료계획공유에 대한 직원만족도는 37.5%, 화면 편리성에 대한 만족도는 23.3%, 업무 효율화에 대한 만족도는 26.6%로 측정되어 현재 사용 중인 care plan이 진정한 의미의 치료계획공유가 현실적으로 이루어지지 못하고 있음을 알 수 있었다.

5. 질 향상 활동

수기로 작성하고 있는 간호 기록지와 의사경과 기록지를 전산화하여 각각 Focus-DAR(Focus-Data, Action, Response)와 SOAP(Subjective data, Objective data, Assessment, Plan) 기록에 맞추어 용어를 표준화하여 적용하였다.

전산화된 간호기록과 경과기록에서 실제적인 치료계획을 새로운 care plan화면으로 전송시켜 한 화면에서 간호계획, 의사치료계획이 공유되도록 하였다.

영양과 평가내용도 새로운 care plan화면으로 공유가 가능하도록 개선하여 한 화면 안에 함께 영양계획을 공유할 수 있도록 하였다.

III. 결과

Care plan 작성률은 전산상 의사경과기록과 간호기록을 포함한 작성률로 개선 전은 0%에서 개선 후 100%로 측정되었다.

설문을 통해 각각 항목에 대해 분석한 결과 새로운 치료계획공유에 대한 직원만족도는 37.5%에서 87.5%로 향상되었고, 화면 편리성에 대한 만족도는 23.3%에서 87.5%로 향상되었으며, 업무 효율화에 대한 만족도는 26.6%에서 89.1%로 향상되어 유의하게 나타났다[Figure 2].

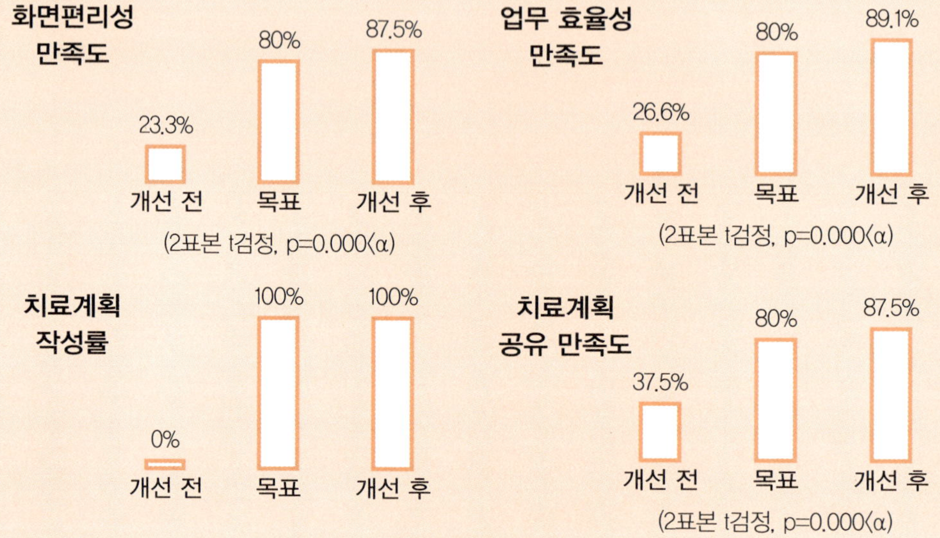

Figure 2

IV. 결론 및 제언

개선된 care plan은 각 입원 환아에게 실제적으로 적용된 간호, 의사, 영양치료계획이 실시간으로 보임으로써 다학제간 공유가 편리하게 이루어지고 있으며 직원만족도도 치료계획공유, 화면 편리성, 업무 효율화 측면에서 매우 높게 나타났다.

현재 타과에서도 수기로 작성하고 있는 간호기록과 의사경과기록을 사용하고 있는 상황에서 진정한 치료계획의 공유는 어려울 수밖에 없다. 이에 타과에서도 용어표준화를 통한 간호기록과 경과기록을 전산화한다면 보다 진정한 의미의 치료계획공유가 될 수 있을 것이다.

질 향상 활동 사례 2. 수술환자 안전향상 활동[1]

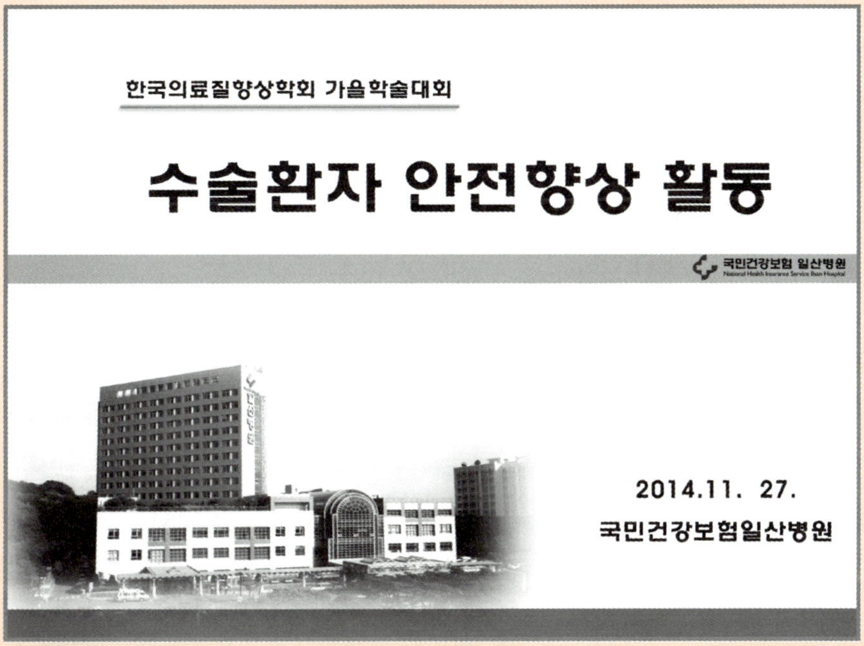
한국의료질향상학회 가을학술대회
수술환자 안전향상 활동
국민건강보험 일산병원
2014.11. 27.
국민건강보험일산병원

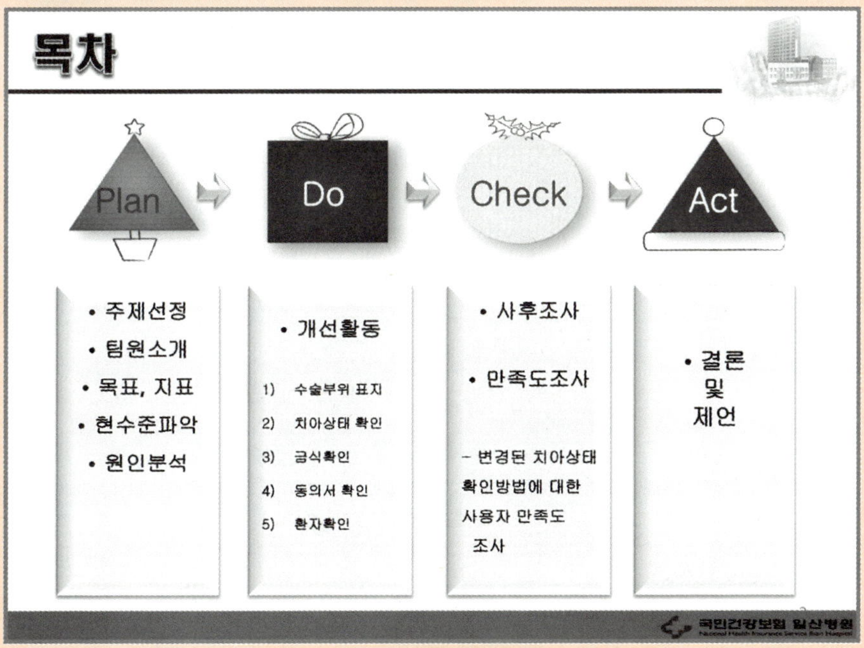
목차
Plan
Do
Check
Act
• 주제선정
• 팀원소개
• 목표, 지표
• 현수준파악
• 원인분석
• 개선활동
1) 수술부위 표지
2) 치아상태 확인
3) 금식확인
4) 동의서 확인
5) 환자확인
• 사후조사
• 만족도조사
- 변경된 치아상태 확인방법에 대한 사용자 만족도 조사
• 결론 및 제언
국민건강보험 일산병원

1 임성숙, 수술환자 안전향상 활동, 한국의료질향상학회 구연발표 자료, 2014

주제선정 배경

P D C A

1. 환자안전은 의료에서 최상의 가치로 대두되고 있고 특히 수술은 복잡하고 정교한 사전 준비과정을 요하므로 수술 전 체계적인 확인이 필요함
2. 병동에서의 정확한 수술상태에 대한 확인누락 → 부서 내, 부서간 갈등의 원인이 되고, 수술지연이나 최소로 이어지기도 하며 심각하게는 수술환자의 안전에 치명적인 결과를 가져오기도 함
3. 수술 전 병동에서 확인하는 10여가지 항목 중 확인 누락 시 환자안전에 영향을 미치는 주요 5가지 선정하여 절차상의 문제파악과 오류원인을 파악하여 개선하고자 함
4. 수술 전 정확한 환자상태 확인 → 수술환자 안전향상과 수술관련 민원발생 감소 효과 기대

수술준비 상태 확인 누락
(조사기간 2013.11.1~31)

내용	개수
Line 확인 미비	15
수간호사 서명 누락	17
키, 몸무게 누락	13
전처치 확인표 입력 누락	13
항생제 관련(용량오류 등)	9
Pre-medi 관련(처방미확인)	8
매니큐어	7
실시부서오류	8
팔찌 미착용	4
속옷 및 양말 착용	2
치아관련 확인 누락	2
동의서 오류	2
장식구 착용 및 화장유지	2
이송방법 오류, 수술복 미착용, 항생제 반응검사 미시행	각 1
합계	105

국민건강보험 일산병원

팀원 소개

P D C A

수술환자 안전 향상 활동

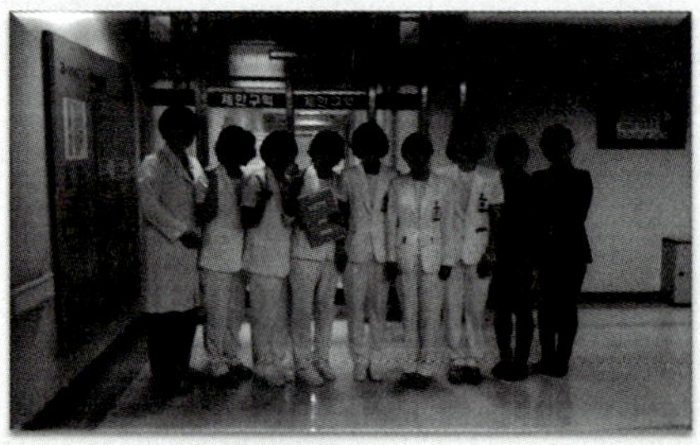

간사 임성숙

팀원 진은영 회계

팀원 김경신 자료분석

팀원 김종희 자료분석

팀원- 김진순 개선활동

팀원 정영미 개선활동

팀원 김선애 자료분석

팀원 김정남 서기

국민건강보험 일산병원

핵심지표 및 목표설정

P D C A

목표 1. 안전사고 건수 Zero

- 지표1. 수술전 환자확인 누락으로 인해 발생된 안전사고건

(적정진료 지원팀 이나 고객 만족팀에 접수된 수술관련 안전사고 및 민원)

※ 수술 후 치아손상 주장 건 → 15건(2008~2013까지 고객만족팀에 접수된 건 수)

목표2. 수술 전 확인항목 누락 율 1%이내 유지

- 지표2. 수술 전 확인항목 누락율

[누락된 항목건수/ 수술 전 확인항목 건수(수술환자*확인항목)]*100

현수준 파악 – 업무과정 분석

P D C A

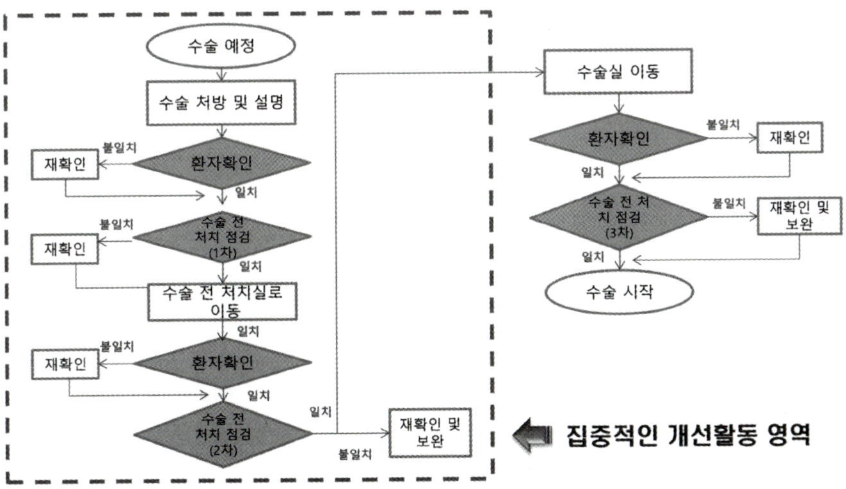

집중적인 개선활동 영역

현수준 파악

P D C A

- 조사기간 : 2014.04.01~04.11

(총 항목 수 = 1625)

확인항목	누락 건수	누적백분율
수술부위표식	23	0.72
치아확인	5	0.88
동의서	2	0.94
환자확인	2	1
금식	0	1
합계	32	100.0

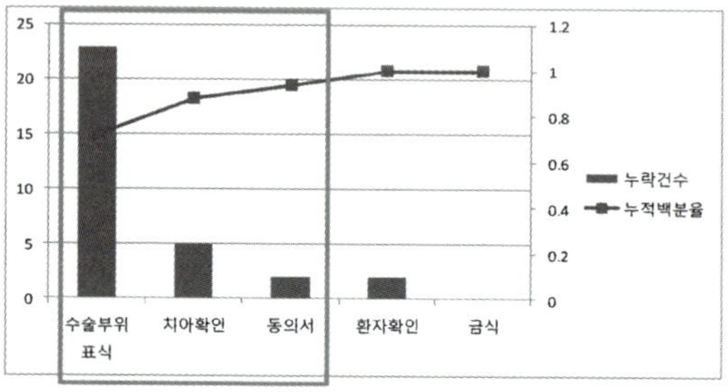

현황분석기간의 수술환자 확인 누락률은 1.97%로 나타나 전년(2013년)대비 현저히 감소된 상태로 확인됨. 이는 QI 활동이 시작된 2월 초부터 환자확인의 중요성에 대한 간호사들의 인식 수준이 강화된 결과로 추정됨.

국민건강보험 일산병원

원인분석

P D C A

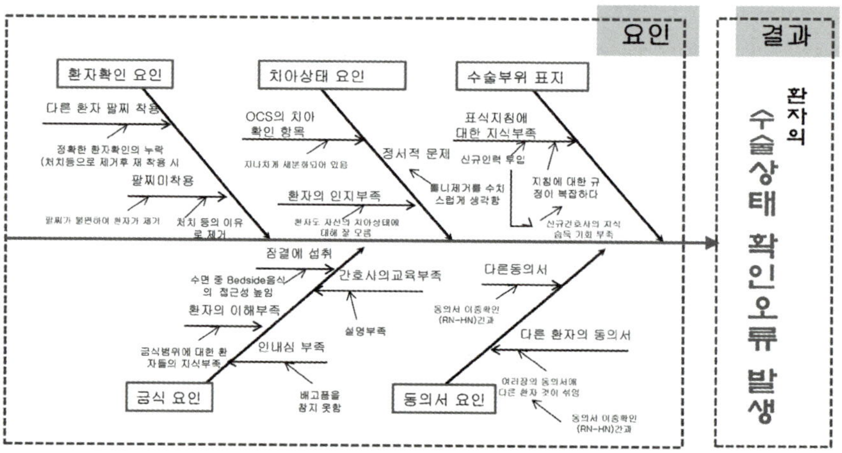

국민건강보험 일산병원

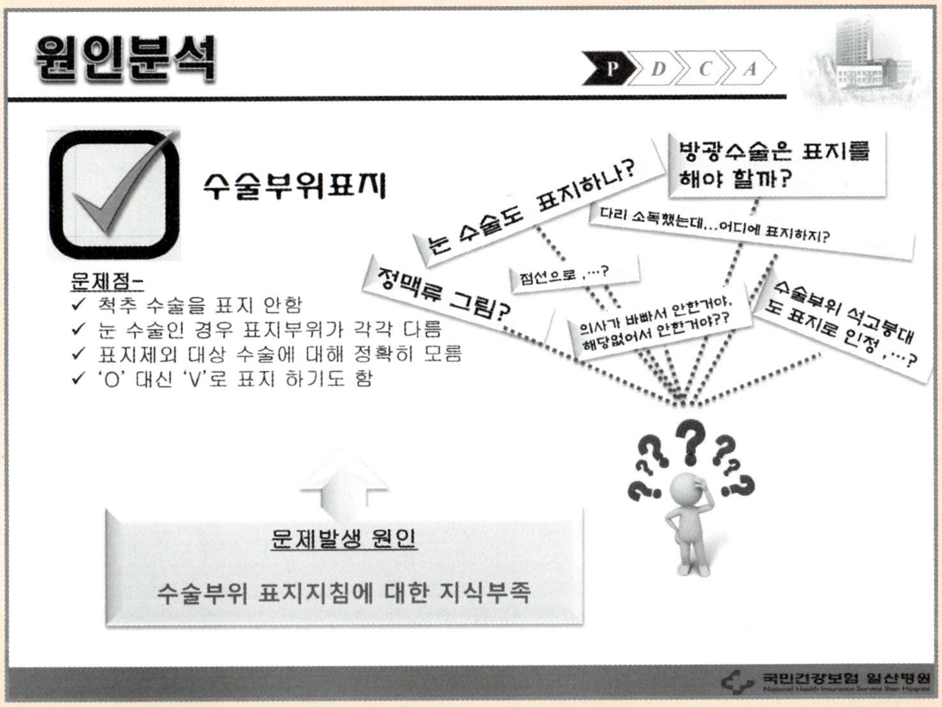
원인분석
P D C A
수술부위표지
문제점-
✓ 척추 수술을 표지 안함
✓ 눈 수술인 경우 표지부위가 각각 다름
✓ 표지제외 대상 수술에 대해 정확히 모름
✓ 'O' 대신 'V'로 표지 하기도 함
눈 수술도 표지하나?
방광수술은 표지를 해야 할까?
다리 소독했는데...어디에 표지하지?
정맥류 그림?
점선으로 ,…?
의사가 바빠서 안한거야, 해당없어서 안한거야??
수술부위 석고붕대도 표지로 인정,…?
문제발생 원인
수술부위 표지지침에 대한 지식부족
국민건강보험 일산병원
National Health Insurance Service Ilsan Hospital

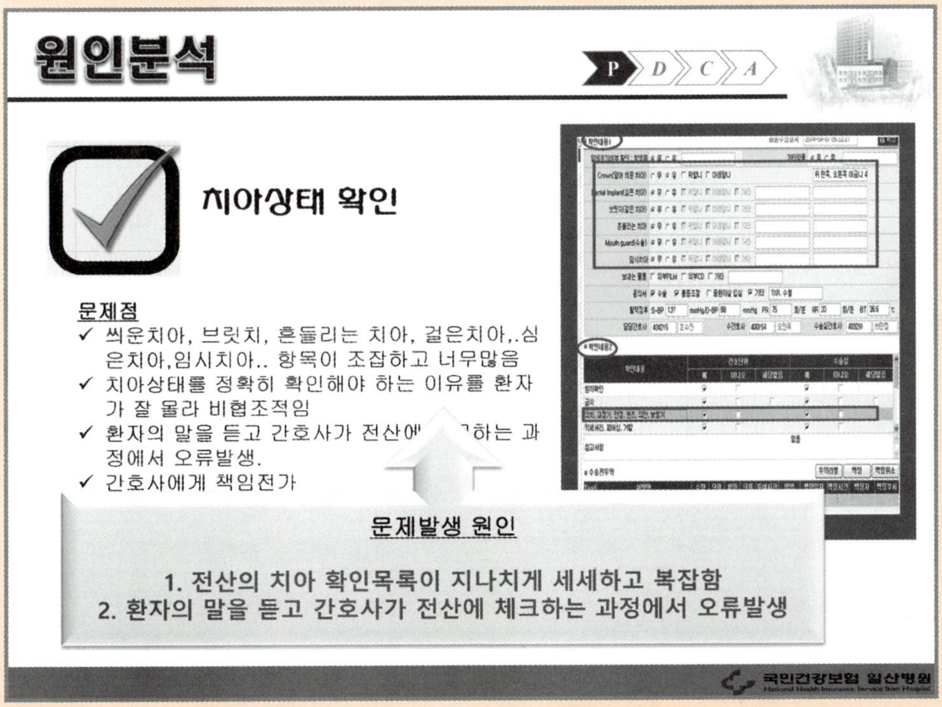
원인분석
P D C A
치아상태 확인
문제점
✓ 씌운치아, 브릿치, 흔들리는 치아, 걸은치아,.심은치아,임시치아.. 항목이 조잡하고 너무많음
✓ 치아상태를 정확히 확인해야 하는 이유를 환자가 잘 몰라 비협조적임
✓ 환자의 말을 듣고 간호사가 전산에 …하는 과정에서 오류발생.
✓ 간호사에게 책임전가
문제발생 원인
1. 전산의 치아 확인목록이 지나치게 세세하고 복잡함
2. 환자의 말을 듣고 간호사가 전산에 체크하는 과정에서 오류발생
국민건강보험 일산병원
National Health Insurance Service Ilsan Hospital

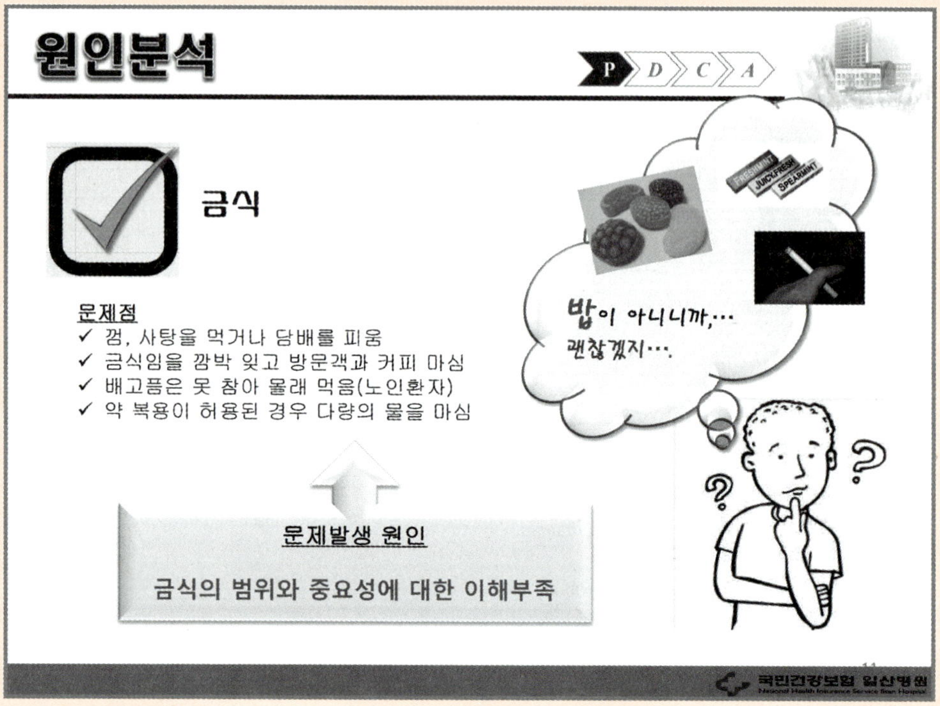
원인분석
P D C A
금식
밥이 아니니까,…
괜찮겠지….
문제점
✓ 껌, 사탕을 먹거나 담배를 피움
✓ 금식임을 깜박 잊고 방문객과 커피 마심
✓ 배고픔은 못 참아 몰래 먹음(노인환자)
✓ 약 복용이 허용된 경우 다량의 물을 마심
문제발생 원인
금식의 범위와 중요성에 대한 이해부족
국민건강보험 일산병원

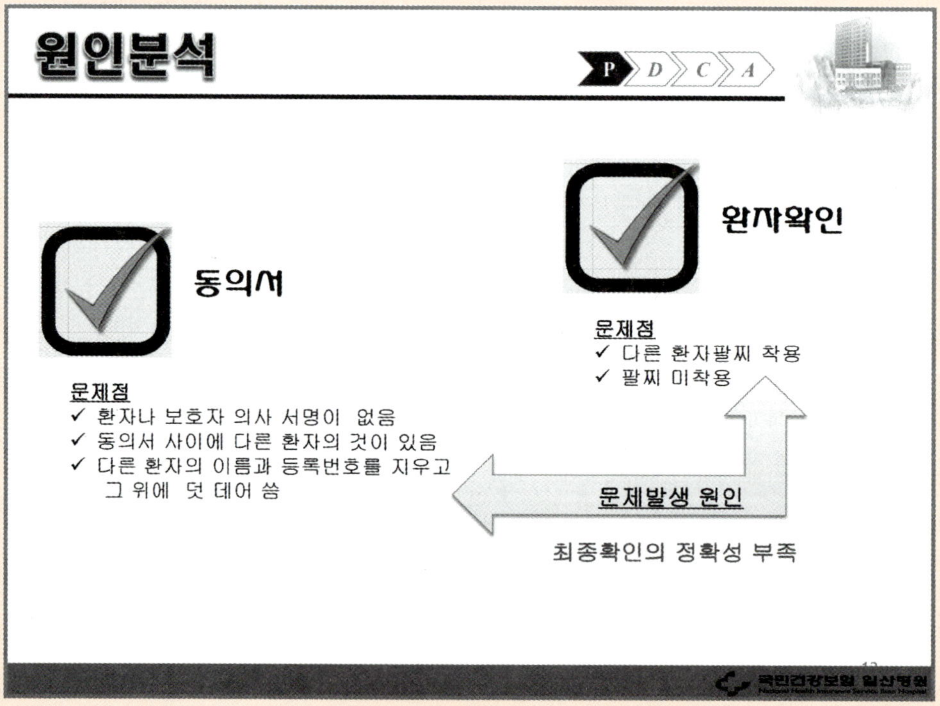
원인분석
P D C A
동의서
문제점
✓ 환자나 보호자 의사 서명이 없음
✓ 동의서 사이에 다른 환자의 것이 있음
✓ 다른 환자의 이름과 등록번호를 지우고 그 위에 덧 데어 씀
환자확인
문제점
✓ 다른 환자팔찌 착용
✓ 팔찌 미착용
문제발생 원인
최종확인의 정확성 부족
국민건강보험 일산병원

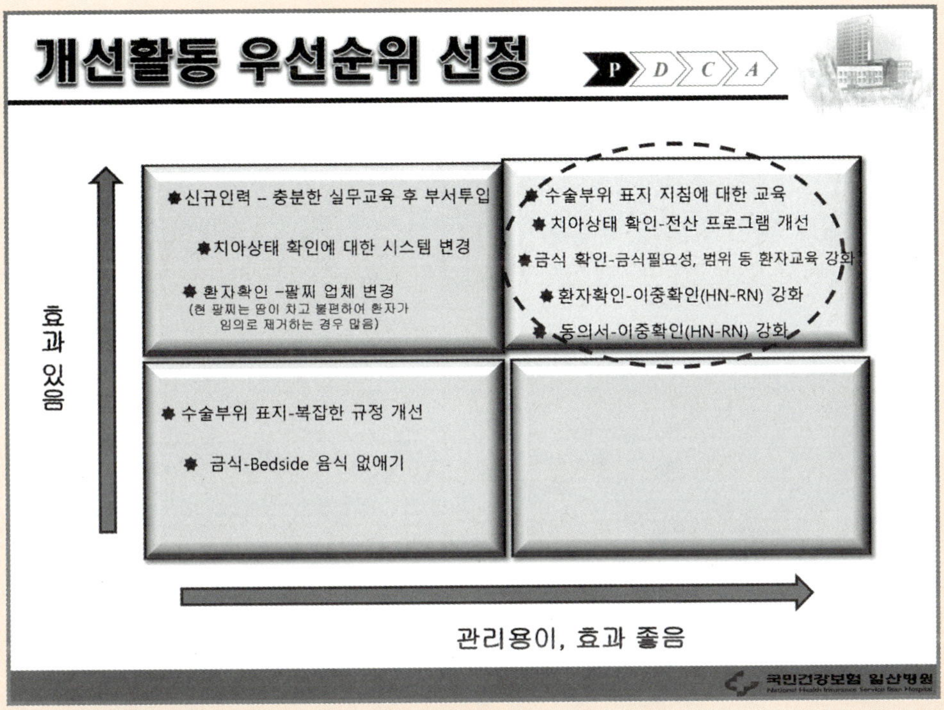
개선활동 우선순위 선정
P D C A
신규인력 – 충분한 실무교육 후 부서투입
치아상태 확인에 대한 시스템 변경
환자확인 –팔찌 업체 변경
(현 팔찌는 땀이 차고 불편하여 환자가 임의로 제거하는 경우 많음)
수술부위 표지 지침에 대한 교육
치아상태 확인-전산 프로그램 개선
금식 확인-금식필요성, 범위 등 환자교육 강화
환자확인-이중확인(HN-RN) 강화
동의서-이중확인(HN-RN) 강화
수술부위 표지-복잡한 규정 개선
금식-Bedside 음식 없애기
효과 있음
관리용이, 효과 좋음
국민건강보험 일산병원

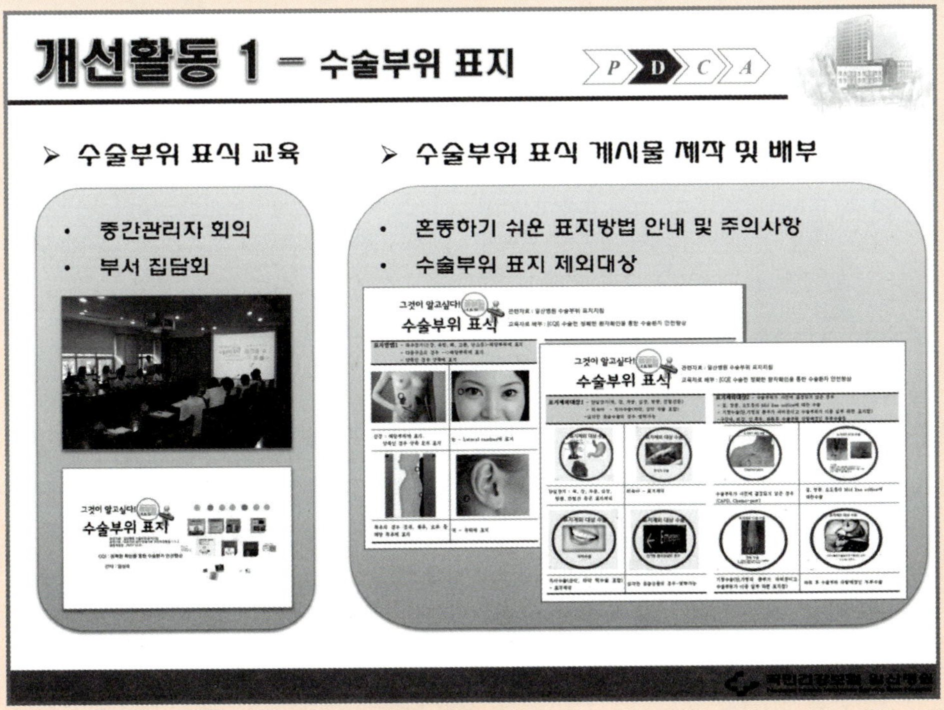
개선활동 1 – 수술부위 표지
P D C A
수술부위 표식 교육
중간관리자 회의
부서 집담회
수술부위 표식 게시물 제작 및 배부
혼동하기 쉬운 표지방법 안내 및 주의사항
수술부위 표지 제외대상
그것이 알고싶다!
수술부위 표식
수술부위 표지
국민건강보험 일산병원

개선활동 2 - 치아확인방법 개선 P D C A

➢ 치아 확인 방법에 대한 사용자 의견 조사

치아상태 확인 방법의 적절성

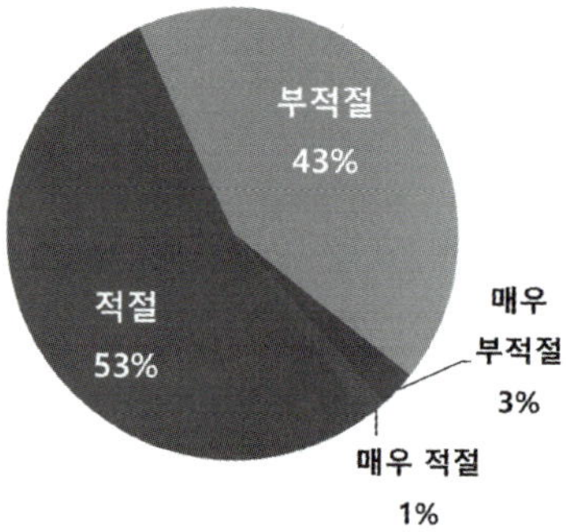

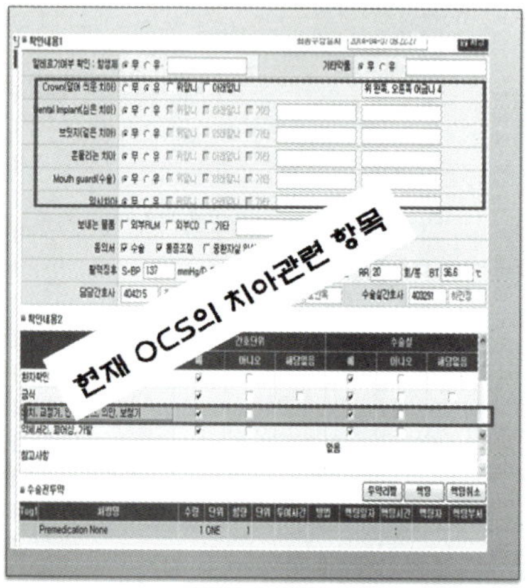

국민건강보험 일산병원
National Health Insurance Service Ilsan Hospital

개선활동 2 - 치아확인방법 개선 P D C A

➢ 치아 확인 방법 변경 및 OCS 반영

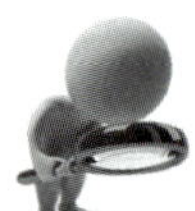

적정진료지원팀,
마취과와 업무 협의
하여 진행함

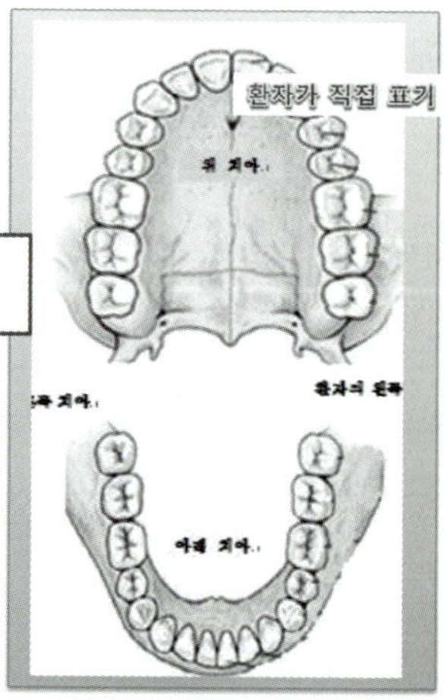

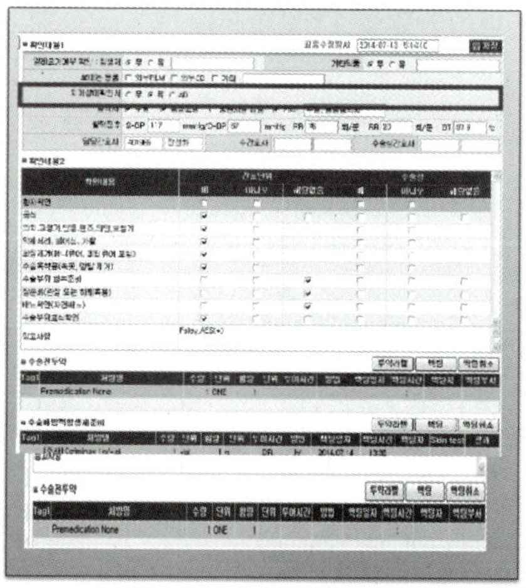

국민건강보험 일산병원
National Health Insurance Service Ilsan Hospital

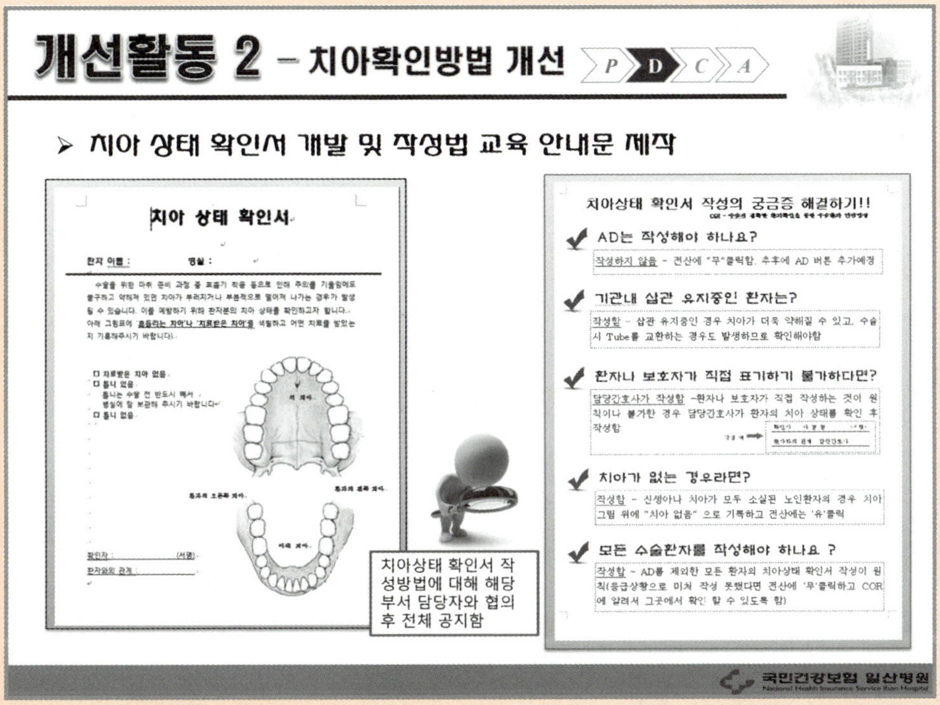
개선활동 2 – 치아확인방법 개선
P D C A
➤ 치아 상태 확인서 개발 및 작성법 교육 안내문 제작
치아 상태 확인서
환자 이름 : 병실 :
수술을 위한 마취 준비 과정 중 흡입기 착용 등으로 인해 주의를 기울임에도 불구하고 약해져 있던 치아가 부러지거나 부분적으로 떨어져 나가는 경우가 발생될 수 있습니다. 이를 예방하기 위해 환자분의 치아 상태를 확인하고자 합니다. 아래 그림표에 '흔들리는 치아'나 '치료받은 치아'를 색칠하고 어떤 치료를 받았는지 기록해주시기 바랍니다.
□ 치료받은 치아 없음
□ 틀니 있음
틀니는 수술 전 반드시 빼서 병실에 잘 보관해 주시기 바랍니다
□ 틀니 없음
확인자 : (서명)
환자와의 관계 :
치아상태 확인서 작성방법에 대해 해당 부서 담당자와 협의 후 전체 공지함
치아상태 확인서 작성의 궁금증 해결하기!!
✔ AD는 작성해야 하나요?
작성하지 않음 - 전산에 "무"클릭함. 추후에 AD 버튼 추가예정
✔ 기관내 삽관 유지중인 환자는?
작성함 - 삽관 유지중인 경우 치아가 더욱 약해질 수 있고, 수술시 Tube를 교환하는 경우도 발생하므로 확인해야함
✔ 환자나 보호자가 직접 표기하기 불가하다면?
담당간호사가 작성함 -환자나 보호자가 직접 작성하는 것이 원칙이나 불가한 경우 담당간호사가 환자의 치아 상태를 확인 후 작성함
✔ 치아가 없는 경우라면?
작성함 - 신생아나 치아가 모두 소실된 노인환자의 경우 치아 그림 위에 "치아 없음" 으로 기록하고 전산에는 '유'클릭
✔ 모든 수술환자를 작성해야 하나요 ?
작성함 - AD를 제외한 모든 환자의 치아상태 확인서 작성이 원칙(응급상황으로 미처 작성 못했다면 전산에 '무'클릭하고 COR에 알려서 그곳에서 확인 할 수 있도록 함)
국민건강보험 일산병원

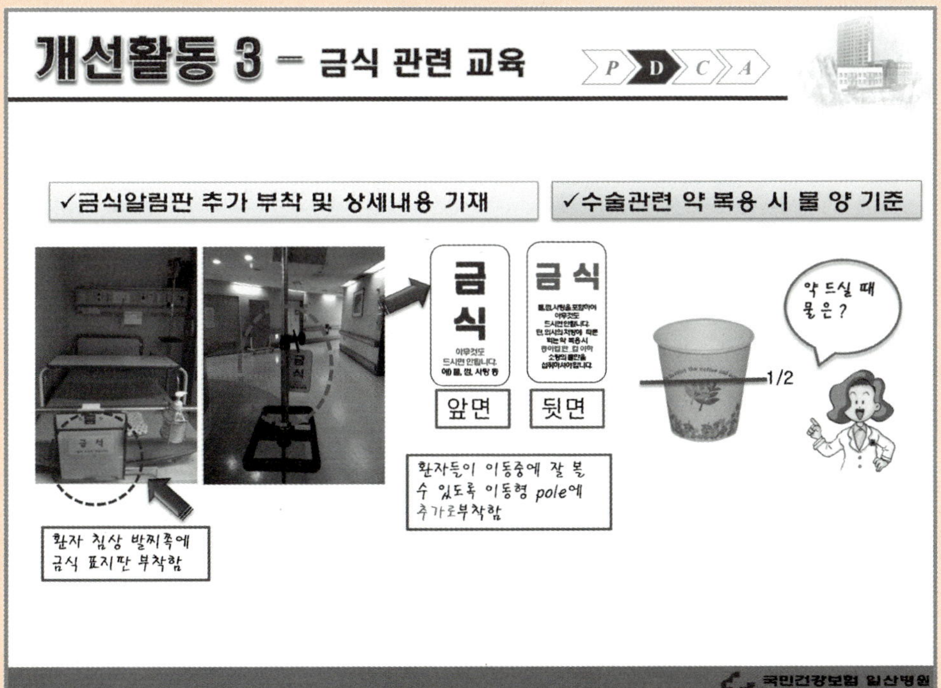
개선활동 3 – 금식 관련 교육
P D C A
✓금식알림판 추가 부착 및 상세내용 기재
✓수술관련 약 복용 시 물 양 기준
금식
금
식
아무것도 드시면 안됩니다.
예) 물, 껌, 사탕 등
금 식
앞면
뒷면
환자 침상 발찌쪽에 금식 표지판 부착함
환자들이 이동중에 잘 볼 수 있도록 이동형 pole에 추가로부착함
약 드실 때 물은?
1/2
국민건강보험 일산병원

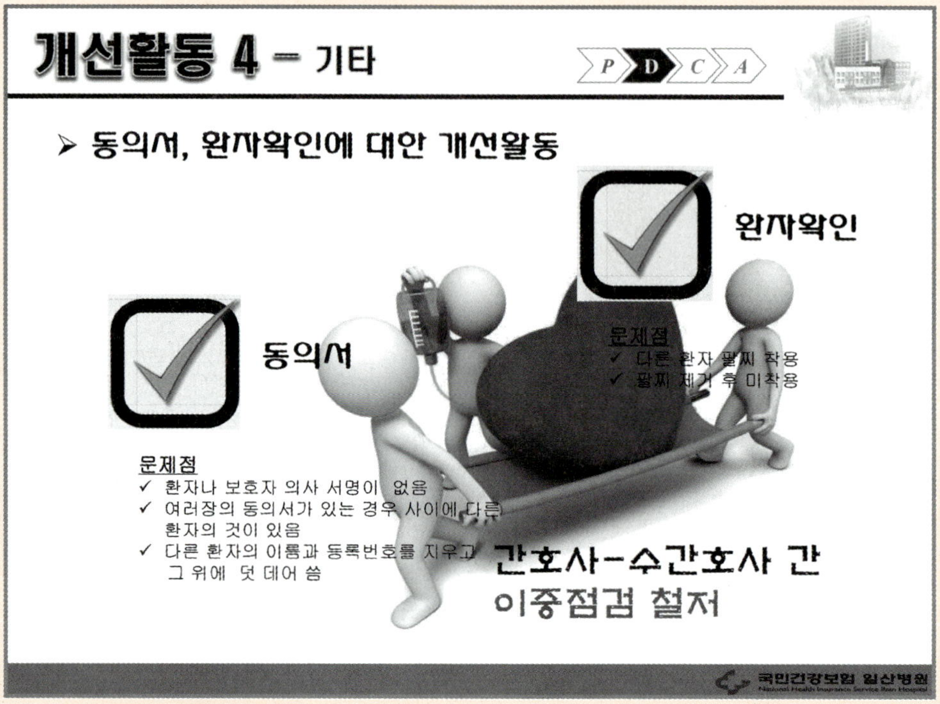
개선활동 4 – 기타
P D C A
➢ 동의서, 환자확인에 대한 개선활동
환자확인
문제점
✓ 다른 환자 팔찌 착용
✓ 팔찌 제거 후 미착용
동의서
문제점
✓ 환자나 보호자 의사 서명이 없음
✓ 여러장의 동의서가 있는 경우 사이에 다른 환자의 것이 있음
✓ 다른 환자의 이름과 등록번호를 지우고 그 위에 덧 데어 씀
간호사–수간호사 간 이중점검 철저
국민건강보험 일산병원

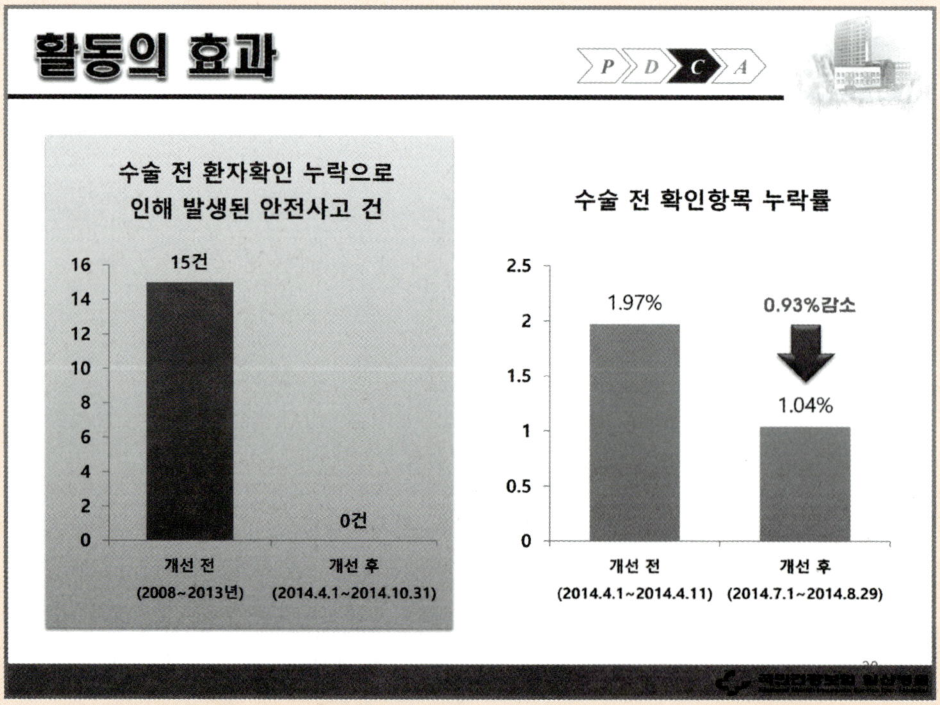
활동의 효과
P D C A
수술 전 환자확인 누락으로 인해 발생된 안전사고 건
16
14
12
10
8
6
4
2
0
15건
0건
개선 전 (2008~2013년)
개선 후 (2014.4.1~2014.10.31)
수술 전 확인항목 누락률
2.5
2
1.5
1
0.5
0
1.97%
0.93%감소
1.04%
개선 전 (2014.4.1~2014.4.11)
개선 후 (2014.7.1~2014.8.29)
국민건강보험 일산병원

활동의 효과

P D C A

▪ 수술 전 확인항목 세부 누락현황

확인항목	개선 전 (2014.4.1~4.11)	개선 후 (2014.7.1~8.29)
관찰치	1,625	12,080
수술부위표식	23	91
치아확인	5	27
금식	2	5
환자확인	2	3
합계	32	126

사후조사 기간의 수술환자 상태 확인 누락률은 1.04%로 나타나 사전조사 대비 감소된 상태로 확인됨.

구분	Check유무		전체	X^2	P
	누락건수(%)	확인건수(%)			
개선 전	32(1.97%)	1593(98.03%)	1,625	10.782	.001
개선 후	126(1.04%)	11954(98.6%)	12,080		
전체	158	13,547	13,705		

국민건강보험 일산병원

활동의 효과

P D C A

▪ 치아상태 확인방법 개선에 대한 사용자 만족도 조사

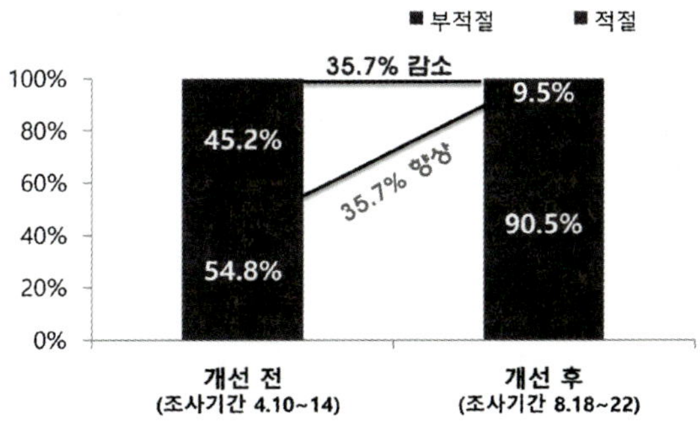

< '적절' 또는 '매우적절' 에 응답한 이유(다중선택 가능)>

1. 전산의 항목이 기존에 비해 단순화되어 이해가 용이하다
2. 의료진에게 책임을 전가하는 일이 감소되었다
3. 환자나 보호자가 직접 표기하는 것이 더 정확하다

	만족수준		전체	X^2	P
	매우 만족 또는 만족(%)	매우 불만족 또는 불만족(%)			
개선 전	40(54.8%)	33(45.2%)	73	23.707	<.001
개선 후	67(90.5%)	7(9.5%)	74		
전 체	107	40	147		

국민건강보험 일산병원

결론 및 제언

P D C A

- 수술 전 정확한 환자 상태 확인이 이루어 지지 못하는 원인을 체계적으로 분석하였다.
- 분석자료를 기초로 수술부위 표지 지침에 대한 구체적인 교육제공, 치아상태 확인방법에 대한 개선, 금식 교육방법의 개선, 동의서, 환자확인 강화 등의 활동이 전개되었다.
- 활동결과 → [지표1] 환자상태 확인 누락으로 적정이나 고객 만족팀에 민원으로 접수된 사례는 2014년 현재까지 없었다.
- 활동결과 →[지표2] 환자상태 확인 누락율은 사전1.97%에서 사후 1.04%로 감소되었다.

국민건강보험 일산병원
National Health Insurance Service Ilsan Hospital

결론 및 제언

P D C A

- 활동결과 →치아상태 확인방법에 대한 사용자 만족도는 사전 54.79%에서 개선된 방법에 대해 매우 만족하거나 만족하는 경우가 91.78%로 큰 폭으로 상승되었다.

본 활동의 결과를 통해 의료진들은 수술환자의 준비상태를 정확히 확인하는 것이 수술환자 안전에 매우 중요하다는 것을 다시 한 번 인식 할 수 있는 계기가 되었다. 또한 개선과정을 통해 수술부위 표지지침에 대한 인식이 향상되었고, 치아상태 확인 방법의 개선으로 업무의 효율성이 증대되었다. 더불어 금식, 동의서, 환자팔찌 확인에 대한 이중점검체계를 확고히 함으로써 더욱 철저한 환자상태 확인 문화를 구축 할 수 있었다

국민건강보험 일산병원
National Health Insurance Service Ilsan Hospital

부록 1. 브레인스토밍 실습 도구

팀 원	아이디어
	• • • • •
	• • • • •
	• • • • •
	• • • • •
	• • • • •
	• • • • •

부록 2. 친화도 실습 도구

부록 3. 특성요인도 실습 도구

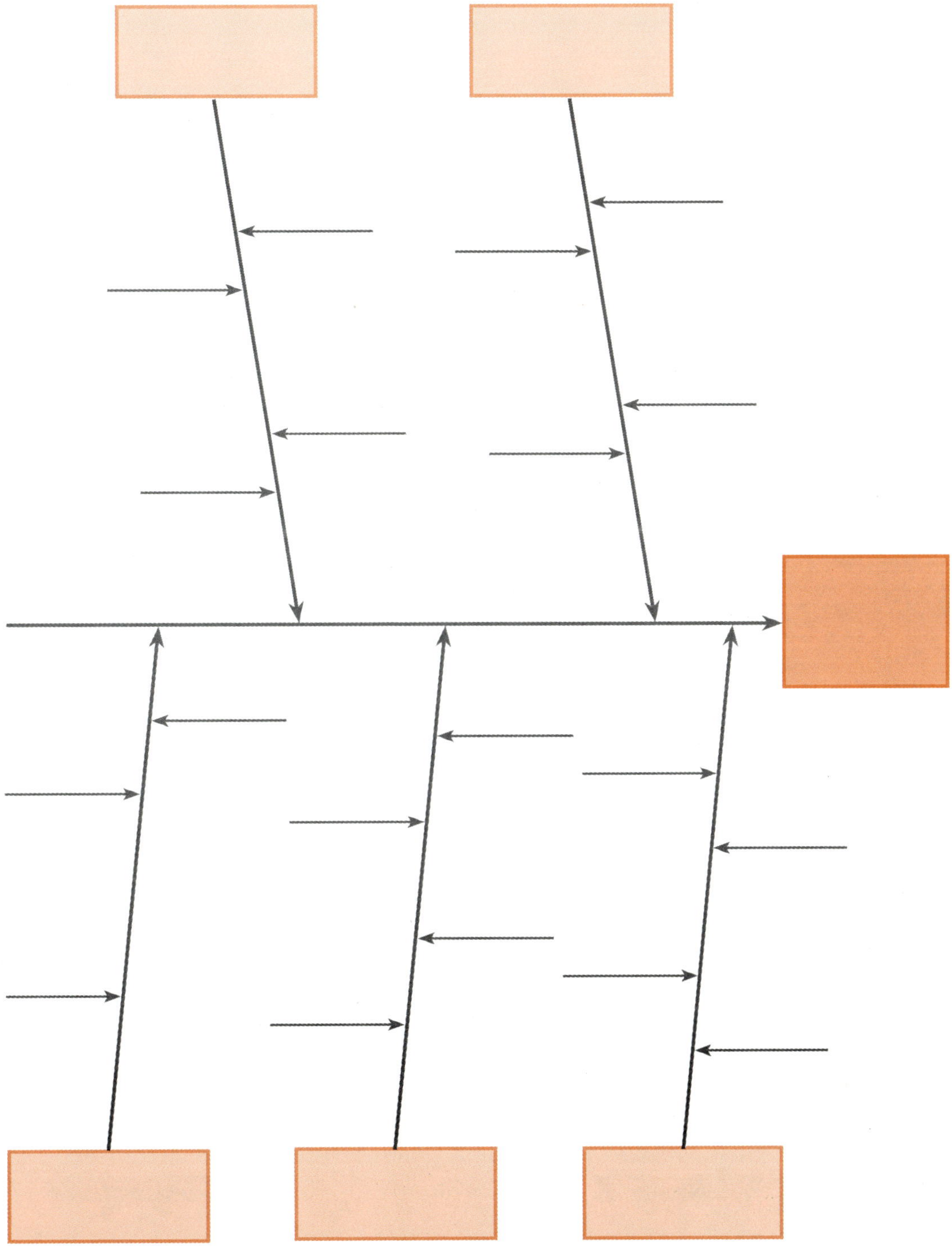

부록 4. 포블록 챠트 실습 도구

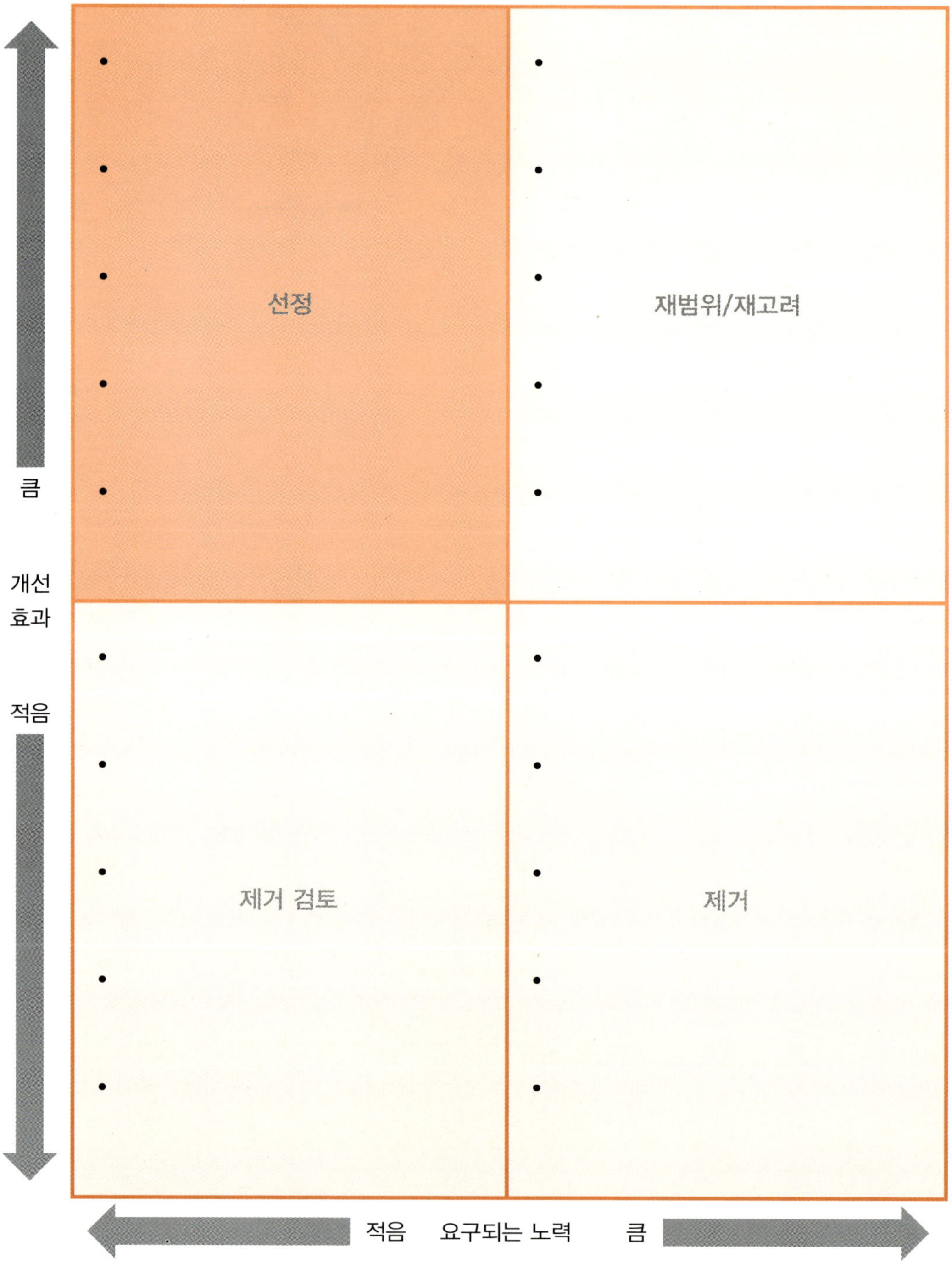

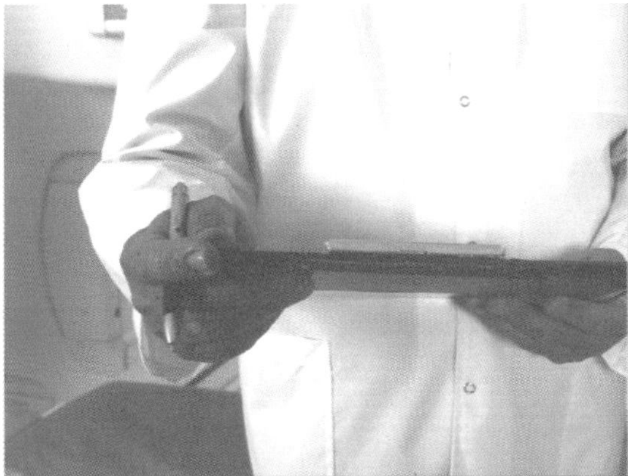

3

QUALITY ASSURANCE

의료의 질 관리 활동

제6장 의료이용도 관리
제7장 주 진료경로
제8장 임상평가지표

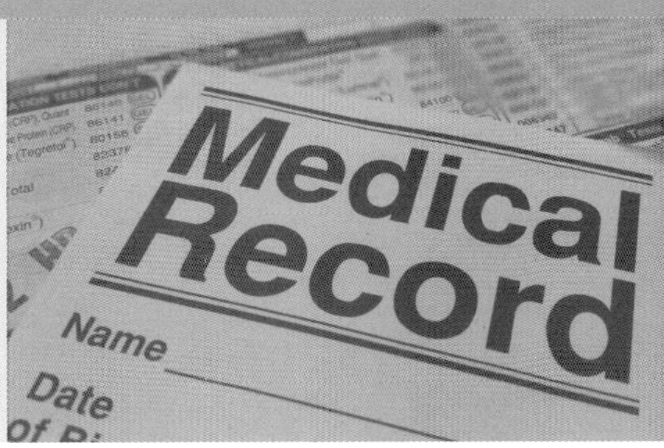

제 6 장 의료이용도 관리

QUALITY ASSURANCE

개 요

이용도 관리 활동은 의료시설과 의료자원이 얼마나 환자의 의료 요구도에 맞게 적절하게 사용되었는가를 평가하는 것으로 부적절한 의료이용을 줄임으로써 의료의 질적인 면을 보장하고 의료비를 절감하는데 목적이 있다.

이용도 조사는 미국의 Medicare/Medicaid 프로그램 도입과 함께 시작되어 캐나다, 호주, 영국 및 유럽에서도 적용하고 있으며, 우리나라도 1990년 중반부터 종합병원과 대학병원에서 불필요한 재원기간을 줄이기 위해 미국에서 개발된 적절성 평가지침을 적용한 이용도 조사를 시행하고 있다.

병원 내에서 이용도 조사 활동이 성공적으로 수행되기 위해서는 평가기준에 대한 내부적인 합의가 도출되어야 하며, 의학적인 측면에서 불필요한 의료이용의 이유를 파악하여 효과적으로 문제점을 해결해야 한다.

학습목표

1. 의료이용도 조사의 개념과 목적을 이해하고 설명할 수 있다.
2. 의료이용도 조사에서 사용되는 평가기준을 이해할 수 있다.
3. 의료이용도 조사의 검토유형을 구분할 수 있다.
4. 적절성 평가지침의 목적을 이해할 수 있다.
5. 적절성 평가지침의 특성을 설명할 수 있다.
6. 지연이유 목록의 개념과 구성을 이해할 수 있다.
7. 의료감사의 개념을 이해할 수 있다.

1 의료이용도 조사

1) 개념 및 목적

의료이용도 관리(utilization management)는 의료시설과 의료자원이 환자의 의료 요구도에 맞게 얼마나 적절히 이용되었는가를 평가하는 것이다. 즉, 환자가 입원을 계획하는 단계부터 퇴원 후 추후관리까지 의료서비스 전과정을 일정한 기준이나 조사도구에 의하여 검토하고 의료서비스의 적절성을 사정하는 활동을 말한다. 의료이용도 관리의 목적은 진료의 질적 수준은 유지하면서 인적, 물적 의료자원을 효율적으로 활용하도록 조절하고자 하는 것이다.

의료이용도 관리의 전신은 의료이용도 조사(utilization review)이며 이는 1950년대 시작된 것으로 초기 병상이 부족한 상황에서 입원치료가 반드시 필요한 환자를 우선적으로 입원시키기 위하여 입원위원회로 하여금 입원의 타당성을 검토하게 하였다. 이에 특정한 의료서비스가 환자의 치료에 필요한 것인지 그리고 그러한 서비스가 적정한 수준과 강도, 비용으로 제공되었는지를 의료보험의 청구명세서나 의무기록 등을 통해 조사하는 방법이다. 이러한 이용도 조사는 부적절한 의료이용을 줄임으로써 의료의 질적인 면을 보장하고, 의료비를 절감하는데 목적이 있다.

2) 필요성

이용도 조사의 필요성은 대상에 따라 다르다. 첫째, 병원 및 의료제공자의 입장에서는 의학적으로 타당한 적정진료의 제공여부를 평가할 수 있고, 병상이용의 효율성을 증가시킬 수 있다. 둘째, 환자의 입장에서는 불필요한 의료비 지출을 줄일 수 있다. 셋째, 정부 및 보험자의 입장에서는 전체 국민의료비를 절감할 수 있다.

표 6-1 의료이용도 조사의 필요성

대상	필요성
병원 및 의료제공자	• 의학적으로 타당한 적정진료의 제공여부를 평가할 수 있다. • 병상이용의 효율성을 증가시킬 수 있다.
환자	• 불필요한 의료비 지출을 줄일 수 있다.
정부 및 보험자	• 전체 국민의료비를 절감할 수 있다.

3) 평가기준

(1) 묵시적 평가기준

묵시적 평가기준(implicit criteria)은 전문가(주로 의사)가 환자의 전체 의무기록을 검토하여 진료의 과정이 적절하였는지를 판단한다. 검토자간의 일치율이 낮고 검토에 많은 비용이 소요되기 때문에 묵시적 기준만을 이용하는 경우는 드물고, 명시적 방법을 보완하는 방법으로 흔히 이용된다. 동일한 환례를 병원 외부의 의사가 검토한 경우 내부 의사가 검토한 경우보다 부적절 사례의 비율이 2배 정도 높다는 결과보고도 있다.

명시적 방법보다 타당성이 높다는 주장이 있으나 검토자의 선정 및 훈련, 검토과정의 구조화, 검토자간 차이의 체계적 해결방법에 따라 성공여부가 좌우된다.

(2) 명시적 평가기준

명시적 평가기준(explicit criteria)은 사전에 적절한 진료에 대한 기준을 설정하여 의사가 아닌 열람자가 의무기록을 검토하여 제공된 진료가 이 평가기준을 충족하는지 여부를 판단한다. 특정진단, 증상 및 증후를 가진 환자의 범주에 대하여 적용할 지침을 사전에 명확하게 설정하여 이에 따라 의료이용의 적절성 여부를 평가하는 방법이다.

환자의 진단명과 치료방법의 수가 많고 치료에 대한 환자의 반응이 다양하며, 동일한 진단에 대해서도 현재 인정되고 있는 진료행위의 종류가 다양하고, 의학기술이 계속해서 빠르게 발전하기 때문에 검토절차도 구조화되어야 한다는 문제점이 있으며, 의사 간, 병원 간 비교를 위해서 많은 수의 사례가 필요하고, 특정 진단명군에 분석이 국한된다는 문제점이 있다.

▶ **진료제공 검토내용**

- 내용
  - 의학적 필요성의 충족도
  - 수술 전 입원기간의 적정성
  - 병원 재원기간의 적정성
  - 검사횟수의 적정성
- **진료제공 장소** : 병원/대체기관(외래, 통원수술센타, 요양원 등)

4) 검토 유형

(1) 전향적 검토(prospective review) : 입원 전 검토

입원의 사전 승인이 필요한 경우 의사가 입원 이유와 진료계획을 기록한 양식이나 구두로 얻은 정보를 근거로 평가한다.

(2) 재원 중 검토(concurrent review) : 입원 중 검토

재원환자들에 대하여 병상과 기타 병원시설 이용의 적절성을 검토하고 모든 입원자들의 재원기간 및 재원기간 연장의 타당성을 검토하여 연장을 승인해 준다. 의사가 개개환자를 대상으로 적절성 여부에 대한 심층적 판단에 이용할 수 있다.

(3) 후향적 검토(retrospective review) : 퇴원 후 검토, 사후심사

시행이 가장 쉽고 다수의 환자를 대상으로 적용이 가능하다. 다음 날의 의학적 처치에 대한 불확실성에 의한 모호함이 없고, 검토의 결과가 환자에 직접적인 영향을 미치지 않으므로 검토자가 보다 객관적일 수 있는 장점이 있다.

(4) 선별적 중점검토(focused review)

검토가 필요한 중요사항을 선택하여 집중적으로 의료서비스와 시설 등의 이용실태를 중점적으로 검토한다.

표 6-2 의료이용도 조사의 검토 유형

검토유형	내용
전향적 검토	• 입원전 입원의 타당성 검토 • 응급은 제외
재원 중 검토	• 재원기간 및 연장의 타당성 • 재원 중 병원시설의 적절성 • 퇴원계획 수립
후향적 검토	• 환자 퇴원 후에 의무기록을 검토 • 제공된 의료서비스 내용 및 필요성과 적절성 • 과잉 또는 과소진료여부 검토
선별적 중점검토	• 검토가 필요한 중요사항을 선택 • 의료서비스와 시설 등의 이용실태를 중점적으로 검토

▶ 퇴원계획(discharge planning)

• 의의
  - 최근에 이용되는 의료이용도 관리의 구성요소로서, 퇴원 후 가정진료가 더 필요한 환자의 퇴원관리를 하는 경우 병원의 응급실이나 재입원이 감소되어 효율적 의료이용관리가 가능함

• 퇴원환자 관리의 목적
  - 부당한 퇴원을 방지
  - 퇴원 후 환자의 사고발생 방지
  - 퇴원 후 환자의 적절한 관리 유지

2 적절성 평가지침

적절성 평가지침(appropriateness evaluation protocol, AEP)은 입원 및 재원이 적절하게 이루어졌는지를 효과적으로 판단하기 위한 도구이다. 즉, 부적절 의료이용에 대하여 발견하는 선별도구(screening tool)이다.

이는 1981년에 미국에서 Gertman과 Restuccia에 의해 개발되어 전 세계적으로 가장 많이 사용되고 있으며, 몇몇 국가들은 이를 적용하여 병상이용의 적절성을 평가하는 연구를 활발히 진행시키고 있다. 적절성 평가지침을 대규모의 표본에 적절히 적용하면 부적절한 의료서비스 이용의 비중을 정확히 판단할 수 있어서 입원 및 퇴원의 적절성 조사에 주로 적용하고 있다.

한국 AEP 도구의 재원일 적정성 항목에 대해서는 황지인(2005)의 연구에서 미국 AEP 항목을 기준으로 수정, 제안된 바 있다. 미국의 AEP 재원일 적정성 항목 중 일부는 국내 병원의 현실과 맞지 않다고 판단하여, 3차대학병원의 QA위원회(진료각과 의사 10명, 간호사 2명)의 검토 후 수정하였다. 성인용 25개 항목(의사서비스 기준 10항목, 간호/생명지원 서비스 기준 7항목, 환자상태 기준 8항목)을 수정 제안하였다.

1) AEP의 목적

환자가 급성진료시설에서 치료 받을 필요가 있는지 여부와 그 치료의 시기가 적절했는지 여부를 판단하고자 하는 것이다.

2) AEP의 기준

(1) 입원기준

① 입원이 의학적으로 필요한지 여부를 판정

② 서비스의 강도, 환자의 상태, 중증도를 고려하여 판단

③ 내과계와 외과계로 구분하며 성인용 기준(16개 항목), 소아용 기준(20개 항목)

(2) 재원일 기준

① 매일 매일의 재원일이 의학적으로 필요한지 여부를 판단

② 의사서비스, 간호서비스, 환자상태 요인으로 구성하여 판단

③ 성인용 기준(25개 항목), 소아용 기준(28개 항목)

(3) 수술기준

① 외과계 수술 환자에서 수술시점과 수술장소가 적절한지를 판정

② **수술장소**

- 입원이 필요로 하는 수술여부 판단(14개 항목)
- 동반질환이나 수술 후 후유증 발생의 위험성도 판단

③ **수술시점**

- 입원 당일 수술 시행을 표준(16개 항목)
- 수술 전 특수 검사 및 치료, 환자상태, 수술의 취소 등 입원 당일에 수술이 행해지지 못한 정당한 이유 반영

3) AEP의 특성

(1) 진단명에 무관하게(diagnosis-independent) 적용

AEP는 적절성을 평가하는 일반적인 의학적 기준으로 구성되어 있으므로 대부분의 진료과에 모든 환자를 대상으로 모두 적용할 수 있다.

(2) 적절성에 대한 의학적 판단

적절성 평가지침은 의학적 필요에 근거하여 적절성 여부를 판단하기 때문에 사회적 조건

이나 병원환경 등과 같은 요인은 적절성 판단에 영향을 미치지 않는다.

예를 들어, 환자의 거주지가 병원과 멀리 떨어져 있어서 외래를 통해 지속적인 진단 및 치료를 받을 수 없다고 하더라도 꼭 입원해서 진단이나 치료를 받아야 할 의학적인 이유가 없는 경우는 부적절한 재원으로 판단한다.

(3) 높은 신뢰도 및 타당도

적절성 평가지침은 입원 의료이용의 적절성을 평가하는 다른 의료이용검토(utilization review) 도구들에 비하여 높은 신뢰도와 타당도를 가지고 있다. AEP는 적절성 여부를 판단하는데 있어서 명시적인 기준(explicit criteria)을 사용하기 때문에 조사자가 다르더라도 그 결과의 신뢰도는 매우 높은 것으로 알려져 있다.

(4) 의사 외의 의료인도 조사 가능

적절성 평가지침은 의사가 아닌 의료인이라도 조사할 수 있도록 개발되었다. 실제로 AEP에 대한 조사는 대부분의 경우 간호사가 수행하고 있다.

4) AEP를 이용한 이용도 조사 시 고려해야 할 사항

(1) 조사계획의 수립

조사계획 수립 시 조사시점, 수립빈도, 누가 자료를 수집할 것인지, 표본추출은 어떻게 할 것인지 등에 대하여 다음과 같은 사항을 고려한 후, 소요인력 및 비용을 추정하고, 조사결과의 보고 및 활용계획에 대하여 수립해야 한다.

표 6-3 조사계획 수립 시 고려 사항

고려할 점	내용
• 조사시점	입원 전/ 입원 중/ 퇴원 후
• 조사계획 수립 빈도(얼마나 자주)	매일, 매월, 매분기 등
• 자료 수집자(누가)	집중형: 별도 검토자 분산형: 각 병동
• 표본추출방법	전수조사 표본조사

(2) 조사계획 보고 및 승인(최고경영진)

조사계획을 확정하고, 조사에 동원되는 인력과 비용을 승인한다.

(3) AEP 기준 적용에 대한 의료진의 의견수렴

AEP 기준을 각 진료과별로 회람하고 병원실정에 맞도록 기준을 조정해야 효과를 얻을 수 있다. 이러한 기준을 적용할 때는 타 병원의 사례를 충분히 검토하고 참고해야 한다. 또한 번복기준(override option) 적용시 참조한다.

(4) 조사자의 교육, 훈련

조사자의 충분한 이해에 대한 사전 교육은 매우 중요하며, 이런 교육 없이 신뢰성 있는 조사 자료를 기대하기는 어렵다.

(5) 의료진(진료과, 병동)의 협조

의료진 및 간호부서의 협조는 구체적이고 실무적인 AEP 작성을 위해 필수적이며, 또한 의무기록을 담당하는 보건의료정보관리사의 적극적인 협조는 자료수집 양식을 작성하는데 중요하다.

(6) 부적절한 입원 또는 재원의 이유를 파악하기 위한 목록 작성

예를 들어, Delay Tool 등을 이용하여 부적절한 입원의 사례를 찾아내고, 목록을 의료기관의 사정에 맞게 작성한다.

(7) 자료수집 양식의 작성

병원별로 실정에 맞도록 자료수집 양식을 작성하고, 포함되어야 할 사항을 분석 목적에 따라 다음과 같이 조정한다.

(8) 자료의 수집

분산형의 경우에는 조사서가 정확히 기록되었는지 자료 회수 시 검토가 필요하다.

(9) 자료의 분석 및 결과보고

통계분석한 후 보고서를 작성하고, 결과를 보고한다.

표 6-4 자료수집에 포함되어야 할 사항

포함되어야 할 사항	내용
• 환자의 일반적 특성	성, 연령, 등록번호 등
• 병원 재원의 특성	진료과, 재원일수, 지정진료 여부, 입원일 등
• 해당 AEP 기준	적용기준의 종류, 해당기준의 번호
• 번복기준(override option) 적용 여부 • 부적절한 재원의 이유	

※ 미국 AEP의 재원일 적정성 항목

- 재원일 적정성은 재원기간 동안 일별 입원진료 필요성을 평가하는 것으로 1일 단위로 만족 여부를 판단한다.
- 미국 AEP 도구의 재원일 적정성 항목은 성인용 25개 항목, 소아용 28개 항목으로 구분되어 있다.

표 6-5 미국 AEP 성인 재원일 기준

A. Medical Services
Procedure in operating room that day Procedure in operating room scheduled the next day, requiring preoperative consultation or evaluation Cardiac catheterization that day Angiography that day Biopsy of internal organ that day Thoracentesis or paracentesis that day Invasive central nervous system diagnostic procedure (e.g., lumbar puncture, cisternal tap, ventricular tap, pneumoencephalography) that day Any test requiring strict dietary control for the duration of the diet New or experimental treatment requiring frequent dose adjustments under direct medical supervision Close medical monitoring by a physician at least three times daily (observations must be documented in record) Postoperative day for any procedure covered in number 1, or 3–7 above
B. Nursing / life-support service
Respiratory care – intermittent or continuous respirator use and/or inhalation therapy (with chest physical therapy, intermittent positive pressure breathing) at least three times daily

Parenteral therapy – intermittent or continuous intravenous fluid with any supplementation (electrolytes, protein, medications)
Continuous vital sign monitoring, at least every 30 minutes, for at least four hours
Intramuscular and/or subcutaneous injections at least twice daily
Intake and output measurement
Major surgical wound and drainage care (e.g., chest tubes, T–tubes, hemovacs, Penrose drains)
Close medical monitoring by nurse at least three times daily under physician's orders

C. Patient condition

Within 24 hours on day or before day of review: inability to void or move bowels (past 24 hours) not attributable to neurological disorder
Within 48 hours on day of or before day of review:
transfusion due to blood loss
ventricular fibrillation or ECG evidence of acute ischemia, as stated in progress note or in ECG report
fever at least 101℉ rectally (at leat 100℉ orally), if patient was admitted for reason other than fever
coma–unresponsiveness for at least one hour
acute confusional state, not due to alcohol withdrawal
acute hematologic disorders, significant neutropenia, anemia, thrombocytopenia, leukocytosis, erythrocytosis, or thrombocytosis, yielding signs or symptoms
progressive acute neurological difficulties
Within 14 days before day of review: occurrence of a documented, new acute myocardial infarction or cerebrovascular accident (stroke)

표 6-6 미국 AEP 소아 재원일 기준

A. Medical care

Procedure in operating room that day
Procedure scheduled in operating room the next day, necessitating preoperative consultation or evaluation
Cardiac catheterization that day
Angiography that day
Biopsy of internal organ that day
Thoracentesis or paracentesis that day
Invasive central nervous system diagnostic procedure that day (e.g., lumbar puncture, cisternal tap, ventricular tap, pneumoencephalography)
Gastrointestinal endoscopy that day
Any test requiring strict dietary control for the duration of the diet
New or experimental treatment requiring frequent dose adjustments with direct medical supervision
Close medical monitoring by a doctor at least three times daily (observations must be documented in record)
Postoperative day for any procedure described in number 1, or 3–8 above

B. Nursing/Life support services
Respiratory care–intermittent or continuous respirator use and/or inhalation therapy (with chest physical therapy, intermittent positive pressure breathing) at least three times daily, isoetharine hydrochloride (Bronkosol) with oxygen, Oxyhoods, oxygen tents
Parenteral therapy–intermittent or continuous IV fluid with any supplementation (electrolytes, protein, medications)
Continuous vital sign monitoring, at least every half hour for at least 4 hours
IM and/or subcutaneous injections at least twice daily
Intake and/or output measurement
Major surgical wound and grainage care(eg, chest tubes, t tubes, Hemovacs, Penrose drains)
Traction for fractures, dislocations, or congenital deformities
Close medical monitoring by nurse at least 3 times daily with doctor's orders
C. Patient status
(being reviewed the day before the day of care)
Inability to void or move bowels, not attributable to neurologic disorder– usually a postoperative problem
(Being reviewed within 2 days before the day of care)
Transfusion related to blood loss
Ventricular fibrillation or ECG evidence of acute ischemia, as stated in progress note or in ECG report
Fever above 38.3℃ rectally (at least 37.8℃ orally), if the patient was admitted for a reason other than fever;
Coma– unresponsiveness for at least one hour
Acute confusional state, including withdrawal from drugs and alcohol
Acute hematological disorder– significant neutropenia, anemia, thrombocytopenia, leukocytosis, erythrocytosis, or thrombocytosis–yielding signs or symptoms
Progressive acute neurological difficulties

3 Ambulatory Care Sensitive Conditions (ACSC)

1) 개요

ACSC란 적시의 효과적인 외래 의료서비스를 이용할 경우 의학적으로 입원 가능성을 감소시킬 수 있는 질환을 말한다. 1990년대 초반 미국 United Hospital Fund of New York의 Ambulatory care access project의 책임 연구자인 John Billings와 그의 연구진에 의해 최초로 개발되었다. 해당 질병들로는 고혈압, 당뇨병, 만성 심부전, 만성 폐쇄성폐질환 등과 같은 만성질환이 포함되어 있다. [표 6-7]은 2016년 미국의 공공기관 홈페이지에서

가용한 ACSC의 목록이다.

ACSC 입원율은 세계 다수의 국가(미국, 캐나다, 영국, 호주, 독일, 덴마크, 이태리, 대만, 브라질 등)에서 의료제공체계의 접근성 및 성과지표로 체계적으로 분석되고 있다. 미국에서 개발된 원안을 각 국가의 의료체계에 적합하도록 보완하여 적용하였다.

표 6-7 미국 Ambulatory Care Sensitive Conditions(2016)

Ambulatory Care Sensitive Condition	ICD-9-CM Code(s)	Comments
Congenital syphilis	[090]	Secondary diagnosis for newborns only
Immunization-related and preventable conditions	[033, 037, 045, 320.0, 390, 391]	Hemophilus meningitis [320.2] age 1-5 only
Grand mal status and other epileptic convulsions	[345]	
Convulsions "A"	[780.3]	Age 0-5
Convulsions "B"	[780.3]	Age >5
Severe ear, nose, and throat infections	[382, 462, 463, 465, 472.1]	Exclude otitis media cases [382] with myringotomy with insertion of tube [20.01]
Pulmonary tuberculosis	[011]	
Other tuberculosis	[012-018]	
Chronic obstructive pulmonary disease	[491, 492, 494, 496, 466.0]	Acute bronchitis [466.0] only with secondary diagnosis of 491, 492, 494, 496
Bacterial pneumonia	[481, 482.2, 482.3, 482.9, 483, 485, 486]	Exclude case with secondary diagnosis of sickle cell [282.6] and patients <2 months
Asthma	[493]	
Congestive heart failure	[428, 402.01, 402.11, 402.91, 518.4]	Exclude cases with the following surgical procedures: 36.01, 36.02, 36.05, 36.1, 37.5, or 37.7
Hypertension	[401.0, 401.9, 402.00, 402.10, 402.90]	Exclude cases with the following procedures: 36.01, 36.02, 36.05, 36.1, 37.5, or 37.7
Angina	[411.1, 411.8, 413]	Exclude cases with a surgical procedure [01-86.99]
Cellulitis	[681, 682, 683, 686]	Exclude cases with a surgical procedure [01-86.99], except incision of skin and subcutaneous tissue [86.0] where it is the only listed surgical procedure

Ambulatory Care Sensitive Condition	ICD-9-CM Code(s)	Comments
Skin grafts with cellulitis	[DRG 263, DRG 264]	Exclude admissions from skilled nursing facility / Intermediate care facility
Diabetes "A"	[250.1, 250.2, 250.3]	
Diabetes "B"	[250.8, 250.9]	
Diabetes "C"	[250.0]	
Hypoglycemia	[251.2]	
Gastroenteritis	[558.9]	
Kidney/urinary infection	[590, 599.0, 599.9]	
Dehydration – volume depletion	[276.5]	Examine principal and secondary diagnoses separately
Iron deficiency anemia	[280.1, 280.8, 280.9]	Age 0–5 only, and examine principal and secondary diagnoses separately
Failure to thrive	[783.4]	Age <1 only
Pelvic inflammatory disease	[614]	Women only denominator – exclude cases with a surgical procedure of hysterectomy [68.3–68.8]
Dental Conditions	[521, 522, 523, 525, 528]	

2) ACSC 입원율 지표

ACSC 관련 질환은 일차의료의 접근성이 개선되면 입원율이 감소되는 것으로 알려져 있어서 미국 등 여러 국가에서 범세계적으로 지역사회단위(small area)에 일차 보건의료의 접근도와 더 나아가 성과수준을 객관적 · 일관적으로 비교 · 평가하기 위한 지표로 널리 쓰였다.

ACSC 입원율 지표의 우수성은 다음과 같다. 첫째, 지표의 측정에 객관성이 보장되어 다른 지역사회나 국가 간 타당한 비교가 가능하다는 것이다. 둘째, 보건의료인력과 시설의 분포뿐 아니라 이용을 종합적으로 표현한다는 것이다.

3) 국외와 국내의 ACSC 입원율 연구현황

국외에서는 다양한 국가와 많은 연구자들에 의해 ACSC 입원율이 지역별, 특정질환별 또는 인구연령층별로 비교, 분석되었다. 아래 [표 6-8]과 같다(건강복지정책연구원, 2016). ACSC 입원율의 변이와 관련된 특성에 대한 연구에서는 지역의 특성뿐 아니라 의료기관이나 환자의 특성들도 고려하고 있는데, 지역의 도시·농촌 구분, 의료기관의 수, 소유형태, 인구당 의사수, 의료기관 형태(영리 vs. 비영리) 등의 변수를 이용하였다. 또한 특정 인구층만을 연구대상으로 하는 연구도 존재하였다(Zhang Y. et al, 2014; 건강복지정책연구원, 2016).

국내 ACSC를 적용한 연구로는 장애인을 연구대상으로 하거나, 질병의 전반적인 입원 양상을 관찰한 것이다. 특히, ACSC 입원에 영향을 주는 특성으로 유의하게 나타난 변수들로는 소득수준 또는 보험가입여부 등으로 분석되었다. 또한 최근의 연구에서는 ACSC 입원율 지표를 접근성 보다는 효율성 지표로 사용할 수 있는 가능성에 대하여 분석하였다(김양균 외, 2005; 손창우, 2015).

표 6-8 국가별 ACSC 입원율 비교 분석

연도	연구대상	국가	대상질병	연구결과
2012	systematic review			• 1차의료 접근성이 높은 지역일수록 ACSC 입원율은 낮아짐
2012	discharge recrods	Brazil	ACSCs	• describe trends • geographic distributions • 10,000명의 주민에 대한 병원입원율은 나이와 성별에 따라 표준화됨
2011	aged 18 to 64 years	US	non-ACSC vs. ACSC	• no-insurance patients have shorter LOS • control for age, sex, and race • 비보험 환자들은 입원기간이 짧음 • 영리병원들은 정부가 운영하는 병원과 비영리 병원들에 비해 환자들의(ACSC, non-ACSC) 재원일수가 김
2011	adults(18+)	US (TN)	12 PQI (Prevention Quality Indicator, AHRQ)	• chronic vs. acute, gender, race, insurance types, managed care, ER use • 전체 입원율은 증가했지만 전체 의료비용은 줄어듦
2011	Medicare beneficiaries	US	12 ACSCs	• annual individual-level outcomes (mortality, ACSCrates, Medicare spending) adjusted for individual characteristics and geographic area variables • per 1,000 beneficiaries • 6,542개의 지역은 1차 보건의료가 가능함 • 1차 보건의료에 종사하는 의료인력이 많을수록 health outcome 이 좋음

연도	연구대상	국가	대상질병	연구결과
2011	Californial adults 18+	US (California)	hypertension, CHF	• crude, prevalence-adjusted, aged-adjusted, age-and prevalence-adjusted rates • disease prevalence should be incorporated • 100,000명 중 한명은 ACSC를 가지고 있다고 보고함
2011	42,382 children	US (Alabama)	pneumonia, dehydration, appendix, UTI, gastroenteritis, severe ENT infection	• ACSC관련 입원과 응급실방문은 흔치않지만 시간이 지나도 줄어들지 않음
2011	aged 65+	Denmark	angina, heart failure, copd, hypertension	• age, gender adjusted population rates for hospitalizations • DHS의 입원율, 재입원율은 상당히 높음 • 100명당 1.01명
2010	aged 12+	Canada	Type 2 Diabetes	• 지역에 따른 의료이용 패턴은 입원 유무에 중요함(도시/시골) • GP진료 = lower risk • 전문의 진료 = higher risk
2010	Veterans	US	adjusted ACSC list	• ACSC환자 1000명당 입원율 • 분석단위 : VHA 메디컬 센터 또는 병원 • 10년 동안 58%가 줄음
2010	6476 diabetic patients	Taiwan	Diabetes	• developed UPC(usual provider continuity) index = ratio of doctor visits that pts see often to the total of doctor visits • 당뇨에 관련된 단기 및 장기간 ACSC 입원 • 네 번 이하로 방문한 환자는 제외
2009	patients discharge records	US(TN)	Potentially Avodiable Hospitalizations (PHA, AHRQ)	• RR of a PAH(= the # of hosptalizations for a particular ACSC per population at risk in a given year) • 해당연도의 위험인구당 ACSC 특정 질병 입원자수 • 100,000명의 일반인구 당 입원수
2009	aged 18+	US(South California)	12 ACSCs	• 지역단위 • 응급실 방문이 잦은 나라일수록 일차의료 접근성이 낮음
2009	20-64 years adults	Italy	6 chronic ACSCs (diabetes, hypertension, CHF, angina, COPD, asthma)	• 10,000명을 기준으로 연령 표준화된 ACSC 환자 비율은 26.1 per 10,000임 • 모든 ACSC 질병들은 사회경제적 특성과 관련성이 있음

4 Program for Evaluating Payment Patterns Electronic Report(PEPPER)

1) 개요

CMS(Centers for Medicare & Medicaid Services)의 산하 TMF Health Quality Institute에서 개발한 PEPPER(Program for Evaluating Payment Patterns Electronic Report)는 의료서비스 제공자로 하여금 Medicare 부적절 청구의 위험을 평가하도록 해주는 교육용 프로그램이다. 즉, 이를 통해 부적절한 지급의 위험 영역을 발굴하고 재정적 부담을 감소시키자는 것이다.

PEPPER는 해당병원의 diagnosis-related groups(DRGs) 또는 Medicare severity-adjusted DRGs(MS-DRGs)를 다른 병원과 비교 검토하여 해당 병원의 극단적인 분포여부를 결정한다. 또한 진료에 필요한 자원이 비슷한 동일 질병군에서 더 많은 또는 더 적은 자원이 소모되는 경우 잠재적 감시의 위험이 높은 것으로 분류되고, 병원 내부 평가의 높은 우선순위를 차지하게 된다.

2) 작용기전

PEPPER를 통해 당해 의료기관의 청구통계량을 지역, 전국단위의 통계량과 비교하여 제공함으로써 입원 부적정 청구의 위험을 모니터링하고 감시한다. 특히, Medicare환자의 청구건을 대상으로 진단명 기준 환자군(DRGs), 청구서(billing), 입력(coding), 입원 적절성(admission necessity), overcoding, undercoding, overpayments, underpayments 등 부적절 지불의 위험성이 있는 데이터를 감사(auditing) 및 모니터링(monitoring)하는 프로그램이다. CMS에서 청구된 각 병원의 데이터를 정리한 후 Microsoft Excel의 형태로 각 병원에 제공하며 대상영역(target area)별로 부적정 위험성이 있는 결과를 그래프, 백분율로 의료기관에 제공한다. 기준치 이상 혹은 이하의 경우는 입력, 입원적절성, over 및 under코딩 등 부적절 지불의 위험성을 의미한다.

3) PEPPER 데이터 환류

PEPPER는 퇴원 및 부적절 청구가능성이 높은 공급자 맞춤형 Medicare 통계자료를 제

※ 대상영역(Target Area)

target area란 부적절한 메디케어 지불의 위험성이 있는 영역을 말한다.

• 대상영역

Stroke Intracranial hemorrhage, Respiratory infections, simple pneumonia, septicemia, unrelated OR procedure, Medical DRGs with CC or MCC, surgical DRGs with CC or MCC, Single CC or MCC, Excisional Debridement, Ventilator support, Transient Ischemic attack, Chronic obstructive pulmonary disease, Defibrillator implant total systems, Percutaneous cardiovascular procedures, Syncope, Other circulatory system diagnoses, Other digestive system diagnoses, Medical back problems, Spinal fusion, three-day skilled nursing facility-quantifying admissions, 30-day readmission to same hospital or elsewhere, 30-day readmissions to same hospital, two-day stays for medical DRGs, two-day stays for surgical DRGs, one-day stays for medical DRGs, one-day stays for surgical DRGs, same-day stays for medical DRGs, same-day stays for surgical DRGs가 있음

• 대상영역의 지표산출을 위한 분모와 분자

- 분자: 문제가 있는(불필요한 입원 혹은 입력오류 등) 것으로 판단되는 퇴원건[Discharges identified as problematic(likely to be miscoded or admitted unnecessarily)]
- 분모: 분자를 포함하는 보다 더 큰 준거 질병군(Larger reference group that contains the numerator)

공하고, 가능성이 높은 위험영역에 대한 정보를 제공하여 과다와 과소청구를 사전에 예방하고자 한다. 이에 단기급성병원, 장기급성병원, 정신과입원시설 등 9개의 공급자 유형별 프로그램을 운영한다.

대상영역(target area)에 대해 최근 회계분기(fiscal quarters) 데이터의 평균값으로 표시되며 모든 퇴원수를 포함한다. 또한 국가(Nation), 관할 지역(Jurisdiction), 주(State) 데이터와의 비교가 가능하고 이상값(outlier)이 제시된다. 단기 급성기 병원, 장기 급성기 병원, 지역거점병원, 정신입원시설, 재활입원시설에 보고서가 제공되며, 보고서의 회계연도는 10월 1일부터 9월 30일까지로 연 4회 보고서가 발간된다. PEPPER 보고서는 My QualityNet을 통해 분기별로 해당병원에 제공되고 CMS에서 운영하는 보안사이트를 통해서도 정보를 제공하고 있다(www.qualitynet.org).

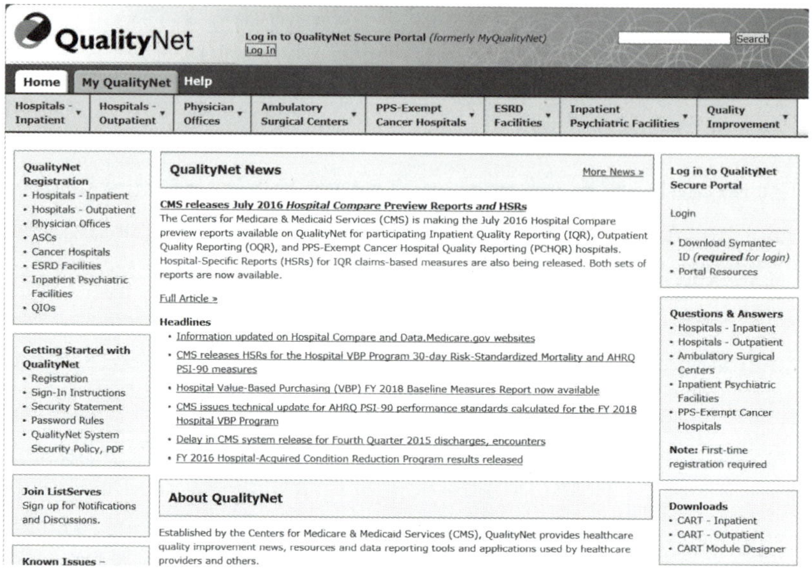

그림 6-1 CMS의 My QualityNet 웹페이지

5 지연이유 목록

지연이유 목록(delay tool)은 부적절한 재원의 이유를 파악하기 위한 도구로 Selker 등에 의하여 개발되었으며, 우리나라의 상황을 반영한 이유목록 수정판의 적용가능성이 검토된 바 있다. 이유목록은 의학적으로 불필요한 입원과 재원일에 대하여 발생이유를 밝히고자 하는 도구이며, 적절성 평가지침을 적용하여 부적절 재원이나 입원으로 판단된 경우 미리 작성된 목록에서 해당하는 이유를 찾도록 되어 있다.

1) 지연이유 목록 구성

지연이유 목록은 크게 6가지의 주목록, 33개의 중범주, 79개의 소범주로 구성되어 있다. 주범주는 부적절 재원의 이유를 검사시행, 검사결과 획득, 조기입원, 의료진의 책임, 환자나 가족 및 병원의 관리과정과 관련된 대기 등 6가지로 구분하고 있다. 구체적인 목록은 다음과 같다.

표 6-9 지연이유 목록

Ⅰ. 부적절 입원의 이유
• 외래에서 시행할 수 있는 검사나 시술 • 장기요양시설 등에서도 가능한 진료 • 사회적 이유로 인한 입원 • 조기입원 • 기타
Ⅱ. 부적절 재원의 이유
• 검사시행 대기 – 진단방사선과 검사 – 임상병리과 검사 – 핵의학과 검사 – 내과계 특수검사 : 예약이 필요한 검사 – 예약이 필요하지 않은 검사 : 시행 당일 – 검사시행과 관련된 대기
• 검사결과 획득 대기 – 진단방사선과 검사 – 임상병리과 검사 : 미생물 배양검사 등 – 핵의학과 검사 : 스캔, 혈액검사 등 – 내과계 특수검사 – 병리과 검사 : 조직검사, 세포학적 검사, 전자현미경 검사 등 – 기타 검사결과 획득 대기 – 두가지 이상의 검사결과를 동시에 대기하는 경우 – 주말로 인하여 결과를 알 수 없는 경우 – 결과가 병실로 왔으나 결과를 분실 또는 확인 불가능한 경우 – 검사실에서의 검체 분실로 결과를 알 수 없는 경우
• 내 · 외과계 환자의 조기입원 – 검사시행 대기 – 검사결과 획득 대기 – 자문과 관련된 대기 – 단순 시술/수술 일정 대기 – 기타 의료진의 책임과 관련된 수술시행 대기
• 의료진의 책임에 관련된 대기 – 보수적인 진료로 인한 퇴원의 대기 – 의사의 임상적인 의사결정과 관련된 대기 – 의료진의 검사 지시 또는 시행과 관련된 대기 – 자문과 관련된 대기

II. 부적절 재원의 이유

- **환자에 관련된 대기**
  - 환자나 가족이 시술/치료에 대한 결정을 못내려서 발생한 대기
  - 환자가 치료 거부로 인해 예정된 진료일정이 지연된 경우
  - 환자 또는 가족의 요청에 의하여 상태가 안정된 말기질병 환자를 인도주의적 이유로 병원에 두는 경우
  - 퇴원준비가 되어 있으나 환자나 가족 때문에 대기가 발생한 경우
- **병원의 관리과정과 관련된 대기**
  - 본원 내 다른 과/병동의 병상을 구하기 위한 대기와 관련된 대기
  - 외부병원/병상을 구할 수 없어서 대기가 생기는 경우
  - 주말이라 퇴원수속을 할 수 없어서 발생하는 대기
  - 입원당일

2) 부적절 입원의 이유

(1) 외래에서 시행할 수 있는 검사나 시술

내과

- 항암치료를 위해 항암주사 맞으려고 입원한 경우
- CT, 초음파 등 외래에서 가능한 검사를 위해 입원한 경우
- 신장이식을 위한 사전검사 등을 위해 입원한 경우
- 결핵 & 당뇨 환자로 항결액제 투약과 인슐린 용량조절 및 신경과 문제를 해결하기 위해 입원한 경우
- rule out(의증) lung cancer(폐암) 환자로 경피적 침흡인(PCNA), lung perfusion scan(폐관류 검사), Bone Scan(뼈 스캔) 등의 검사를 위해 입원한 경우

이비인후과

내시경 동 수술(endoscopic sinus surgery, ESS)
범부비동(endoscopic pansinus surgery, EPS) 시술의 경우

성형외과

이마융기(brow elevation) 시술의 경우

부인과

r/o(의증) 자궁경부암 환자로 IVP(신우조영도), CT, sigmoidscopy(구불결장경) 검사 등의 추후관리(follow-up) 위해 입원한 경우

신경과

- r/o viral meningitis(바이러스성 수막염 의증) 환자로 br. CT(뇌컴퓨터 단층촬영), CSF study(뇌척수액검사), Symptomatic therapy(증상치료) 위해 입원한 경우
- hemiballismus(편무도병) 환자로 involuntary movement control(불수의적 운동억제), br, MRI(자기공명영상), risk factor(위험요인) 등의 검사를 위해 입원한 경우

(2) 장기요양시설(nursing home)에서도 가능한 진료

신경과 CVA(뇌혈관사고) 후유증 환자나, Guiliian Barre(길랑-바레) 환자로 안정기에 접어든 환자의 경우가 보존적 치료를 위해 입원한 경우이다. 현재 우리나라에는 이러한 시설이 없으나 재활 환자의 경우 이에 해당된다.

(3) 사회적 이유로 인한 입원

① 지방 환자로 거리가 너무 멀어 검사를 며칠씩 와서 할 수 없는 경우 입원하여 하는 것이 오히려 편해하는 경우

② 사회적 이유로 입원이 필요치 않지만 집에서 돌봐줄 사람이 없어 입원해 있는 경우

(4) 조기입원

입원목적의 시술을 시행하는 필요한 검사나 자문 등을 외래에서 시행하지 않고 입원하여 시행하는 경우이다.

내과계

kidney biopsy(콩팥생검)를 위해 입원하였으나 그에 필요한 기본검사(routine-lab)를 외래에서 시행하지 않았거나, biopsy(생검)가 입원 후 즉시 시행할 수 있도록 예약되어 있지 않은 상태에서 입원한 경우

외과계

수술에 필요한 사전 검사가 시행되어 있지 않거나 또는 수술 일정이 입원 후 즉시 시행할 수 있도록 준비되어 있지 않은 상태에서 입원한 경우

6 의료감사

미국에서 정식 의료감사(medical audit)제도는 1900년대 초반에 생겼다. 당시 미국외과학회는 전 미국병원에서 행해진 수술을 심층적으로 검토하는 제도를 완성시켰으며, 그 관심의 결과로 심사기준이 설정되어 미국 내 병원의료의 수준을 향상시키는 방안의 일환으로서 자의에 의거 적용되었다. 의료감사는 1951년에 들어서 병원표준화심사제도에 포함되게 되었으며, 시간이 지남에 따라 미국 내 병원에 자발적 적용력을 가진 심사기준이 설정되고 점차 발전되어 왔다.

의료감사란 1972년에 미국의 의료기관신입합동위원회(JCAHO)가 개발한 의료의 질 평가 방법으로, 실제 관찰된 진료 내용이 사전에 합의된 수준의 기준(표준)에 얼마나 적합한지를 비교하는 도구이다. 즉 의사들이 의무기록을 정기적으로 검토하여 환자 치료의 질을 평가하고 문제점을 확인하여 해결하도록 조치함으로써 진료의 질적 향상을 가져오도록 하는 프로그램이다. 이 업무는 의무기록위원회 또는 의료감사위원회에서 주관하였으며, 실행방법이 실용적이고 객관적이라서 평가기준이 잘 선정되면 신뢰성이 높은 방법이다.

의무기록사는 의료감사에서 자료를 수집, 정리, 요약하고, 주제를 선정할 시 보조역할을 수행해야 한다. 또한 의료감사 과정에서 평가위원회의 보조원으로 첫 단계부터 종료까지 실무적인 업무를 맡아야 한다. 의료감사의 목적, 내용, 처리방법 및 평가기준에 맞추어 의무기록을 검토하는 기술이 필요하다.

의료감사는 특정 서비스가 기준에 부합하는지의 여부를 가려내야 할 필요성이 있는 분야와 특정한 QA도구의 적용결과에 따라 문제가 발생한 분야로 추가적인 조사가 요구되는 경우에 적용될 수 있다.

단/원/평/가

1. 입원의 필요성과 재원기간의 적정성 여부를 입원 전, 입원 중 또는 퇴원 후 검토하는 제도는?

① medical audit ② utilization review ③ medicaid
④ DRG ⑤ risk management

2. 재원환자들의 재원기간 연장의 타당성을 검토하는 유형은?

① 동료(peer) 검토 ② 선별적 집중(focused) 검토
③ 전향적(prospective) 검토 ④ 현행(concurrent) 검토
⑤ 후향적(retrospective) 검토

3. 의사가 아닌 열람자가 의무기록을 검토하여 제공된 진료가 평가기준을 충족하는지 여부를 판단하는 것은 어떤 평가기준인가?

① 명시적 평가기준 ② 묵시적 평가기준 ③ 의료자원이용검토
④ 의료감사 ⑤ 의료수준검토기구

4. 적절성 평가지침(AEP)의 특성으로 맞는 것을 골라라.

가. 높은 신뢰도와 타당도를 가지고 있다.
나. 묵시적인 평가기준을 사용한다.
다. 의사가 아닌 의료인이라도 조사할 수 있도록 개발되었다.
라. 대부분의 진료과에 모든 환자를 대상으로 적용할 수 있다.
마. 의학적 필요에 근거하여 적절성 여부를 판단한다.

① 가, 나, 다 ② 나, 다, 라 ③ 가, 나, 다, 라, 마
④ 가, 다, 라, 마 ⑤ 다, 라, 마

5. 입원의 사전 승인이 필요한 경우 의사가 입원 이유와 진료계획을 기록한 양식이나 구두로 얻은 정보를 근거로 평가하는 것은?

① 동료(peer) 검토 ② 선별적 집중(focused) 검토
③ 전향적(prospective) 검토 ④ 현행(concurrent) 검토
⑤ 후향적(retrospective) 검토

6. 의학적으로 불필요한 입원과 재원일에 대하여 발생이유를 밝히고자 하는 도구를 무엇이라 하는가?

① 임상진료지침 ② 적절성 평가지침 ③ 지연이유 목록
④ 임상지표 ⑤ 주진료경로

7. 지연이유 목록은 6가지의 주목록, 33개의 중범주, 79개의 소범주로 구성되어 있다. 다음 중 6개의 주목록에 해당되지 않는 것은?

① 환자에 관련된 대기 ② 의료진의 책임에 관련된 대기
③ 검사시행 대기 ④ 입원지연
⑤ 검사결과 획득 대기

8. 의료이용도 관리에서 검토가 필요한 중요사항을 선택하여 집중적으로 의료서비스와 시설 등의 이용실태를 중점적으로 검토하는 것은?

① 동료(peer) 검토 ② 선별적 집중(focused) 검토
③ 전향적(prospective) 검토 ④ 현행(concurrent) 검토
⑤ 후향적(retrospective) 검토

9. 의료의 질 평가 방법으로 실제 관찰된 진료 내용이 사전에 합의된 수준의 기준(표준)에 얼마나 적합한지를 비교하는 도구는?

① medical audit ② utilization review ③ claims reviews
④ peer review ⑤ risk management

10. 다음 중 의료이용도 관리의 대상이 아닌 것은?

① 퇴원계획수립 ② 과잉진료검토 ③ 재원기간의 타당성 검토
④ 진료지원업무 검토 ⑤ 병원시설의 안전관리 검토

11. 의료감사에서 의무기록사의 역할이 아닌 것은?

① 보조원의 역할 ② 전문가의 진료행위 평가 ③ 회의기록 기재
④ 주제선정의 보조 ⑤ 자료수집

12. 의료이용도 관리에서 퇴원환자의 의무기록을 통하여 치료의 필요성과 의료서비스의 적절성을 검토하는 것은?

① 동료(peer) 검토 ② 선별적 집중(focused) 검토
③ 전향적(prospective) 검토 ④ 현행(concurrent) 검토
⑤ 후향적(retrospective) 검토

정답 1. ② 2. ④ 3. ① 4. ④ 5. ③ 6. ③ 7. ④ 8. ② 9. ① 10. ⑤ 11. ② 12. ⑤

제 7 장 주 진료경로

QUALITY ASSURANCE

개 요

주 진료경로(Critical Pathway)는 건설과 공학 분야의 대규모 사업 공정을 효율적으로 관리하기 위하여 사용하였던 것을 환자진료 분야에 적용한 것이다. 의료분야에 주 진료경로를 본격적으로 도입한 최초의 기관은 1985년 보스턴 New England Medical Center로서 성공사례가 널리 알려지면서 미국 내에서 매우 빠른 속도로 확산되었다.

주 진료경로는 진료의 표준화를 통하여 환자진료 과정상의 변이를 감소시킴으로써 재원기간 단축, 진료비용 절감, 합병증 감소, 의료과오 소송에 대한 병원의 대응 능력 향상 등의 효과를 보았다고 한다. 이에 우리나라의 경우도 주 진료경로를 환자진료에 적용하여 더 큰 효과를 기대할 수 있다.

학습목표

1. 주 진료경로의 개념을 설명하고 동의어를 나열할 수 있다.
2. 주 진료경로의 장점과 단점을 설명할 수 있다.
3. 주 진료경로의 개발 과정을 설명할 수 있다.
4. 임상진료지침의 개념과 목적을 이해할 수 있다.

1 주 진료경로의 개요

1) 주 진료경로(CP)의 정의

주 진료경로(critical pathway)는 특정 진단명의 진료의 순서와 치료의 시점 등을 미리 정해둔 표준화된 주 진료과정을 말한다. 진료팀들이 어떤 진료행위를 제공할 것이며, 그 진료행위별로 어떤 시기에 제공할 것인지를 도식화한 것이다. Pearson(1995)에 의하면 주 진료경로는 환자의 진료목표를 설정하고 이러한 목표를 효율적으로 달성하기 위해서 의료기관 직원들이 취해야 할 행동의 순서와 시점을 제시한 환자관리계획이라고 정의하고 있다.

주 진료경로는 표준진료지침이라는 용어로 번역 사용하기도 하였으며, 진료에 따른 임상적 효과를 입원 중, 퇴원 시, 퇴원 후 등 시기에 따라 평가하여 진료의 질을 향상시키는 지표로 활용될 수 있다. 또한 주 진료경로는 critical path, clinical pathways, care path 등 여러 가지 용어로 사용되고 있다.

주 진료경로(Critical Pathway)란?

진료과정이 비교적 일정하면서 변이가 적은 질환을 대상으로 진료의 순서와 치료시점을 미리 정해둔 표준화된 환자관리계획

동의어

critical path, clinical pathways, care paths, care map, care track, clinical protocol, collaboratory paths

2) CP의 특징

(1) 전 진료과정을 일목요연하게 정리하므로 전문분야가 달라도 쉽게 이해할 수 있다.
(2) 모든 관련 인력 참여 전 진료과정에 대한 계획기능과 협조가 형성되므로 최적의 의료자원을 사용하고 양질의 의료서비스를 보장하는데 이용한다.
(3) 진료과정의 변이를 줄이고 결과를 향상시킬 수 있는 합의에 도달하여 시의적절한 중

재를 수행한다.
(4) 교육적 도구로 활용한다.
(5) 의료진의 역할에 대한 상호이해와 협력을 증가시킨다.

3) CP 개발의 필요성

(1) 모든 관련된 전문분야의 인력이 참여하여 전 진료과정을 계획하고 협조하므로 의료의 질이 증가된다.

① 의료서비스가 표준화되고, 합병증이 줄어든다.
② 환자에게 정보를 충분히 제공할 수 있다.

(2) 업무의 효율성 증가

① 전 진료과정이 일목요연하게 잘 정리되어 있으므로 진료에 있어서 일관성이 있고, 중복업무가 줄어들어 업무의 효율성을 증가시킨다.
② 의료진과 환자 및 보호자간에 의사소통이 원활해진다.

4) CP의 장점과 단점

(1) 장점

① 평균재원기간이 단축되어 이에 따른 비용과 의료비 부담이 감소된다.
② 전반적인 치료계획의 공유로 의료진 간 의사소통이 촉진된다.
③ 간호사들의 직접간호 시간이 증가한다.
④ 과정이나 결과에서 변이(variation)가 감소한다.
⑤ 환자 및 환자가족의 의사소통이 개선되어 진료과오에 따른 소송률이 감소한다.
⑥ 전공의, 신입직원, 학생, 환자 및 환자가족의 교육이 도움이 된다.
⑦ 직원의 만족도가 향상된다.
⑧ 의료비 지불기관과의 의사소통이 증진된다.

(2) 단점

① **진료의 자율권 침해** – 진료과정이 표준화되어 의사의 진료의 자율권을 침해할 수

있다.

② malpractice risk(오진 위험) – 진료가 더 요구되는 환자도 그 이상의 진료를 받을 수 없게 될 수 있다.

③ 의학적 연구 소홀시 의료의 질이 저하될 수 있다.

5) CP의 기대효과

(1) 환자 진료의 효율성 증가

전 치료과정이 미리 정해져 일목요연하게 정리되어 있으므로 치료계획이 명확하여 의사, 간호사 등의 모든 사람들이 진료의 전 과정을 빠르게 이해하고 수행하여 진료의 질을 향상시킬 수 있다. 또한 표준화된 지침이므로 진료의 과정과 결과에 대한 변이를 줄일 수 있다.

(2) 병원의 경영성과 개선

재원기간의 단축, 진료원가의 절감을 통하여 병원의 경영성과를 개선할 수 있다.

(3) 의사소통 향상

주 진료과정 개발을 통하여 의사, 간호사 및 여러 다른 의료제공자들이 함께 참여하므로 상호협조하게 되어 의료진 간의 의사소통을 촉진시킨다.

(4) 교육적 도구로 활용

주 진료과정을 개발하고 실행하는 데 있어서 전공의를 참여시킴으로써 관심을 유발시킬 수 있으며, 학생들의 교육적 도구로 활용될 수 있다.

(5) 질 관리 도구로 활용

진료과정을 구체적으로 파악하고 이를 개선함으로써 환자의 질 관리 도구로 활용할 수 있다.

2 주 진료경로의 개발 및 활용

1) CP의 개발단계

(1) 진단명 선정

적절한 진단과 시술을 선정해야 하는데, 선정하는 진단이나 시술은 고비용(high-cost), 다빈도(high-volume), 고위험(high-risk) 성격의 진료군 중에서 결과가 예측 가능한 질환을 우선적으로 선정한다.

(2) 팀 구성

의사, 간호사, 물리치료사, 작업치료사, 영양사, 방사선치료사, 약사 등 모든 의료진과 관련자를 포함하여 팀 지도자를 정한다.

(3) 팀 교육 및 공감대 형성

팀이 정해지면 우선 목적을 정확히 이해하고, 진료과정에 대한 공감대를 형성하여야 한다. 공감대가 형성되면 진료과정의 범위를 결정하고 의료진 활동의 범위를 정한다.

(4) 자료의 확인조사

진료과정에 대한 모든 자료를 확인한다.

① 의무기록을 검토하여 진료과정을 파악(합병증, 위험요인, 중증도, 재원일수, 진료비, 의사별 유형 등)

② 타병원의 업무지침이나 표준지침 등 참고하여 진료과정 조사

(5) 개발단계

중재내용, 문제목록, 결과, 변이분석방법, 퇴원 후 결과 측정, 질적 지표, 자료수집방법 등 세부 사항을 확인하고 진료과정을 결정한다. 관련 의료진들의 책임과 역할을 구체화하고 중재는 가능한 자세히 기술한다.

(6) 적용(예비실행 단계)

일차적으로 개발된 진료과정에 대해 적용해 본다.

(7) 정보수집 및 분석

적용결과에 따른 이탈환자, 재원기간, 재입원율, 감염률, 환자 및 의료진의 인식 등을 조사하고 자료를 분석한다.

(8) 지속적 모니터

결과에 근거하여 기존의 주 진료경로를 수정 보완해 나간다.

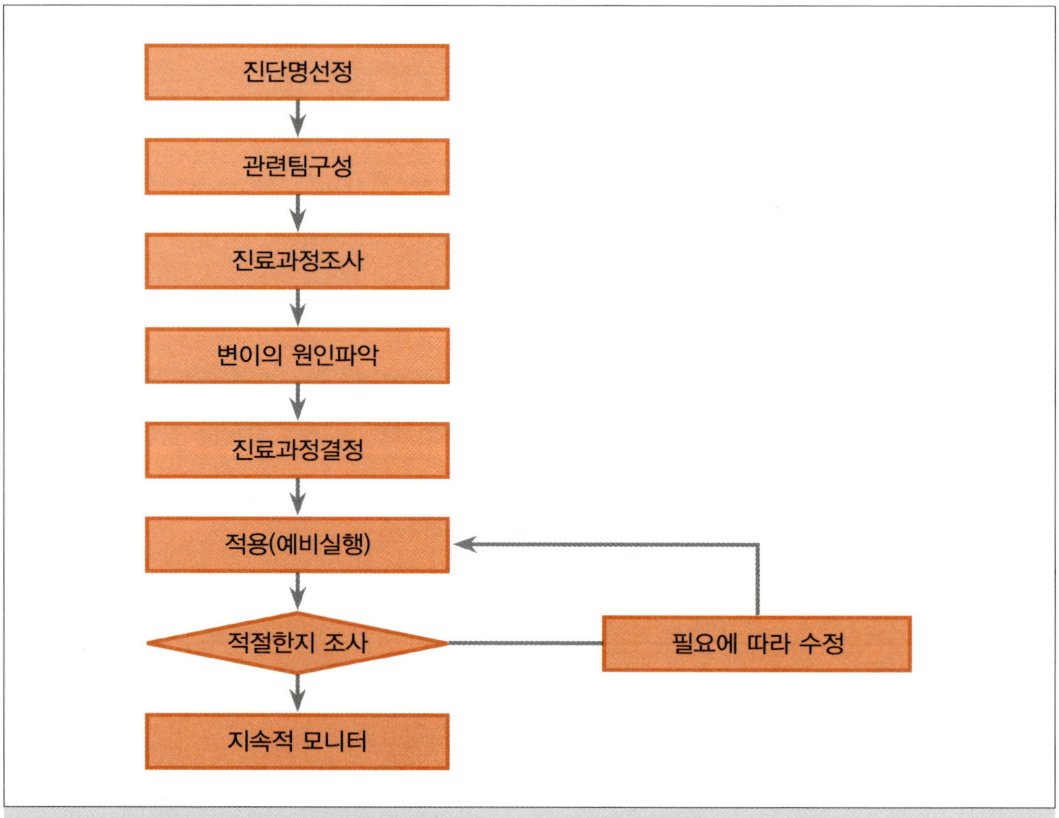

그림 7-1 주 진료경로 개발 과정

3 임상진료지침

1) 개요

임상진료지침(clinical practice guideline)은 1980년대 후반에 미국 및 캐나다 등 여러 국가에서 관심을 가지고 개발한 것이다. 환자 진료를 위해 세운 계획에 따라 관리해 나가도록 제시된 지침을 말한다. 진료지침은 '특정한 상황에서 의사와 환자의 의사결정을 돕기 위해 체계적으로 개발된 진술'로 정의할 수 있다. 즉, 특정질병으로 인한 의료이용 시 적절한 진료가 되도록 의사와 환자간의 의사결정을 돕기 위해서 체계적으로 작성된 지침으로서 진료적 측면 이외에도 의료 윤리적 기준이나 정책적 판단기준에 이르기까지 다양하게 사용되어 의료서비스의 질을 향상시키는 하나의 도구로 사용되고 있다. 또한 주로 의사에 의해 개발되고 있으며, 주 진료경로와는 차이가 있다.

임상진료지침이 대두되는 근본적인 배경으로는 새로운 의학기술의 신속한 도입으로 그 효과에 대한 불확실성이 증가하고 있으며, 수술률, 입원율, 약제 사용률 등 진료 내용에 큰 차이가 있다는 것이 밝혀졌으나 이를 설명할 만한 과학적인 근거가 충분하지 않은 실정이다. 또한 보건의료비 지출에 있어서 의사의 판단이 상당한 재량권이 있기에 의료제공자의 행태를 적절히 유도할 필요성이 있다. 이에 임상진료지침은 진료의 지속성을 유지하고 의사의 진료와 과학적 근거의 간격을 줄이는데 효과적인 도구로 간주되고 있으며, 지난 20여 년 동안 전 세계적으로 의료의 질을 향상하기 위한 진료지침의 활용이 계속 증가하고 있다.

2) 사용 목적

임상진료지침의 기본적인 목적은 진료와 관련하여 의사와 환자간의 의사결정에 도움을 주기 위한 것이다. 임상진료지침은 과학적 근거에 대하여 어떤 중재가 편익이 있는지를 알려주고 이를 지지하는 자료를 제시함으로써 의사들에게 효과적인 치료방법을 알려주며 위험한 치료에 대한 주의를 하게 한다. 또 치료의 여러 대안을 제시하여 장단점을 요약하며, 가능한 결과의 크기를 객관적으로 제시하고, 의사들에게 권고사항을 명시함으로써 최신 정보를 제공한다. 이를 통해 진료의 일관성을 향상시켜 자신이 행하고 있는 치료전략의 적절성에 대한 확신을 줄 수 있도록 한다. 또한 임상진료지침은 환자에게도 도움을 주는데 환자에게 어떤 치료가 좋은지에 대한 정보를 제공할 수 있어 진료의 순응도를 높이고 정보에 입각한 선택을 할 수 있게 한다. 결과적으로 임상진료지침은 효과가 입증된 치료를 증진하고 효과가 없는 것은 지양하게 하여 건강결과를 향상시킬 수 있도록 한다.

(1) 의료의 안전관리를 위한 진료지침

위험관리를 철저히 하여 의료소송의 위험을 줄이고 일단 의료분쟁이 법적 문제로 다루어질 경우 진료지침에 따라 진료를 충실히 수행하였음을 입증하는 데에 사용할 수 있다.

(2) 질 관리를 위한 진료지침

진단과정, 검사의 실시 및 이송 등의 상황을 흐름도(flow chart)로 표현된 진료지침에 맞추어 필요한 검사나 시술이 적절한 시기에 시행되었는지를 점검하여 진료 및 의료서비스의 질을 관리하는 자료로 사용할 수 있다.

(3) 규제를 위한 진료지침

진료지침대로 진료하는 것은 적정진료라는 개념하에 지침에 따라 진료를 하면 인센티브를 부과하고 그렇지 않으면 불이익을 줌으로써 규제의 수단으로 사용될 수 있다.

(4) 교육을 위한 진료지침

지역보건서비스의 계획이나 보수교육의 자료로 강의, 진료결과에 대한 토론 및 재검토시의 참고자료로 사용될 수 있다.

3) 임상진료지침 개발의 효과

진료지침의 개발, 확산 및 실행이 기존의 연구들에 의하면, 진료지침은 보건의료서비스의 과정을 바꾸는 효과적인 수단이며 건강결과를 향상하는데 기여하고 있다고 한다. 진료지침이 의료서비스 과정 및 결과를 개선하는데 영향을 미친 사례에 대한 기존 연구결과는 다음과 같다.

(1) 진료지침은 적절한 진료를 촉진하고 불필요한 진료를 파악하며 줄이는 역할을 할 수 있다.

방광염 관리를 위한 진료지침의 효과를 평가한 결과, 진료지침을 실시한 환자군의 뇨검사 비율, 뇨배양 비율, 병원방문이 감소되었고 진료지침에서 권고하는 항생제 투여비율이 증가하였다. 또한 급성 기침 진료지침의 효과에 대한 벨기에 연구에서도 진료지침 시행군에서 항생제 사용이 감소하였고, 시험군과 대조군사이에 증상완화시간에는 차이가 없었다.

(2) 진료지침의 효과는 의사들이 진료를 행하는 환경뿐만 아니라 의사의 특성 및 진료지침의 내용에 따라 달라진다.

의료기관에서 진료지침의 사용을 촉진하고 의사의 성과를 평가하는데 사용하였을 경우, 진료지침이 진료에 더 많이 반영될 수 있다. 진료지침 개발에 참여한 의사들이 그렇지 않은 의사들보다 진료지침을 더 많이 지켰다. 또한 특이적인 진료지침이 비특이적인 진료지침보다 의사의 행태에 영향을 더 많이 주며, 미국 American College of Physicians(ACP) 회원의 경우 60%가 진료지침이 의사결정에 영향을 미쳤다고 보고하였다.

(3) 진료지침의 실행은 치료결과의 향상과 함께 의료비 절약 효과도 있을 수 있다.

뇌졸중 환자에 대한 진료지침 순응도의 경제적 편익을 조사한 연구에 의하면 뇌졸중 관리지침이 환자의 생명연장 및 장애정도를 개선하였다고 한다. 뇌졸중 관리지침에 의해 치료받은 환자는 치료비용이 그렇지 못한 환자보다 적게 소요되었다고 하며, 병원자원소비량이 의미있게 감소되었다.

결과적으로 진료지침은 의사, 환자, 임상연구자에게 편익을 가져다주며 이는 진료지침이 의사들의 진료과정에서 내리는 결정의 질을 향상하는데 도움을 주고, 나아가 향후 해결되어야 할 문제에 대해 주의를 기울이게 하기 때문이다.

4) 국내 진료지침의 개발

최근 국내에서는 의사와 보건의료인력이 진료지침에 대해서 많은 관심을 갖고 있다. 그동안 일부의 전문 학회 혹은 다른 경로를 통해서, 약 70개 정도의 진료지침이 국내에 개발된 상태이다.

국내 진료지침의 평균 개발 기간은 7~12개월 정도이고, 진료지침의 개발 인력 구성은 주로 학회 내 동일 진료과목의 전문의가 많았다. 진료지침 개발에 여러 다른 진료과목 전문의가 포함되는 경우가 적어 아직까지는 국내에서 지침개발 인력의 다학제적 구성은 보편적이지 않은 것으로 보여진다. 개발 방법은 외국의 진료지침의 국내 적용(10.1%), 전문가 합의-의견 수렴(11.2%), 출판된 문헌 검색(8.4%), 전자 데이터베이스 검색(6.5%) 등의 방법을 평균 두 가지 이상 복합적으로 사용한 것이 많다. 자금 조달의 주된 방법은 학회내 자체 예산이었으며, 대다수 개발자금의 액수는 1,000만원 이상~3,000만원 미만이었고, 50% 이상의 학회에서 개정 경험이나 개정 계획을 가지고 있었다.

국내 진료지침의 현황을 살펴볼 때 현재까지 임상학회가 개발한 진료지침의 특성은 다음과 같은 성격을 지닌다.

첫째, 진료지침을 개발하기 위해 다학제적 개발그룹을 구성하지 않고 있다. 둘째, 권고안이 근거에 기반하여 개발하려는 의도를 갖고 있으나 실제로 근거중심적 방법인 체계적 고찰을 하지 않고 있고, 국내 현실을 반영하려고 노력하고 있으나 국내 연구가 적으므로 경험을 참고하는 수준에 머물러 있다. 셋째, 소수의 예를 제외하고는 비공식적 합의를 통해서 권고안을 도출하고 있으며, 권고안과 근거의 연결성이 명확하지 않다. 넷째, 모든 진료지침에서 개발그룹 구성이나 개발방법에 대한 자세한 기술이 누락되어 있다.

국내 임상진료지침은 2013년 11월 기준, 45개 학회 및 조직에서 115개의 임상진료지침이 개발되었다.

5) 주요국의 진료지침 활동

선진국에서는 진료지침에 대한 정책을 수립하고 국가 혹은 지역단위에서 매우 질이 높은 진료지침을 개발하여 확산 및 실행하고 있다. 진료지침을 개발하는 방법도 타당한 근거를 체계적으로 검토하는 방법으로 바뀌어가고 있다. 이러한 개발방법의 발전은 진료지침의 타당성을 높이고 있다.

특히, 선진국에서는 진료지침의 개발, 확산 및 실행과 관련된 국가적 정책을 갖고 있는 것으로 보인다. 유럽의 진료지침에 관한 경험을 비교한 연구에서는 영국, 핀란드, 프랑스, 독일, 이탈리아, 네덜란드 등은 1990년대 이후부터 진료지침과 관련된 국가정책을 갖고 있다고 보고하고 있다.

진료지침에 대한 정책과 접근방법에서 공통적으로 나타나는 주요한 흐름은 다음과 같다.

첫째, 많은 국가에서 진료지침을 질 향상을 위한 운동과 연결하는 정책을 취하고 있다. 둘째, 대부분의 진료지침개발 프로그램이 과학적으로 엄격한 방법을 사용하려는 시도가 증가하여, 근거중심적 방법론으로 수렴되고 있다. 셋째, 진료지침 개발은 확산 및 실행전략

표 7-1 국내 임상진료지침 현황조사

개발연도	진료지침명	학회명
1997	1) 전립선비대증 진료지침	대한비뇨기종양학회
	2) 방광종양의 진료규약	대한비뇨기종양학회
2001	2001 간암 조기 진단을 위한 권고안	대한간학회
2004	1) 고혈압 진료지침	대한고혈압학회
	2) 남성 성기능장애와 남성불임증 진료지침서	대한남성과학회
	3) 2004 C형 간염 치료 가이드라인	대한간학회
2005	1) 성인 지역사회폐렴 진료지침	대한결핵 및 호흡기학회
	2) 기관지 천식의 진료지침	대한결핵 및 호흡기학회
	3) 비부비동염 치료 가이드라인	대한비과학회
	4) 방광암 진료지침	대한비뇨기종양학회
	5) 전립선암 진료지침	대한비뇨기과학회, 대한비뇨기종양학회
	6) 두경부암의 진료지침	대한방사선종양학회
·		
·		
2013	1) H. pylori 감염의 진단과 치료임상진료지침 개정안	대한상부위장관헬리코박터학회
	2) 중환자영양지원지침	대한중환자의학회
	3) 뇌졸중 진료지침	대한뇌졸중학회
	4) 심장질환에서 심장CT의 사용권고안	대한영상의학회
	5) 소아 및 청소년 당뇨병에 대한 세계 IDF/ISPAD 지침 한글판	대한소아내분비학회
개발 중	1) 비전형 가와사끼 진단	대한소아심장학회
	2) 백내장 진료지침	대한안과학회
	3) 알코올간질환 진료 가이드라인	대한간학회
	4) 비알코올 지방간질환 진료 가이드라인	대한간학회
	5) 비파열동맥류 뇌실질내 출혈	대한뇌혈관외과학회
	6) 류마티스관절염의 진료지침 : 생물학적 제제의 사용	대한류마티스학회
	7) 류마티스관절염의 진료지침 : 항류마티스약물의 사용	대한류마티스학회
	8) 자궁경부 조기진단 및 치료지침	대한산부인과학회
	9) 자궁근종의 수술 치료지침 고위험산모관리 지침	대한산부인과학회

자료: 임상진료지침 정보센터 (http://www.guideline.or.kr/contents/index.php?code=015)

과 긴밀히 연결되어 있다.

선진 각국에서는 진료지침의 개발 뿐 아니라 확산 및 실행에도 많은 노력을 기울인다. 여러 실행전략 중 가장 많이 사용하고 있는 방법은 교육적 방법으로 자료제공, 회의, 여론지도자의 방문, 안내문 등이며, 이밖에도 심사 및 재정상 인센티브를 부여하는 방법도 사용되고 있다. 또한 대부분의 진료지침 프로그램에서 진료지침의 질을 관리하는 기준을 가지고 있으며 진료지침을 보급하는 보급기구(guideline clearing house)도 운영하고 있다.

표 7-2 주요국의 진료지침 개발 기구 현황

국가	조직 기구	웹사이트
영국	Scottish Intercollegiate Guidelines Network (SIGN) National Institute for Health and Clinical Excellence (NICE)	www.sign.ac.uk www.nice.org.uk
프랑스	Haute Autoritee de Santee (HAS)	www.has-sante.fr
독일	AEZQ/AQuMed Guideline Link Collection (AGLC)	www.leitlinien.de
네덜란드	Dutch Institute for Healthcare Improvement (CBO)	www.cbo.nl
뉴질랜드	New Zealand Guidelines Group (NZGG)	www.nzgg.org.nz
미국	National Guideline Glearinghouse™ (NGC) Agency for Healthcare Research and Quality (AHRQ)	www.guidelines.gov www.ahrq.gov
이탈리아	Programma Nazionale Linee Guida (PNLG)	www.pnlg.it
싱가포르	Singapore Clinical Practice Guidelines	www.moh.gov.sg
일본	Japan Council for Quality Health Care (JCQHC)	http://minds.jcqhc.or.jp

자료: 임상진료지침 정보센터(http://www.guideline.or.kr/contents/index.php?code=015)

‘경희의료원, 한국인 당뇨병 임상 진료지침 편찬”

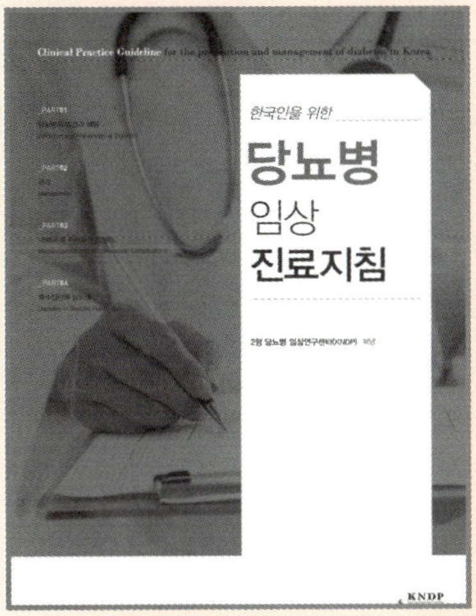

보건복지부 지정 경희의료원 2형 당뇨병 임상연구센터(KNDP)가 최근 ‘한국인을 위한 당뇨병 임상 진료지침’을 편찬했다.

당뇨병 임상 진료지침은 △당뇨병의 발견과 예방(당뇨병과 대사증후군의 진단, 고위험군 발견 등) △관리(자기관리 교육, 혈당 조절 목표 등) △대혈관 및 미세혈관 합병증(당뇨병 환자에서의 혈관 보호, 관상동맥 질환 검사 등) △특수집단의 당뇨병(소아와 청소년의 2형 당뇨병, 당뇨병과 임신 등)의 4개 파트, 30여 장에 달하는 방대한 내용으로 구성돼 당뇨병 환자 진료에 대한 대부분을 망라하고 있다.

KNDP에서는 그간 국내외 편찬된 다양한 당뇨병 임상진료지침을 Agree 도구를 이용해 평가하고, 이중 가장 높은 점수를 얻은 2013년 캐나다 당뇨병 진료지침에 기반을 두어 수용개작 방식으로 지침을 편찬했다.

특히, 한국인 당뇨병 환자 진료에 실질적인 도움을 주기 위해 단순한 외국 지침의 번역에 그치지 않고, 국내 주요 임상연구 및 논문 결과를 적극 반영해 지침을 편찬했다. 이러한 노력을 통해 대한당뇨병학회 지침과 더불어 부족한 부분을 보완할 수 있는 지침으로써 한국인 당뇨병 환자의 임상진료에 실질적인 도움이 될 수 있도록 했다.

자료 : 보건뉴스(http://www.bokuennews.com/news/article.html?no=107818), 2015

단/원/평/가

1. 특정 진단명의 진료의 순서와 치료의 시점 등을 미리 정해둔 표준화된 주 진료과정을 무엇이라 하는가?

① 의료감사 ② 의료이용도 관리 ③ 주 진료경로
④ 임상진료지침 ⑤ 임상평가지표

2. 다음 중 주 진료경로와 동의어가 아닌 것은?

① care track ② clinical protocol
③ clinical practice guideline ④ care map
⑤ critical pathway

3. 다음 중 주 진료경로의 장점을 모두 골라라.

가. 평균재원기간 단축
나. 과정 또는 결과의 변이 감소
다. 전반적인 치료계획의 공유로 의료진 간 의사소통이 촉진
라. 환자 및 환자가족의 의사소통 개선
마. 간호사 사이의 의사소통 증진
바. 직원의 만족도 향상

① 가, 나, 다, 라, 마, 바 ② 나, 다, 라, 바 ③ 가, 다, 라, 마, 바
④ 가, 나, 다, 라, 바 ⑤ 나, 다, 라, 마

4. 다음 중 주 진료경로에 대한 설명으로 옳지 않은 것을 모두 골라라.

가. 사례관리를 도식화한 것이다.
나. CP 개발 시 복잡하거나 환자수가 적은 진단명을 택하는 것이 유리하다.
다. 의료서비스가 표준화되고 합병증이 줄어든다.
라. 의사, 간호사 및 직원의 적절한 개입과 투입 시간을 조절하는 것이다.
마. 진료의 자율권 침해－진료과정이 표준화되어 의사의 진료의 자율권을 침해할 수 있다.

① 가, 나 ② 나, 다 ③ 가, 라 ④ 라 ⑤ 라, 마

5. 임상진료지침(Clinical Practice Guideline)을 사용하는 목적으로 옳은 것은?

가. 의사와 환자간에 의사결정 도움
나. 의료의 안전관리를 위한 진료지침
다. 교육을 위한 진료지침
라. 규제를 위한 진료지침
마. 의료비 관리를 위한 진료지침

① 가, 나, 다, 라　② 가, 나, 다, 라, 마　③ 나, 다, 라, 마
④ 가, 나, 다, 마　⑤ 나, 다, 라

6. 충수절제술, 제왕절개, 백내장 등에서 사용하는 표준화된 진료의 과정은 무엇인가?

① critical pathway　② medical audit
③ peer review　④ risk management
⑤ clinical practice guideline

7. 환자진료를 위해 세운 계획을 관리해 나가는 지침서로서 진료 활동과정을 명확하게 규정한 것은 무엇인가?

① critical pathway　② medical audit
③ peer review　④ risk management
⑤ clinical practice guideline

8. 특정질환을 대상으로 진료과정을 표준화하여 치료과정상의 변이를 줄이고 재원기간을 단축하며 진료의 비용 또한 절감시키는 효과를 가져올 수 있는 것은 무엇인가?

① 근본원인분석　② 의료이용도 관리　③ 표준진료지침
④ 고장유형 영향분석　⑤ 임상평가지표

정답 1. ③ 2. ③ 3. ④ 4. ④ 5. ② 6. ① 7. ⑤ 8. ③

제 8 장 임상평가지표

QUALITY ASSURANCE

개 요

임상평가지표는 특정 의료서비스의 과정 또는 결과를 평가하는 도구이다. 미국의 의료기관평가기구인 JCI(Joint Commission International Accreditation Standard)에서도 임상평가지표를 의료기관이 달성하고자 하는 목표에 맞추어 현재 수행하고 있는 기능, 과정의 수준을 신뢰성 있게 정량적으로 나타낸 측정도구로 정의하고 있다.

임상평가지표는 의료서비스의 질을 측정하여 의료기관 간 비교하고 분석할 수 있으므로 사회적 관심이 증가하고 있으며, 전 세계적으로도 의료의 과정과 결과를 평가하는 가장 대표적인 기법이라고 할 수 있다.

학습목표

1. 임상평가지표의 개념을 이해할 수 있다.
2. 지표의 개념과 속성에 대하여 설명할 수 있다.
3. 표준에 대한 개념을 설명할 수 있다.
4. 역치에 대한 개념을 설명할 수 있다.

1 임상평가지표의 개요

1) 개념

의료의 질을 측정하기 위한 지표를 일컫는 용어는 질 지표(quality indicator), 임상평가지표(clinical indicator) 혹은 성과 측정치(performance measure)라는 용어로 사용되고 있다. 일반적으로 질 지표는 특별히 정의된 바가 없으며, 의료의 질을 측정하는 계량적 도구를 포괄하는 의미로 사용되어 임상평가지표와 동일한 개념으로 간주할 수 있다.

임상평가지표(clinical indicators)는 의료 공급자 개인이나 의료기관이 제공하고 있는 서비스의 질을 정량적으로 평가함으로써 질적으로 문제가 있거나 개선의 여지가 있는 부분을 찾아내어 질 향상을 성취하는 데 사용하는 도구이다. 임상평가지표가 다루는 분야는 진료의 질에 영향을 미치는 의료기관의 시설 및 관리 시스템, 진료 과정 및 결과 측면은 물론 환자관점도 포함한다.

성과 측정치(performance meamre)에 대한 정의는 IOM(2006)에서 진료에 대한 환자의 관점, 임상적 질, 환자 결과를 모두 포함한 측정치라고 하였다.

(1) **환자 관점** : 환자 평가, 진료 접근성과 의료진간의 상호작용에 대한 만족도(대기시간, 의료진에게 제공받은 정보, 의료진 선택 등) 등을 말한다.

(2) **임상적 질** : 구체적으로 정량적 지표로 측정하며, 제공된 진료가 치료 목적에 부합하고 특정 임상 상태에 맞는 진료 과정으로 제공되었는가를 평가하는 것이다.

(3) **환자 결과** : 사망, 이환, 신체적, 정신적 기능 상태 등이 해당한다.

질 평가의 객관화를 위하여 최근에 결과지표를 이용하려는 노력이 활발하다. 이에 따라 환자관리와 진료결과 측정도구의 필요성과 계량화가 가능한 도구가 필요하게 되었고, 국가별로 종래의 지표 이외에도 당뇨병, 안과 등 대상영역이 확장되고 있다. 현재 대표적인 지표로 병원감염률, 합병증 발생률, 사망원인분석, 부검률, 재입원율, 재수술률 등이 이용되고 있다.

2) 임상평가지표의 활용

(1) 의료기관에서 질 관리 활동 프로그램에 임상지표를 활용할 때 기존 QA프로그램을 대치한다고 간주하기 보다는 환자진료결과를 객관적으로 측정할 수 있는 하나의 질

관리 도구로 여겨야 한다.

(2) 임상평가지표를 전국적으로 사용함으로써 객관적인 결과를 기관의 질 관리 활동 모니터링 차원에서 활용할 수 있다.

(3) 임상평가지표는 환자진료의 주요한 건강수준을 모니터링할 수 있으며, 의료기관 차원에서도 개발이 가능하다.

(4) 진료결과 및 진료관리를 강조하게 되어 잠재적 문제를 불식시킬 수 있으며 QA 활동에 의료진의 능동적 참여를 기대할 수 있다.

(5) 임상평가지표 사용과 관련된 자료수집은 질 관리 활동의 한 분야로 이루어져야 하며, 개선방안은 가능한 질 관리사업의 기전과 현존 자원을 이용하여 해결해야 한다.

2 임상평가지표의 용어 정의

1) 지표(indicator)

(1) 정의

어떤 보건의료기관이나 조직이 달성하고자 하는 목표에 비추어 현재 수행되고 있는 기능/과정의 수준이나 목표달성 정도를 정확하고, 신뢰성 있게 정량적으로 나타낸 것을 지표(indicator)라고 한다. 따라서 지표는 진료의 영역 중 문제가 있거나 개선의 여지가 있는 부분을 찾는 도구로 사용되며, 분자와 분모의 비(ratio) 또는 비율(rate)의 형태로 표시한다.

(2) 지표의 속성

① 지표는 명확하게 정의되어야 한다.

② 지표에는 해당 부서의 중요한 진료/서비스 요소가 모두 포함되어야 한다.

③ 지표의 산출에 수반되는 자료수집이 정확하고 용이하여야 한다.

④ 지표는 임상적으로 타당하며 진료/서비스 결과와 관련이 있어야 한다.

⑤ 지표는 중복되지 않으면서 가치 있는 정보를 제공하여야 한다.

⑥ 지표는 전문가, 최근 문헌 또는 병원의 실정에 기초를 두어야 한다.

⑦ 지표를 통하여 측정한 결과는 진료/서비스 개선에 적용 가능하여야 한다.

2) 표준(standard)

표준은 원칙적으로 현재 달성 가능한 가장 높은 정도의 질적 수준을 의미하며, 정량화가 가능한 형태로 표시하는 것이 바람직하다. 원칙적으로 모든 의료 혹은 의료서비스의 질적 수준은 일정치 않은데 이것을 변이(variation)라고 한다. 물론 이러한 변이가 있다고 해서 의료의 질이 낮다고는 할 수 없으며, 다만 변이가 있다는 것은 의료의 질에 차이가 있다는 것을 나타내는 증거이다. 여기에서 우리는 이러한 차이의 옳고 그름을 판단할 수 있는 잣대가 필요함을 알 수 있다. 의료의 질을 평가하기 위해서 사용하는 이러한 잣대를 표준(standard)이라고 부른다. 원칙적으로 표준은 현재 달성 가능한 가장 높은 정도의 질적 수준을 의미한다.

표 8-1 의료기관에서 사용되는 의료의 질 주요 지표 사례

1. 질지표조사		
계획에 없던 입원율	응급실재원기간	수술취소율
계획에 없던 재수술률	제왕절개술	신생아 합병증률
응급실환자의 CT/MRI 촬영시간	CT ratio	균혈증
수술후 창상감염		
2. 이용도조사		
입원 및 재원 적절성	장기환자 분석	검사 및 의료장비 이용도 조사
응급검사 적절성과 소요시간	입퇴원 적절성 조사	약물 이용도조사
3. 환자 및 직원만족도 조사		
외래 및 입원환자 만족도 조사	각종 대기시간(투약, 검사, 진료)	
4. 감염관리		
병원감염 발생률	감염관리	
5. 혈액관리		
혈액제제 사용 적절성 조사	수혈 부작용 보고	환자 수혈효과 조사 통계
6. 약품사용		
항생제 사용 적절성	항응고 약물 사용 적절성	투약오류 조사
7. 사망환자 분석		
입원 48시간 이내 사망자 원인조사 분석		질병별 수술별 사망률
8. 의무기록평가		
의무기록 완성도	수술 48시간 이내 수술기록지 완성	
퇴원 48시간 이내 퇴원기록 완료	의무기록관리	

표준의 예

- **모든(100%)** 주사에서 일회용 주사기를 사용한다.
- 외래환자의 **60%**는 예약된 시간 30분 이내에 진료를 받을 수 있다.

3) 역치(threshold)

지표를 이용하여 측정한 결과가 일정수준을 벗어날 때 심각한 질의 문제가 있음을 시사한다. 따라서 이러한 경우 정밀검토를 해야 한다. 이러한 판단의 기준을 역치라고 하며, 역치와 표준은 일치할 수도 있으나 대부분 표준보다 역치가 낮은 수준을 보이는 경향이 있다. 역치를 통하여 지표상에 나타나는 변이들을 평가할 수 있으며 역치는 0부터 100% 사이의 값 중에 허용이 가능한 수준으로 설정한다. 예를 들어 역치를 80%로 설정하였다면 결과가 80% 미만이 되었을 때만 의료에 대한 공식적인 평가를 시작한다.

4) 기준(criteria)

기준은 표준을 충족시키기 위하여 반드시 달성하여야 할 진료/서비스의 질적 수준을 측정 가능한 형태로 기술한 것이다. 구조, 과정, 결과 중 하나 이상을 사용할 수 있다. 기준은 평가항목이라고 하며, 측정이 가능하고 표준을 설정한 의도를 반영할 수 있어야 한다. 지표를 평가할 수 있도록 객관적이어야 한다.

5) 표준과 역치의 설정

임상지표를 구하기 위해서 해당되는 임상진료영역에서 적합한 자료를 구할 수 있어야 한다. 충분한 자료가 있어야 진료행위의 결과를 합리적으로 측정할 수 있고, 성취 가능한 수준의 진료와 의료진이 받아들일 수 있는 진료의 수준을 정할 수 있다.

표준이나 역치는 교과서나 권위 있는 문헌에 제시된 수준, 다른 병원의 참고치, 해당 병원의 과거 자료 등을 이용하여 설정할 수 있다. 표준이나 역치를 설정할 때에는 의사, 간호사, 관리자 등 병원 내 해당분야의 전문가를 참여시키는 것이 바람직하다. 이러한 과정을 통하여 후에 이루어질 집중 검토와 이에 따른 개선 활동을 촉진시킬 수 있다.

표 8-2 존스홉킨스 대학병원의 표준과 역치 수준(1995년) 사례

지표	역치 혹은 표준
• 사망률	0-6.3%
• 1800그램 이상 신생아의 사망률	0-6.8%
• 퇴원 30일 이내 재입원율	0-9.2%
• 체류 6시간 이상의 응급실 환자 비율	0-8.2%
• 수술후 창상 감염률	0-2.6%
• 1000 patient day당 bacteria	0%
• 외래 수술 취소율	0-11.9%
• 내시경 취소율	0-18.9%
• 동일 입원내 계획에 없던 재수술률	1.5%
• 중환자실 재입실률	0-9.4%
• 투약오류	0%
• 혈액 반납 및 폐기율	< 2%

출처 : 표준과 역치의 수준(예): 존스홉킨스 대학병원(1995)

3 임상평가지표의 사례

1) 환자진료의 적절성 평가를 위한 임상평가지표의 예

(1) 진료전반에 관련된 지표

① 사망률(질병, 처치, 의사별)

② 합병증(유형, 처치별 등)

③ 재원기간

④ 재입원

(2) 입원진료에 관련된 지표

① 중환자실 재입실

② 계획에 없던 중환자실로의 재입실

③ 다른 시설로의 전원

④ 병원감염

⑤ 병원내 외상

⑥ 심각한 약물 부작용
⑦ 낮은 아프가 점수
⑧ 입원 후 발생한 심근경색, 뇌졸중 또는 폐색전증
⑨ 신경학적 합병증
⑩ 심폐정지
⑪ 비정상 검사결과의 추구관리, 비정상 병리 또는 검사결과의 공지나 인식 실패
⑫ 환자교육(진단, 예후, 관리)

(3) 의료진의 개인성과평가에 대한 지표

① 진단활동
㉠ 양성/음성 생검률
㉡ 진료 72시간 이내에 진단 미확정
㉢ 진단을 위한 검사의 반복
㉣ 외과적 진단 확정의 지연
㉤ 수술 전후 진단명의 연관성 혹은 불일치부검과 진단명의 연관성

② 치료활동
㉠ 요청 후 24시간 이상 지연된 자문
㉡ 처방오더의 정당성, 처치의 적절성
㉢ 약품 사용 및 투약오류
㉣ 혈액사용(특정 처치) 및 수혈부작용
㉤ 수술 중 정상조직의 제거
㉥ 수술 중 계획에 없던 장기제거나 손상
㉦ 예기치 않은 과도한 수혈
㉧ 계획에 없던 재수술
㉨ 수술 후 24시간 이내의 심근경색증
㉩ 의무기록 완성도

(4) 의료기관의 행정능력에 대한 지표

① 대기시간(외래, 응급실 등)

② 환자/가족 불만 사항

③ 장비불량

2) 적신호 사건 지표(sentinel event indicator)의 예

적신호 사건 지표는 사건이 발생할 때마다 추가 조사를 하여야 할 만큼 충분히 의미가 있는 개별 사건이나 현상을 말한다. 대부분의 적신호 사건은 바람직하지 않은 사건으로 드물게 발생하며, 각 사건의 재발을 방지하기 위하여 즉시 평가하여야만 한다. 적신호 사건 지표는 환자 안전을 보증하는 데는 유용하지만 한 기관의 전반적인 성과 수준을 측정하는 데는 유용하지 못하다. 또한 성과의 열외군을 제거할 수 있지만 평균에는 변화가 없다.

(1) 마취약을 투여하여 시술한 후 2일 이내에 말초 신경계 결함(peripheralneurological deficit)이 발생한 환자

(2) 모성 사망(maternal death)

3) 구조, 과정 및 결과 지표의 예

Donabedian(1988)은 의료의 질 평가를 위해서 구조, 과정, 결과 영역을 제시하였다. 구조는 진료가 제공되는 환경적인 속성, 과정은 실제 어떤 진료가 제공되고 있는지, 결과는 건강결과에 미치는 중재의 효과에 대한 것이다. 이를 보다 구체적으로 제시하면 다음과 같다.

(1) 구조 지표 사례

① 일반의사와 대비한 전문의사의 비

② MRI scan 같은 특정기술에 대한 접근성

③ 뇌졸중(stroke units) 같은 특정 진료센터에 대한 접근성

④ 진료지침 매 2년마다 개정

⑤ 특정 진료센터에 할당된 물리치료사

(2) 과정 지표 사례

① 정기적으로 족부 진료를 받는 당뇨병 환자의 비율

② 혈전 용해제를 투여받은 급성심근경색증 환자의 비율

③ 의뢰한 지 24시간 이내에 의사에게 진찰받은 환자의 비율

④ 진료지침에 따라 치료받은 환자의 비율

(3) 결과 지표 사례

① 중간결과

㉠ 당뇨 환자의 HbA1c 측정결과

㉡ 고지혈증 환자의 혈중 지질 상태

㉢ 고혈압 환자의 혈압 상태

② 최종결과

㉠ 사망(Mortality)

㉡ 이환(Morbidity)

㉢ 기능상태

㉣ 건강상태 측정

㉤ 업무수행 정도

㉥ 삶의 질

㉦ 환자 만족도

단/원/평/가

1. 다음을 설명하는 용어는 무엇인가?

> 지표를 이용하여 측정한 결과가 일정수준을 벗어날 때 심각한 질의 문제가 생기는데 이러한 경우 정밀검토를 해야 할 필요 여부를 결정하는 시점이 되는 기준치

① 지표 ② 표준 ③ 역치 ④ 기준 ⑤ 효율

2. 다음 중 지표에 대한 설명으로 옳은 것은?

① 표준을 충족시키기 위하여 반드시 달성하여야 할 진료/서비스의 질적 수준을 측정 가능한 형태로 기술한 것
② 질적 수준이나 목표 달성 정도를 나타내는 측정 가능한 변수나 특성
③ 원칙적으로 현재 달성 가능한 가장 높은 정도의 질적 수준을 의미함
④ 특정한 상황에서 의사와 환자의 의사결정을 돕기 위해 체계적으로 개발된 진술
⑤ 병원이 목표로 하고 있는 진료의 질적 수준을 기술

3. 다음 중 지표의 속성으로 옳지 않은 것은?

① 지표는 명확하게 정의되어야 한다.
② 지표에는 해당 부서의 중요한 진료/서비스 요소는 제외시켜야 한다.
③ 지표의 산출에 수반되는 자료수집이 정확하고 용이하여야 한다.
④ 지표는 전문가, 최근 문헌 또는 병원의 실정에 기초를 두어야 한다.
⑤ 지표는 중복되지 않으면서 가치 있는 정보를 제공하여야 한다.

4. 원칙적으로 모든 의료 혹은 의료서비스의 질적 수준은 일정치 않다. 일정수준에서 벗어난 경우로 정밀검토를 시작할 것인지의 여부를 판단하는 기준점을 무엇이라고 하는가?

① 표준 ② 역치 ③ 지표 ④ 기준 ⑤ 변이

5. 의료의 질의 수준을 측정할 수 있는 것을 무엇이라고 하는가?

① 표준 ② 역치 ③ 지표 ④ 기준 ⑤ 변이

6. 원칙적으로 현재 달성 가능한 가장 높은 정도의 질적 수준을 의미하는 것은 무엇인가?
① 표준 ② 역치 ③ 지표 ④ 기준 ⑤ 변이

7. 해당 주제에 대하여 병원이 목표로 하고 있는 진료 및 서비스의 질적 수준을 수치로 표현한 것은?
① 지표 ② 표준 ③ 역치 ④ 기준 ⑤ 효율

정답 1. ③ 2. ② 3. ② 4. ⑤ 5. ④ 6. ① 7. ②

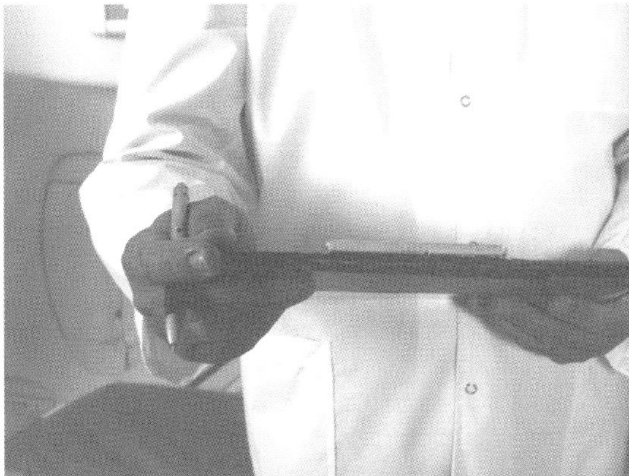

4

환자안전 및 환자 만족관리

QUALITY ASSURANCE

제9장 환자안전 및 위험관리
제10장 환자 만족관리

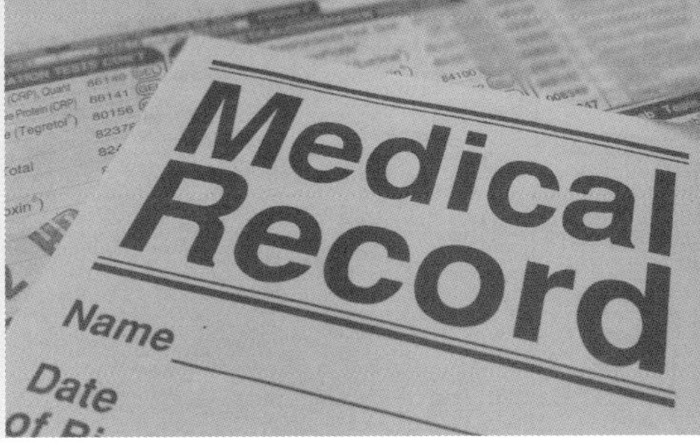

제 9 장 환자안전 및 위험관리

QUALITY ASSURANCE

개 요

환자안전은 세계적으로 중요한 보건의료 목표로 급부상 중으로 세계보건기구(WHO)의 글로벌 실행계획 및 국제 기조 변화에 부합하는 차세대 정책과제이기도 하다. 주요 선진국들에서는 환자안전에 대한 국가적 리더십을 통해 위해를 감소시키는 프로그램, 전문 교육 및 훈련 등의 시스템을 갖추려고 하고 있다. 또한 보건의료서비스 제공 과정에서 환자안전에 대한 사회적 관심과 환자권리 신장 등에 대한 관심도 증가하고 있다. 이에 환자안전사고 감소에 기여하도록 보건의료현장에서 적용 가능한 대책과 환자 중심의 안전한 환경 조성을 위한 문화 확산 활동 추진이 필요하다.

학습목표

1. 환자안전의 배경과 개념에 대하여 설명할 수 있다.
2. 우리나라와 국외의 환자안전법에 대하여 이해할 수 있다.
3. 위험관리의 목적과 필요성에 대하여 설명할 수 있다.
4. 안전과 관련된 주요 용어에 대한 개념을 구분할 수 있다.
5. 의료분쟁에 대한 개념과 관련용어를 이해하고 주요 요인을 제시할 수 있다.

1 환자안전 개요

1) 배경과 개념

환자안전에 대한 관심은 1999년 미국의학원(Institute of Medicine, IOM)에서 'To Err is Human: Building a Safer Health System'(인간은 실수하기 마련이다: 더 안전한 의료시스템을 구축하기 위하여) 보고서가 발표되면서 시작되었다. 이로 인하여 환자안전에 대한 사회적 관심이 증가하면서 환자안전이 보건의료 분야에 중요한 문제 중 하나가 되었다. 이 보고서에 따르면 미국에서 매년 입원 환자의 2.9-3.7%가 위해사건(adverse events)을 겪고 있고, 이 중 6.6-13.6%가 죽음에 이르게 된다. 이는 최소 44,000명에서 최대 98,000명 정도가 위해사건으로 사망하는 것으로 추정되며 또한 의료과오(medical error)로 인한 사망은 교통사고보다 많은 것으로 보고되고 있다. 또한 미국 의료기관신임위원회(Joint Commission on Accreditation of Health Organization, JCAHO)에서는 2006년부터 각각 국가적 차원의 환자안전 목표 14개 영역과 국제적 차원의 환자안전 목표 6개 영역을 제시한 후 의료기관들이 이를 잘 준수하는지를 심사하고 이를 국제의료기관 평가에 적용시키고 있다.

최근 국내 의료기관에서도 국내의료기관평가와 국제의료기관평가위원회(Joint Commission International Accreditation Standard, JCI)의 인증 평가로 환자안전에 대한 관심이 높아지고, 환자안전을 위한 시스템구축과 활동들이 이루어지고 있다. 또한 2012년도 '의료사고 피해구제 및 의료분쟁 조정 등에 관한 법률' 시행 및 한국의료분쟁조정중재원의 개원, 환자안전사고 예방과 환자안전 향상을 위한 환자안전연구회가 설립되는 등 환자안전을 위한 많은 변화가 나타나고 있다.

의료기관의 안전관리는 의료기관에서 발생할 수 있는 사고나 실수를 줄이기 위해 예방적 차원에서의 체계적 활동이다. 의료기관의 안전관리는 미국에서 1970년대에 다루어지기 시작했으며, 의료소송의 빈도를 낮추기 위해 안전의 위해요소가 되는 관리사항을 조절하기 위한 방안으로 발전하고 있다. 국내에서도 2004년 의료법에 의해 300병상 이상 병원에 의료기관평가가 실시되면서 의료기관의 의료서비스 질 향상 활동을 가져왔고, 환자안전에도 관심을 갖기 시작하였다. 이후 2010년 환자안전과 의료의 질 향상을 목표로 하는 의료기관 인증제도의 도입으로 환자안전에 대한 기준이 강화되었고, 환자안전과 의료의 질 향상에 입각한 인증기준 틀 구축으로 의료기관은 환자안전에 더 많은 관심을 가지게 되었다.

환자안전이란 의료과오나 사고발생 가능성을 최소화하여 환자를 위험에 노출되지 않도록 예방함으로써 사고 손상으로부터 자유로운 상태를 유지하는 것이다. 이는 보건의료제공의 기본원칙이며 모든 의료기관에 있는 대상자에게 반드시 충족되어야 하는 인간의 기본요구이다.

WHO 환자안전 동향

- '19년 WHO는 지속가능한 발전 목표의 달성과 보편적 의료보장* 실현을 위하여 Global action on Patient Safety에 대한 결의안(WHA72.6)을 채택, Global Patient Safety Action Plan(GPSAP) 초안 개발 착수
  * Sustainable Development Goals(SDGs), Universal Health Coverage(UHC)
- 'Global Patient Safety Action Plan 2021-2030'의 7가지 기본 원칙
  ① 환자와 가족을 안전한 치료의 파트너로 참여
  ② 협력을 통한 성과 달성
  ③ 데이터 분석 및 공유를 통한 학습
  ④ 임상적 근거를 실행 가능하고 측정 가능한 개선활동으로 전환
  ⑤ 의료환경의 특성에 따른 기본 정책 및 추진
  ⑥ 과학적 전문지식과 환자 경험을 이용한 환자안전 개선
  ⑦ 의료 설계 및 전달체계에 환자안전문화 정착

자료 : 제2차 환자안전종합계획(2023-2027), 2023

환자안전에 영향을 미치는 요인(Elements Influencing Factors)

- Organization and management factors(조직 및 경영)
  재정적 자원 및 제약, 조직 구조, 안전문화 및 우선순위 등
- Work environment factors(작업 환경)
  업무량 및 교대양상, 장비의 설계, 가용성 및 유지 보수, 행정 및 경영상의 지원 등
- Team factors(팀)
  언어적 의사소통, 팀 리더십, 문서를 통한 의사소통 등
- Individual factors(개별 의료진)
  개별 의료진의 지식 및 기술, 역량, 신체적 및 정신적 건강
- Patients characteristics(환자)
  환자상태(복잡성과 중증도), 언어 및 의사소통, 성격 및 사회적 요인

Vincent C. (2006)

자료 : 환자안전개념과 적용, 2016

2) 국제환자안전목표

국제의료기관평가위원회(Joint Commission International, JCI)에서 제시하는 국제환자안전목표는 다음과 같다.

(1) 목표 1 : 환자를 정확하게 확인

① 환자 확인의 정확성을 기술한 내규를 협력적인 절차에 의해 개발한다.
② 정책에 따라 두 가지 지표를 사용하여 환자를 확인한다.
③ 환자 병실번호 및 위치는 지표로 사용하지 않는다.
④ 투약, 혈액 및 혈액제제 투여 전 환자를 확인한다.
⑤ 임상검사를 위한 혈액 및 검체 채취 시 환자를 확인한다.
⑥ 진료 및 시술 전 환자를 확인한다.

(2) 목표 2 : 효과적인 의사소통 촉진

① 구두 및 전화 의사소통의 정확성을 기술한 내규를 개발한다.
② 처방받는 사람은 구두, 전화처방 및 검사결과 전체를 기록한다.
③ 처방받는 사람은 전체를 '다시 읽어주어 확인'한다.
④ 처방을 내고 검사결과를 알려주는 사람은 처방과 검사결과를 확인한다.

(3) 목표 3 : 약물의 안전성 촉진

① 농축 전해질 보관장소, 라벨, 보관방법을 기술한 내규를 개발한다.
② 농축 전해질은 환자진료부서에 보관하지 않는다.
③ 단, 내규에 따라 부주의한 투약을 예방할 행위 및 임상적 필요에 의해 부서에 보관한다.

(4) 목표 4 : 올바른 부위, 올바른 시술, 올바른 환자 수술을 보장

① 수술실 및 기타 시술장소에서의 올바른 부위, 올바른 시술, 올바른 환자 수술을 보장하는 일관된 절차를 기술한 내규를 협력적인 절차에 의해 개발한다.
② 수술부위 확인을 위한 분명하고 알기 쉬운 표식을 사용하고, 환자는 표시 과정에 참여한다.

③ 수술에 필요한 모든 기록, 장비가 사용 가능한지, 올바른지, 제대로 기능하는지 확인하는 절차가 있다.

④ 수술 및 시술을 시작하기 직전 체크리스트와 타임아웃 절차를 사용한다.

(5) 목표 5 : 감염의 위험을 줄인다

① 의료관련 감염의 위험을 줄이는 것을 기술한 내규를 개발한다.

② 최근 발행되어 일반적으로 사용되는 손위생 가이드라인을 채택하고 적용한다.

③ 효과적인 손위생 프로그램을 수행한다.

(6) 목표 6 : 낙상으로 발생되는 환자상해위험을 줄인다

① 낙상으로 발생되는 상해의 위험을 줄이는 것을 기술한 정책내규를 개발한다.

② 초기 평가 시 낙상 위험성을 평가하고, 상태, 약물 등의 변화 시 재평가한다.

③ 낙상위험이 있는 환자에게 낙상위험감소활동을 수행한다.

OECD 환자안전 질 지표

영역	지표	
병원감염	인공호흡기에 의한 폐렴	상처감염
	의료서비스로 인한 감염	욕창
수술합병증	마취합병증	수술의 기술적 문제
	고관절 골절	수술 후 합병증
	수술 후 폐색전증 혹은 심정맥혈전증	
적신호사건	잘못된 수혈	수혈반응
	잘못된 수술	체내 이물질 잔존
	투약오류	의료장비에 의한 부작용
산과영역	신생아 분만 시 손상	제왕절개 분만 시 산과적 손상
	출산장애	질식 분만 시 산과적 손상
기타영역	병원 내 골반골절 또는 낙상	심각한 장애 혹은 사망으로 이어지는 낙상

2 환자안전법

1) 우리나라

(1) 환자안전법 입법관련 배경과 제정

환자안전은 의료가 갖추어야 할 필수적인 요소이다. 환자 및 보호자들은 의료서비스를 제공 받을 때 무엇보다도 그들이 안전하게 치료를 받기를 기대하고, 당연할 것이라 생각한다. 「환자안전법」의 제정과정은 순탄치 않았다. 2010년 5월 백혈병을 앓던 정종현군(당시 9세)은 마지막 항암치료 도중 정맥으로 투여해야 할 항암제 빈크리스틴(vincristine)을 의료진이 뇌척수강 내로 실수로 투여하였고, 정종현군은 약물 부작용으로 사망하였다. 정종현군은 2007년 4월 급성림프구성 백혈병 진단을 받고, 어렵고 힘든 치료과정이었지만 가족의 지극정성과 본인의 의지로 잘 견뎌냈고, 마침내 마지막 12차 항암치료만을 남겨두고 있었다. 그 마지막 항암치료를 받던 중 항암제가 잘못된 투여 경로로 주입되었고 사망하게 되었다. 이러한 빈크리스틴 투약 오류의 문제는 국내 사망 증례 보고로 1999년 이미 있었으며, 2003년에도 빈크리스틴의 우발적 뇌척수강 내 주입으로 인한 뇌척수신경병증을 보고한 증례 보고가 있었다. 또한 2012년에도 40대 림프종 환자가 빈크리스틴 뇌척수강 내 주입으로 인하여 사망한 사례가 있었다.

이 안타까운 사고를 겪은 정종현군의 부모님은 2010년 10월, 환자가 안전한 의료 환경을 만들기 위한 「환자안전법」 제정 운동을 전개하기 시작하였고, 2012년 8월, 환자단체연합회와 함께 '환자안전법 제정을 위한 1만명 문자 청원 운동'을 시작하였다. 의료행위에서의 단 하나의 작은 실수가 환자의 생명과 직결될 수 있다는 인식의 전환이었다. 즉, 환자안전 관리체계를 강화하는 법적 규정을 마련해 안전하고 질 높은 의료환경을 제공하자는 것이다. 이른바 '종현이법'으로 불리는 이 환자안전법은 2014년 12월 29일 국회를 통과하였고, 법률 제13113호로 2015년 1월 28일 제정되어 2016년 7월 29일 시행되었다.

이 법은 환자안전을 위하여 필요한 사항을 규정함으로써 환자의 보호 및 의료 질 향상에 이바지함을 목적으로 한다. 또한 원안에는 병원이 의무보고하도록 하는 내용이 포함되었으나 의료계의 반발이 거세 상임위 종합심사 과정에서 '자율' 보고하는 것으로 일부 수정되었으며, 병원급 의료기관에 환자안전을 위한 환자안전위원회와 환자안전전담인력을 두도록 하는 내용도 법안에 담겨져 있다.

(2) 환자안전법 개정

① 2020년

환자안전법은 2016년 제정 이후 2020년 1월 몇 가지 내용이 개정되었다.

환자안전법 개정 주요 내용으로는, 환자안전 정책 수립 시행을 위해 5년마다 실태조사 실시 및 결과를 공표하고 중앙행정기관, 지방자치단체, 공공기관, 보건의료기관의 장 등에게 필요한 자료 요청 근거가 마련됐다는 점이다. 또 환자안전위원회 설치와 전담인력 배치 및 매년 보고방법 절차 등을 규정해 보고 미이행 또는 거짓보고 시 과태료를 부과하도록 했다.

환자안전사고 의무보고 차원에서는 일정 규모 이상의 병원급 의료기관의 장은 환자가 사망 또는 심각한 신체적 · 정신적 손상을 입은 경우 사고 발생 시 보건복지부장관에게 지체없이 보고하도록 했고, 보고 미이행과 방해, 거짓보고서 제출 시에도 과태료를 부과하도록 했다.

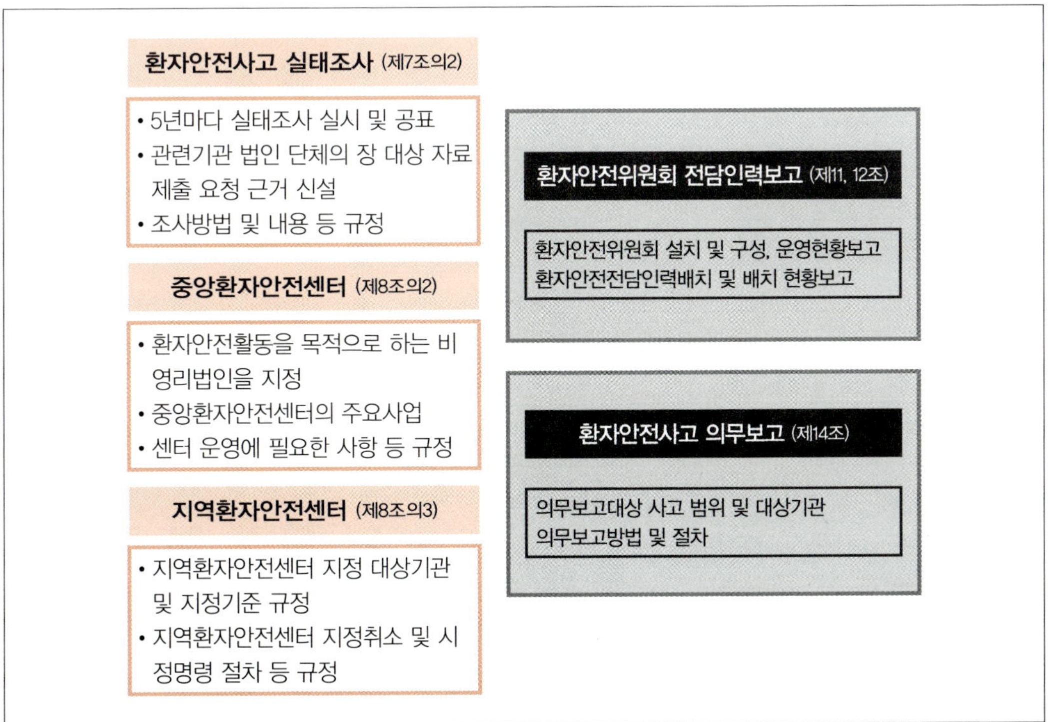

그림 9-1 환자안전법 2020년 1월 주요개정 내용

② 2021년

기존 환자안전법은 병원의 자율성이 보장된 환자안전사고 보고 체계로 인해 위해정도가 높은 중대한 안전사고 발생 시 신고를 기피하거나, 신속하게 대응이 어려운 상황이었다. 이에 환자안전사고를 사전에 방지하고, 사망과 같은 중대한 환자안전사고가 발생했을 때 의무적으로 보고할 수 있도록 2021년 1월 환자안전법이 개정되어 7월 1일부터 '중대한 환자안전사고 의무보고' 가 시행되었다. 즉, 환자안전사고 발생 시 200병상의 병원급 의료기관에서는 의무적으로 보고해야 하며, 미이행 시 최대 300만원의 과태료가 부과된다. 보고 시기는 환자안전사고 발생 시 의료기관 장이 인지한 직후 지체없이 보고되어야 하지만, 정당하거나 합리적인 이유에 따른 지체는 최대 1개월까지 가능하다.

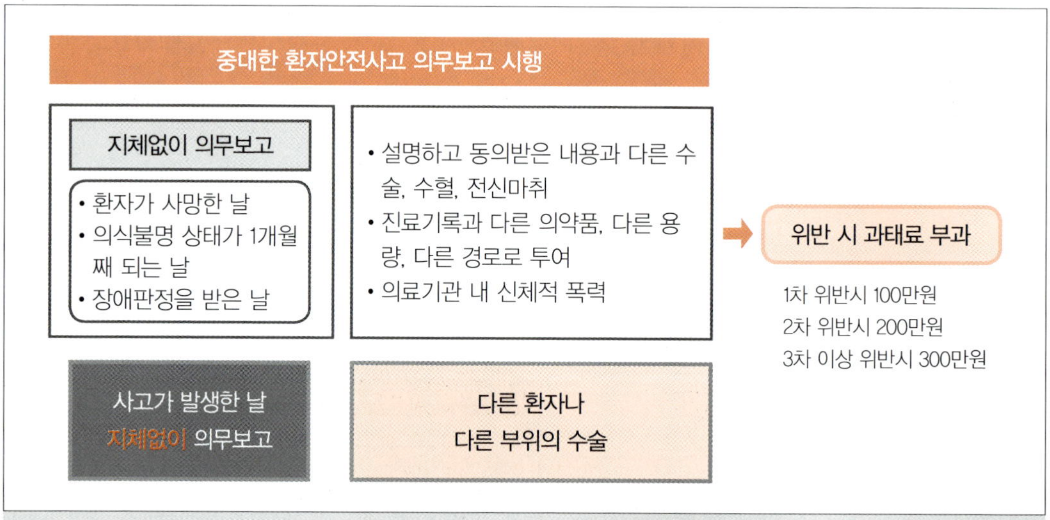

그림 9-2 환자안전법 2021년 1월 주요개정 내용

(3) 환자안전사고 보고

환자안전사고의 예방 및 의료 질 향상을 위해 개별 의료기관의 환자안전 전담인력 또는 기관의 장, 보건의료인, 환자 및 보호자 등 보건의료서비스를 제공하거나 제공받는 사람이 인지한 환자안전사고 내용을 보고학습시스템 운영기관에 보고하는 것이다.

보고된 환자안전사고 중, 환자안전에 중대한 위해가 발생할 우려가 있는 환자안전사고 등 주의경보발령 대상사건을 관리하고 주의경보 발령 절차에 따라 주의경보를 발령하고, 빠르게 전파하여 추후 해당 사고의 예방대책을 공유할 수 있다.

환자안전사고 보고는 환자안전사고의 예방 및 의료 질 향상을 위한 환자안전사고 관리의 척도로써 개별 의료기관 및 환자안전사고 실태를 반영하여 환자안전기준 및 환자안전지표를 개발하는 업무에 활용된다.

환자안전보고학습시스템(https://www.kops.or.kr/portal/main.do)에 환자안전사고를 보고한다(그림 9-3 참조).

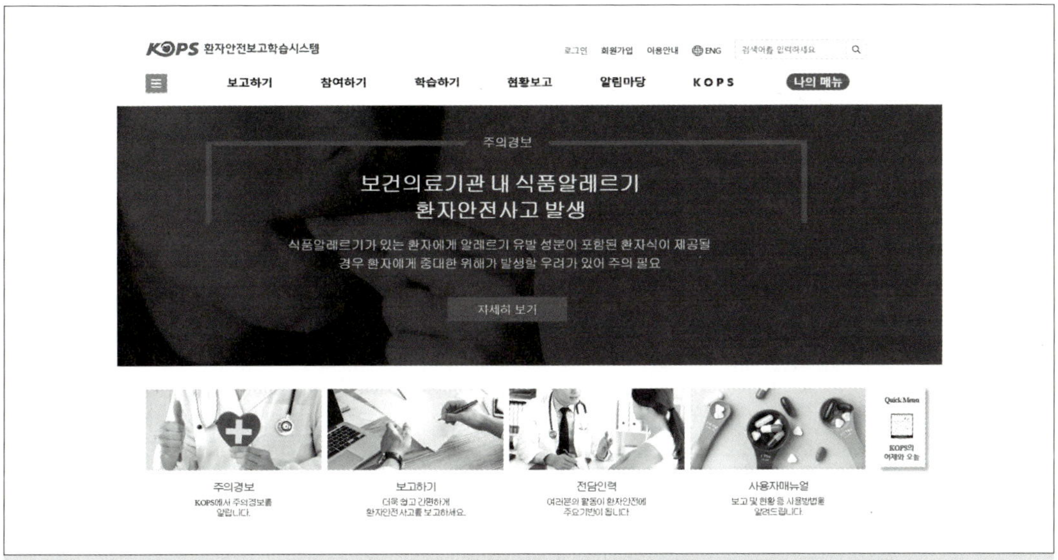
KOPS 환자안전보고학습시스템
보고하기
참여하기
학습하기
현황보고
알림마당
KOPS
나의 메뉴
주의경보
보건의료기관 내 식품알레르기
환자안전사고 발생
식품알레르기가 있는 환자에게 알레르기 유발 성분이 포함된 환자식이 제공될
경우 환자에게 중대한 위해가 발생할 우려가 있어 주의 필요
자세히 보기
주의경보
보고하기
전담인력
사용자매뉴얼

그림 9-3 환자안전보고학습시스템

자료 : 환자안전보고학습시스템

※ 환자안전사고 보고 절차

■ **단계 1. 환자안전사고 보고**

개별 의료기관의 환자안전 전담인력 또는 기관의 장, 보건의료인, 환자 및 보호자 등 환자안전사고 보고서 서식에 따라 사고정보를 작성한다.

■ **단계 2. 환자안전사고 보고 접수**

담당자가 보고된 사고 내용을 확인 및 검증한다. 검증 완료 후 환자안전사고 접수번호를 회신하며, 자율보고의 경우 검증 시작일로부터 14일 이내 개인식별정보는 모두 삭제된다.

■ **단계 3. 주의경보 발령**

중대한 위해가 발생할 우려가 있는 환자안전사고는 빠르게 전파하여 유사한 사고의 재발을 방지한다.

■ **단계 4. 보고자료 활용**

보고된 환자안전사고 정보를 활용하여 통계를 산출하고, 유사한 사고예방 및 질 향상을 위한 기준·지표 개발과 예방대책 수립에 활용된다.

(2025년 1월) 환자안전사고 보고 현황

(2025.1.1~1.31. 기준, 단위 : 건)

구분			2025년 1월		누계(2016.7.29.~2025.1.31)	
보고건수			3,401		113,307	
의료기관 구분		상급종합병원	209		의원	1,831
		종합병원	561		조산원	–
		병원	146		약국	349
		치과병 · 의원	65		보건소	1
		한방병 · 의원	–		보건지소	–
		요양병원	165		그 밖의 기관	–
		정신병원	33		불명확	41
위해정도		근접오류(Near miss)	147		중증(Severe)	3
		위해없음(None)	2,794		사망(Death)	3
		경증(Mild)	355		불명확	–
		중등증(Moderate)	99			
사고의 종류	행위 측면	검사	69	관리 측면	상해	36
		마취 · 진정	–		식사 · 영양	6
		분만	1		의료장비 · 기구	6
		수술	13		진료재료(소모품)	30
		수혈	1		탈원 · 실종 · 유괴	4
		약물	2,578		행정	63
		처치 · 시술	12		환자의 자살 · 자해	7
	결과 측면	감염	5		그 밖의 종류*	51
		낙상	508		불병확(사고내용 기술 없음)	–
		화상	11			
사고발생 후 조치사항 (중복선택)		기관 내 전과, 전동, 외래환자의 경우 응급실 방문/입원 등				73
		보존적 치료	464		교육	1,107
		추가 검사	315		재불출	14
		투약 치료	130		단순처치	230
		처방변경	1,566		재조제	425
		전문심장소생술(ACLS)	3		협진	71
		수혈	4		기록	1,107
		수술, 시술	56		그 밖의 조치**	152
		산소투여, 인공호흡기 치료 등	13		불명확	–
		심리치료	7		미조치	34
사고 보고자		보건의료인	2,553		환자	1
		보건의료기관의 장	14		환자보호자	3
		전담인력	830		불명확	–

※ 환자안전 보고학습시스템을 통해 수집된 데이터로 우리나라 전체의 환자안전사고 발생률 및 현황을 보여주는 것은 아님
※ 보고자가 작성한 내용을 토대로 분류되며, 필요 시 전문가 자문을 통해 다른 범주로 재분류될 수 있음
* 전산장애, 욕창, 의료가스 · 의료전기, 폭력 · 난동 · 성폭력 등
** warm 마사지, ice pack 적용 등

자료: 환자안전보고학습시스템, 2025

2) 국외

(1) 환자안전법

환자안전에 대한 국외법률을 살펴보면, 해외에서는 의료사고 예방뿐만 아니라 이를 포괄할 수 있는 더 넓은 개념의 환자안전이라는 부분을 포함하여 다루고 있다. 해당 제도 및 법률이 있는 국가의 공통점은 병원 및 요양시설에서 발생하는 환자안전사건, 근접오류, 환자안전사건이 발생할 수 있는 안전하지 않은 상황에 대한 보고서의 수집 · 분석 · 환류 기능을 보유하고 있다는 것이다.

① 미국

㉠ 운영

2005년 연방법으로 제정된 환자안전 및 질향상 법률(patient safety and quality improvement act)에 근거하여 환자안전기구(Patient Safety Organization, PSO) 및 환자안전데이터베이스 네트워크 제도를 보건의료 연구 및 품질관리청(Agency for Healthcare Research and Quality, AHRQ) 관리 하에 운영하고 있음

㉡ 주요내용

관련 용어 정의, 특권 및 비밀보장 보호, 환자안전데이터베이스의 네트워크, 환자안전기구의 인가 및 목록화, 기술적 지원 등

② 영국

국가환자안전청(National Patient Safety Agency, NPSA)에서 2003년 환자안전사건 보고서의 수집분석을 위한 국가보고 및 교육체계를 개발하여 환자안전사건을 교육하고, 환자안전과 연관된 추세 및 특징을 파악하도록 개발되었음(현재 해당 기관은 관련 기관에 흡수 통합되었음)

③ 캐나다

㉠ 주정부 차원에서 보건의료협회에 악결과 발생 시 보건부장관에게 정보를 제공하도록 규정하고 있음(매니토바 주의 경우 지역보건법률 제53.2(1)관에서, 퀘백 주의

경우 보건 및 사회서비스에 관한 법률에서 관련 사항을 규정하고 있음)

㉡ 그밖에 연방정부차원에서 2003년 12월 캐나다 보건부에 안전한 의료체계 구축 및 발전을 위한 국가 의무 이행을 목적으로 캐나다 환자안전연구소를 설립하였음 (캐나다 환자안전연구소는 관련 연구 촉진 및 분석, 권고안 개발 등을 담당함)

④ 오스트레일리아

㉠ 주정부 차원에서 환자안전 문제를 다루며, 오스트레일리아 보건의료 안전 및 질 위원회(Australian Commission on Safety and Quality in Healthcare)에서 다루고 있음

㉡ 그밖에 오스트레일리아 환자안전재단(Australian Patient Safety Foundation, APSF)의 산하기관인 국제환자안전원은 주정부 및 지역사회에서 사용하는 위기관리 체계를 지원하고 있음

⑤ 일본

㉠ 의료법에서 일부 관련 사항을 규정하고 있음

㉡ 다른 국가와는 달리 의인성 사망에 관한 자료수집, 분석, 환류 기능을 보유하는 모델 프로젝트를 의료안전조사위원회를 중심으로 진행한 바 있음

㉢ 재단법인 의료기능평가기구의 의료사고방지사업부(의료사고 정보수집 사업 진행), 산과의료보상제도 운영

표 9-1 환자안전법 관련 외국 법령

구분	국가명	내용
국가(연방)수준에서 독립적인 환자안전법 제정	미국	Patient Safety and Quality Improvement Act of 2005 • 목적 : 기밀성이 보장된 자발적 보고시스템 운영, 환자안전에 해로운 영향을 주는 사건 감소 • 2005년 7월 29일 제정, 2009년 1월 19일 발효 • 주요내용 환자안전기구(Patient Safety Organizations, PSOs), 환자안전업무문서(Patient Safety Work Product)에 대한 법적 보호, National Patient Safety Database의 구축
	스웨덴	Patient Safety Act • LexMaria : 모든 위해사건의 보고를 법적으로 요구하는 것
	뉴질랜드	New Zealand Public Health & Disability Amendment Act 2010

개별 주에서 관련법 제정	호주	주 수준의 법은 존재, 연방수준에서의 법은 존재하지 않음
	캐나다	Saskatchewan의 The Regional Health Services Act, Manitoba의 Evidence Act에서 위해사건의 보고시스템과 비밀보호 및 특권에 대한 규정 포함
독립된 형태가 아닌 의료법 내에 규정	일본	의료법에서 보고시스템 및 의료안전지원센터 등의 내용 규정
–	덴마크	2003년 별도의 독립법인 Act of Patient Safety가 제정되고, 2004년부터 실행되었다가 2007년 의료와 관련된 법체계를 전반적으로 정리하면서 Danish Health Care Act 관련 내용 흡수됨

출처: 김소윤, 요양병원협회 세미나, 2014

표 9-2 국외 환자안전전담기관

국가명	내용
미국	• 전담기구는 아니지만, Agency for Healthcare Research & Quality에서 환자안전 및 질 향상에 관한 법이나 관련 규정의 집행에 대한 책임을 Office for Civil Rights와 공유/Food & Drug Administration • Institute for Safe Medication Practices(ISMP) : Patient Safety Organizations(PSO) 중 하나 • The Joint Commission(JC)–PSO는 아님 • MedMARX–PSO는 아님
스웨덴	• 전담기구는 아니지만 National Board of Health and Welfare(NBHW)에서 관련 문제를 다루고 있음
뉴질랜드	Health Quality & Safety Commission
호주	Australian Patient Safety Foundation(APSF)
캐나다	독립적인 비영리기구인 Canadian Patient Safety Institute, Institute for Safe Medication Practices Canada
일본	공익재단법인인 의료기능평가기구(Japan Council for Quality Health Care, JCQHC) 내의 의료사고방지사업부(The Center for Medical Adverse Event Prevention) : 의료기관 내에서의 환자안전관련 정보와 사례 수집
덴마크	• National Agency for Patients' Right and Complaints : 전국단위의 보고시스템 운영 관여 • National Board of Health : 의료인 및 의료기관의 감독, 징계권한 가짐 • The Danish Society for Patient Safety(민간기구) : 환자안전활동 수행

출처: 김소윤, 요양병원협회 세미나, 2014

(2) 환자안전보고체계

환자안전보고체계는 오류의 보고 및 이의 체계적인 분석을 통한 시스템 개선이 결정적으로 중요한 요인으로 알려져 있다. 환자안전보고체계의 1차적인 목적은 경험으로부터 배우는 것이며, 가장 중요한 기능은 자료 분석 및 조사결과를 사용하여 시스템 개선안을 만들고 전파하는 것이다.

이와 같은 목적을 달성하기 위하여 여러 국가들(덴마크, 영국, 네덜란드, 스웨덴, 미국, 일본 등)에서는 다양한 형태의 환자안전보고체계를 국가 또는 비정부기구가 운영하고 있다. 미국에서는 약 80여개의 기관이 환자안전보고체계를 운영하고 있다. 또한 일본의 경우, 후생노동성에서 병원들이 환자안전에 대한 내부보고체계를 갖추도록 의무화하고 있으며, 교육병원에 대해서는 사건보고를 의무화하고 있고, 다른 병원들은 자발적으로 참여하고 있다.

표 9-3 국외 환자안전보고시스템 내용

구분	덴마크	영국	네달란드	스웨덴
보고시스템	의무적 보고	자발적 보고	자발적 보고 • 위해사건의 의무적 보고 • 심각한 위해사건	의무적 보고
보고내용	보고대상사건	환자안전사건	심각한 위해사건 등	예상치 못한 심각한 손상
보고자	의료전문가	의료전문가 병원관계자	자발적 보고 • 익명 보고, 의무적 보고 • 병원	병원 의료전문가

출처: 김석화, 의료기관평가인증원, 2014

환자안전법

[시행 2025. 6. 21] [법률 제20445호, 2024. 9. 20, 타법개정]

제1조(목적) 이 법은 환자안전을 위하여 필요한 사항을 규정함으로써 환자의 보호 및 의료 질(質) 향상에 이바지함을 목적으로 한다.

제2조(정의) 이 법에서 사용하는 용어의 뜻은 다음과 같다. 〈개정 2020. 1. 29.〉

1. "환자안전사고"란 「보건의료기본법」 제3조제3호의 보건의료인(이하 "보건의료인"이라 한다)이 환자에게 보건의료서비스를 제공하는 과정에서 환자안전에 보건복지부령으로 정하는 위해(危害)가 발생하였거나 발생할 우려가 있는 사고를 말한다.
2. "환자안전활동"이란 국가, 지방자치단체, 「보건의료기본법」 제3조제4호의 보건의료기관(이하 "보건의료기관"이라 한다), 보건의료인, 환자, 환자의 보호자 및 관련 기관·법인·단체가 환자안전사고의 예방 및 재발 방지를 위하여 행하는 모든 활동을 말한다.

제3조(국가와 지방자치단체의 책무) ① 국가와 지방자치단체는 환자안전 및 의료 질 향상을 위한 시책을 마련하여 추진하여야 한다.

② 국가와 지방자치단체는 환자안전활동에 필요한 제도적 기반을 마련하여야 한다.

③ 국가와 지방자치단체는 보건의료기관, 보건의료인, 환자 및 환자의 보호자가 행하는 환자안전활동에 필요한 행정적·재정적 지원을 할 수 있다.

④ 국가와 지방자치단체는 환자안전활동에 환자의 참여를 촉진하기 위하여 노력하여야 한다.

제4조(보건의료기관의 장과 보건의료인의 책무) ① 보건의료기관의 장과 보건의료인은 환자안전 및 의료 질 향상을 위하여 국가와 지방자치단체의 시책을 따라야 한다.

② 보건의료기관의 장과 보건의료인은 환자안전사고가 발생하지 아니하도록 시설·장비 및 인력을 갖추고, 필요한 의무를 다하여야 한다.

③ 보건의료기관의 장과 보건의료인은 환자안전활동에 환자와 환자의 보호자가 참여할 수 있도록 노력하여야 한다.

제5조(환자의 권리와 책무) ① 모든 환자는 안전한 보건의료(「보건의료기본법」 제3조제1호의 보건의료를 말한다. 이하 같다)를 제공받을 권리를 가진다.

② 환자와 환자의 보호자는 환자안전활동에 참여하여야 한다.

제6조(다른 법률과의 관계) ① 환자안전에 관하여 다른 법률에 특별한 규정이 있는 경우를 제외하고는 이 법에서 정하는 바에 따른다.

② 환자안전에 관한 다른 법률을 제정하거나 개정할 때에는 이 법의 취지에 부합하도록 하여야 한다.

제7조(환자안전종합계획의 수립 등) ① 보건복지부장관은 환자안전 및 의료 질 향상을 위하여 관계 중앙행정기관의 장과 협의하여 환자안전종합계획(이하 이 조에서 "종합계획"이라 한다)을 5년마다 수립하고 이를 시행하여야 한다.

② 종합계획에는 다음 각 호의 사항을 포함하여야 한다.

1. 환자안전활동의 기본 목표 및 추진방향
2. 환자안전활동의 추진계획 및 추진방법
3. 환자안전활동의 실태 파악, 제16조에 따른 보고·학습시스템의 운영 및 관리
4. 환자안전활동을 위한 기술의 연구·개발, 전문인력의 양성 및 지원
5. 제9조에 따른 환자안전에 관한 기준
6. 환자와 환자 보호자의 환자안전활동 참여 방안
7. 그 밖에 보건복지부령으로 정하는 환자안전활동에 필요한 사항

③ 보건복지부장관은 종합계획을 수립하기 위하여 관계 기관·법인·단체의 장에게 종합계획의 수립에 필요한 자료의 제출을 요청할 수 있다. 이 경우 관계 기관·법인·단체의 장은 정당한 사유가 없으면 이에 따라야 한다.

④ 보건복지부장관은 종합계획을 확정한 후 지체 없이 국회에 보고하여야 한다.

⑤ 보건복지부장관은 5년마다 환자안전에 관한 백서를 발간하여 공표하여야 한다.

⑥ 종합계획은 「보건의료기본법」 제15조에 따른 보건의료발전계획과 연계하여야 한다.

제7조의2(환자안전사고 실태조사) ① 보건복지부장관은 환자안전 및 의료 질 향상에 관한 정책의 수립·시행을 위하여 5년마다 환자안전사고 실태조사(이하 "실태조사"라 한다)를 실시하고 그 결과를 공표할 수 있다.

② 보건복지부장관은 실태조사를 위하여 필요한 경우 관계 중앙행정기관의 장, 지방자치단체의 장, 「공공기관의 운영에 관한 법률」 제4조에 따른 공공기관의 장, 보건의료기관의 장, 그 밖에 관련 기관·법인·단체의 장에게 필요한 자료의 제출을 요청할 수 있다. 이 경우 관계 중앙행정기관의 장 등은 정당한 사유가 없으면 그

요청에 따라야 한다.

③ 실태조사의 방법과 내용에 관하여 필요한 사항은 대통령령으로 정한다.

[본조신설 2020. 1. 29.]

제8조(국가환자안전위원회) ① 환자안전에 관한 다음 각 호의 사항을 심의하기 위하여 보건복지부에 국가환자안전위원회(이하 이 조에서 "위원회"라 한다)를 둔다. 〈개정 2020. 1. 29.〉

1. 환자안전 및 의료 질 향상을 위한 주요 시책
2. 환자안전사고 예방 및 재발 방지에 관한 사업계획 및 추진방법
3. 제14조제1항 및 제2항에 따른 환자안전사고 보고내용의 분석 결과 활용 및 공개
4. 그 밖에 환자안전에 관한 중요사항으로 위원장이 심의가 필요하다고 판단한 사항

② 위원회는 위원장 1명을 포함한 17명 이내의 위원으로 구성한다. 〈개정 2020. 1. 29.〉

③ 위원회의 위원장은 보건복지부차관으로 하고, 위원회의 위원은 다음 각 호의 사람 중에서 보건복지부장관이 임명 또는 위촉한다. 〈개정 2020. 1. 29., 2024. 9. 20.〉

1. 「의료법」 제28조에 따른 의료인 단체(「간호법」 제18조에 따른 간호사중앙회를 포함한다) 및 「의료법」 제52조에 따른 의료기관단체에서 추천한 사람
2. 「약사법」 제11조에 따른 대한약사회에서 추천한 사람
3. 노동계, 「비영리민간단체지원법」 제2조의 비영리민간단체, 「소비자기본법」 제29조에 따른 소비자단체에서 추천한 사람
4. 환자안전에 관한 학식과 경험이 풍부한 사람
5. 보건복지부 소속 3급 이상 공무원 또는 고위공무원단에 속하는 공무원
6. 그 밖에 관계 중앙행정기관 소속 고위공무원단에 속하는 일반직공무원(이에 상당하는 특정직·별정직 공무원을 포함한다)

④ 위원회는 매년 1회 이상 개최하여야 한다.

⑤ 위원회의 효율적인 운영을 위하여 분과위원회를 둘 수 있다.

⑥ 위원회 및 분과위원회의 구성·운영과 그 밖에 필요한 사항은 대통령령으로 정한다.

제8조의2(중앙환자안전센터) ① 보건복지부장관은 환자의 보호 및 의료 질 향상을 위한 관계 중앙행정기관의 시책을 효과적으로 수행하기 위하여 환자안전활동을 목적으로 하는 대통령령으로 정하는 비영리법인을 중앙환자안전센터로 지정할 수 있다.

② 중앙환자안전센터는 다음 각 호의 사업을 수행한다.

1. 환자안전종합계획의 이행과제 추진
2. 제9조에 따른 환자안전기준 및 제10조에 따른 환자안전지표의 개발·보급 지원
3. 제11조에 따른 환자안전위원회의 운영 지원
4. 제12조에 따른 전담인력의 관리 지원
5. 환자안전사고의 접수·검증·분석
6. 환자안전활동에 대한 연구
7. 그 밖에 환자의 보호 및 의료 질 향상을 위하여 필요한 사항

③ 보건복지부장관은 제1항에 따라 지정한 중앙환자안전센터에 대하여 예산의 범위에서 제2항 각 호의 사업을 수행하는 데 필요한 경비의 전부 또는 일부를 지원할 수 있다.

④ 제1항부터 제3항까지에 따른 중앙환자안전센터의 지정 및 운영에 필요한 사항은 보건복지부령으로 정한다.

[본조신설 2020. 1. 29.]

제8조의3(지역환자안전센터) ① 보건복지부장관은 환자의 보호 및 의료 질 향상을 위한 지역별 시책을 수행하고 관계 중앙행정기관의 시책을 효과적으로 지원하기 위하여 보건복지부령으로 정하는 일정 규모 이상의 병원급 의료기관 및 관련 협회·단체 등을 지역환자안전센터로 지정할 수 있다.

② 지역환자안전센터는 다음 각 호의 사업을 할 수 있다.

1. 환자안전사고 관련 교육 사업
2. 환자안전사고의 예방 및 홍보 활동
3. 환자안전사고 보고 지원
4. 그 밖에 보건복지부장관이 위탁하는 사업

③ 보건복지부장관은 제1항에 따라 지정한 지역환자안전센터에 대하여 예산의 범위에서 제2항 각 호의 사업을 수행하는 데 필요한 경비의 전부 또는 일부를 지원할 수 있다.

④ 보건복지부장관은 제1항에 따라 지정된 지역환자안전센터가 다음 각 호의 어느 하나에 해당하는 경우에는 지정을 취소하거나 시정을 명할 수 있다.

1. 거짓이나 그 밖의 부정한 방법으로 지정을 받은 경우
2. 제2항 각 호에 따른 사업을 정당한 사유 없이 6개월 이상 수행하지 아니한 경우

3. 업무수행능력이 현저히 부족하다고 인정되는 경우

⑤ 제1항부터 제4항까지에 따른 지역환자안전센터의 지정·운영과 지정취소 및 시정명령의 절차에 관하여 필요한 사항은 보건복지부령으로 정한다.

[본조신설 2020. 1. 29.]

제9조(환자안전기준) ① 보건복지부장관은 대통령령으로 정하는 바에 따라 보건의료기관의 시설·장비·관리체계, 보건의료인의 환자안전을 위한 준수 사항 등 환자안전에 관한 기준(이하 이 조에서 "환자안전기준"이라 한다)을 정하여야 한다.

② 보건의료기관의 장과 보건의료인은 환자안전활동 시 환자안전기준을 준수하여야 한다.

제10조(환자안전지표) ① 보건복지부장관은 환자안전 및 의료 질 향상과 관련한 수행정도를 측정·점검할 수 있는 평가기준 등을 제시하는 지표(이하 "환자안전지표"라 한다)를 개발하여 보급하여야 한다.

② 환자안전지표의 개발 및 보급에 필요한 사항은 보건복지부령으로 정한다.

제11조(환자안전위원회) ① 보건복지부령으로 정하는 일정 규모 이상의 병원급 의료기관은 환자안전 및 의료 질 향상을 위하여 환자안전위원회(이하 이 조에서 "위원회"라 한다)를 설치·운영하여야 한다.

② 위원회를 설치한 의료기관의 장은 위원회의 설치 여부 및 구성·운영 현황을 보건복지부장관에게 매년 보고하여야 한다. 〈신설 2020. 1. 29.〉

③ 위원회는 다음 각 호의 업무를 심의한다. 〈개정 2020. 1. 29.〉

1. 환자안전사고의 예방 및 재발 방지를 위한 계획 수립 및 시행
2. 제12조에 따른 환자안전 전담인력의 선임 및 배치
3. 보건의료기관의 의료 질 향상 활동 및 환자안전체계 구축·운영
4. 제14조제1항 및 제2항에 따라 환자안전사고를 보고한 자 및 보고내용의 보호
5. 환자와 환자 보호자의 환자안전활동 참여를 위한 계획 수립 및 시행
6. 그 밖에 보건복지부령으로 정하는 환자안전활동에 필요한 사항

④ 위원회의 구성·운영과 제2항에 따른 보고 방법·절차, 그 밖에 필요한 사항은 보건복지부령으로 정한다. 〈개정 2020. 1. 29.〉

제11조의2(환자안전위원회와 다른 위원회의 관계) 제11조에 따른 환자안전위원회를 설치·운영하는 의료기관은 필요한 경우 환자안전위원회와 다른 법률에 따라 설치·운

영하는 위원회로서 보건복지부령으로 정하는 위원회를 통합하여 운영할 수 있다.
[본조신설 2020. 1. 29.]

제12조(전담인력) ① 보건복지부령으로 정하는 일정 규모 이상의 병원급 의료기관은 다음 각 호의 어느 하나에 해당하는 사람으로서 환자안전 및 의료 질 향상에 관한 업무를 전담하여 수행하는 환자안전 전담인력(이하 "전담인력"이라 한다)을 두어야 한다. 〈개정 2020. 1. 29.〉

1. 의사·치과의사·한의사·약사 또는 간호사 면허를 취득한 후 보건복지부령으로 정하는 기간 이상 보건의료기관에서 근무한 사람
2. 「의료법」 제77조에 따른 전문의 자격이 있는 사람

② 전담인력을 둔 의료기관의 장은 전담인력의 배치현황을 매년 보건복지부장관에게 보고하여야 한다. 〈신설 2020. 1. 29.〉

③ 전담인력은 다음 각 호의 업무를 수행한다. 〈개정 2020. 1. 29.〉

1. 환자안전사고 정보의 수집·분석 및 관리·공유
2. 환자안전사고 예방 및 재발 방지를 위한 보건의료인 교육
3. 환자와 환자 보호자의 환자안전활동을 위한 교육
4. 그 밖에 보건복지부령으로 정하는 환자안전활동

④ 보건복지부장관은 전담인력을 두고 있는 보건의료기관에 그 운영에 필요한 경비를 지원할 수 있다. 〈개정 2020. 1. 29.〉

⑤ 제1항에 따른 전담인력의 배치기준 및 제2항에 따른 보고 방법·절차 등은 보건복지부령으로 정한다. 〈개정 2020. 1. 29.〉

제13조(환자안전활동에 관한 교육) ① 전담인력은 환자안전활동에 관한 교육을 정기적으로 받아야 한다.

② 보건복지부장관은 제1항에 따른 정기 교육 외에 환자안전을 위하여 필요한 경우에는 전담인력이나 보건의료인에게 환자안전활동에 관한 교육을 받을 것을 명할 수 있다.

③ 보건복지부장관은 제1항 및 제2항에 따른 교육을 관계 전문기관 등에 위탁하여 실시할 수 있다.

④ 제1항부터 제3항까지에 따른 교육의 방법·시간·내용, 위탁 등에 필요한 사항은 보건복지부령으로 정한다.

제14조(환자안전사고의 보고 등) ① 환자안전사고를 발생시켰거나 발생한 사실을 알게 된 또는 발생할 것이 예상된다고 판단한 보건의료인이나 환자 등 보건복지부령으로 정하는 사람은 보건복지부장관에게 그 사실을 보고할 수 있다. 〈개정 2020. 1. 29.〉

② 보건복지부령으로 정하는 일정 규모 이상의 병원급 의료기관에서 다음 각 호의 어느 하나에 해당하는 환자안전사고가 발생한 경우 그 의료기관의 장은 보건복지부장관에게 그 사실을 지체 없이 보고하여야 한다. 〈신설 2020. 1. 29.〉

1. 「의료법」 제24조의2제1항에 따라 설명하고 동의를 받은 내용과 다른 내용의 수술, 수혈, 전신마취로 환자가 사망하거나 심각한 신체적·정신적 손상을 입은 환자안전사고가 발생한 경우
2. 진료기록과 다른 의약품이 투여되거나 용량 또는 경로가 진료기록과 다르게 투여되어 환자가 사망하거나 심각한 신체적·정신적 손상을 입은 환자안전사고가 발생한 경우
3. 다른 환자나 부위의 수술로 환자안전사고가 발생한 경우
4. 의료기관 내에서 신체적 폭력으로 인해 환자가 사망하거나 심각한 신체적·정신적 손상을 입은 경우

③ 제1항에 따른 보고(이하 "자율보고"라 한다)를 환자안전사고를 발생시킨 사람이 한 경우에는 「의료법」 등 보건의료 관계 법령에 따른 행정처분을 감경하거나 면제할 수 있다. 〈개정 2020. 1. 29.〉

④ 자율보고 및 제2항에 따른 보고(이하 "의무보고"라 한다)에 포함되어야 할 사항과 보고의 방법 및 절차 등은 보건복지부령으로 정한다. 〈개정 2020. 1. 29.〉

[제목개정 2020. 1. 29.]

제15조(환자안전지표 개발을 위한 자료의 요청) ① 보건복지부장관은 환자안전지표의 개발을 위하여 보건복지부령으로 정하는 자료를 다음 각 호의 기관의 장에게 요청할 수 있다.

1. 「국민건강보험법」에 따른 국민건강보험공단
2. 「국민건강보험법」에 따른 건강보험심사평가원
3. 「의료사고 피해구제 및 의료분쟁 조정 등에 관한 법률」에 따른 한국의료분쟁조정중재원

4. 「소비자기본법」에 따른 한국소비자원
5. 그 밖에 환자안전에 관한 자료를 보유하고 있는 대통령령으로 정하는 기관

② 제1항에 따른 요청을 받은 기관의 장은 정당한 사유가 없으면 이에 협조하여야 한다.

제15조의2(환자안전사고 관련 자료 제공의 요청) ① 보건복지부장관은 환자안전사고 관련 정보의 공유를 위하여 다음 각 호의 기관의 장에게 보건복지부령으로 정하는 환자안전사고 관련 자료의 제공을 요청할 수 있다.

1. 「의료사고 피해구제 및 의료분쟁 조정 등에 관한 법률」에 따른 한국의료분쟁조정중재원
2. 「소비자기본법」에 따른 한국소비자원
3. 「약사법」에 따른 한국의약품안전관리원
4. 「의료기기법」에 따른 한국의료기기안전정보원
5. 그 밖에 환자안전사고 관련 자료를 보유하고 있는 기관으로서 대통령령으로 정하는 기관

② 제1항에 따른 요청을 받은 기관의 장은 정당한 사유가 없으면 이에 협조하여야 한다. 이 경우 「개인정보 보호법」 제23조에 따른 민감정보와 같은 법 제24조에 따른 고유식별정보(주민등록번호를 포함한다) 등의 개인정보가 포함된 자료는 개인식별이 가능한 부분을 삭제한 후 제공하여야 한다.

[본조신설 2020. 1. 29.]

제16조(환자안전사고 보고·학습시스템 등) ① 보건복지부장관은 환자안전을 위하여 제14조에 따라 보고된 환자안전사고에 관한 정보와 제15조 및 제15조의2에 따라 수집한 자료의 조사·연구와 그 공유에 필요한 환자안전사고 보고·학습시스템(이하 이 조에서 "보고학습시스템"이라 한다)을 구축하여 운영하여야 한다. 〈개정 2020. 1. 29.〉

② 보건복지부장관은 환자안전사고가 새로운 유형이거나 환자안전에 중대한 위해가 발생할 우려가 있는 등 보건복지부령으로 정하는 사유가 발생한 경우에는 주의경보를 보건의료기관에 발령하여야 하며, 필요한 경우 보건의료기관에 개선 또는 시정을 권고할 수 있다. 〈개정 2020. 1. 29.〉

③ 보건복지부장관은 제2항에 따른 주의경보 발령을 위하여 제14조에 따라 환자안

전사고를 보고한 자가 아닌 다음 각 호의 자에게 자료의 제출이나 의견의 진술 등 필요한 협조를 요청할 수 있다. 〈개정 2020. 1. 29.〉

1. 의약품 또는 의료기기를 제조·수입 또는 판매하는 자
2. 보건의료기관의 시설이나 장비의 설치자 및 관리자
3. 보건의료인 또는 보건의료기관의 개설자

④ 제3항에 따라 자료의 제출이나 의견의 진술 등을 요청받은 자는 이에 따라야 한다.

⑤ 보건복지부장관은 보고학습시스템의 운영을 대통령령으로 정하는 바에 따라 전문기관에 위탁할 수 있다.

⑥ 보건복지부장관은 보고학습시스템의 운영을 위탁받은 전문기관에 대하여 대통령령으로 정하는 바에 따라 그 운영에 필요한 경비의 전부 또는 일부를 지원할 수 있다.

⑦ 보고학습시스템의 구축·운영과 위탁 및 경비지원 등에 필요한 사항은 보건복지부령으로 정한다.

제17조(환자안전사고 보고의 비밀 보장 등) ① 보건복지부장관은 제14조에 따라 환자안전사고를 보고한 자의 의사에 반하여 그 보고자의 정보를 공개할 수 없으며, 보고된 환자안전사고가 발생한 보건의료기관의 경우에는 그 보건의료기관의 장의 의사에 반하여 해당 보건의료기관의 정보를 공개할 수 없다. 〈개정 2020. 1. 29.〉

② 자율보고가 된 환자안전사고에 관한 정보와 제15조 및 제15조의2에 따라 수집한 자료는 보건복지부령으로 정하는 검증을 한 후에는 반드시 개인식별이 가능한 부분을 삭제하여야 한다. 다만, 자율보고를 한 자(환자안전사고를 발생시킨 사람에 한정한다)가 동의한 경우 그 사람의 개인식별정보는 삭제하지 아니할 수 있다. 〈개정 2020. 1. 29.〉

③ 환자안전사고의 정보 수집·분석 및 주의경보 발령 등의 업무에 종사하거나 종사하였던 사람은 직무상 알게 된 비밀을 다른 사람에게 누설하거나 직무 외의 목적으로 사용하여서는 아니 된다.

④ 보건의료기관의 장은 해당 보건의료기관에 속한 제14조에 따라 환자안전사고를 보고한 자에게 그 보고를 이유로 해고, 전보나 그 밖에 신분이나 처우와 관련하여 불리한 조치를 할 수 없다. 〈개정 2020. 1. 29.〉

[제목개정 2020. 1. 29.]

제18조(벌칙) ① 제17조제3항을 위반하여 비밀을 누설하거나 직무 외의 목적으로 사용한 사람은 3년 이하의 징역 또는 3천만원 이하의 벌금에 처한다.

② 제17조제4항을 위반하여 자율보고를 한 보고자에게 불리한 조치를 한 사람은 2년 이하의 징역 또는 2천만원 이하의 벌금에 처한다.

제19조(과태료) ① 다음 각 호의 어느 하나에 해당하는 자에게는 300만원 이하의 과태료를 부과한다.

1. 제14조제2항을 위반하여 의무보고를 하지 아니하거나 거짓으로 의무보고한 의료기관의 장
2. 제14조제2항에 따른 의무보고를 방해한 자

② 다음 각 호의 어느 하나에 해당하는 자에게는 100만원 이하의 과태료를 부과한다.

1. 제11조제2항을 위반하여 보고를 하지 아니하거나 거짓으로 보고한 자
2. 제12조제2항을 위반하여 보고를 하지 아니하거나 거짓으로 보고한 자

③ 제1항 및 제2항에 따른 과태료는 대통령령으로 정하는 바에 따라 보건복지부장관이 부과·징수한다.

[본조신설 2020. 1. 29.]

부칙 〈법률 제20445호, 2024. 9. 20.〉 (간호법)

제1조(시행일) 이 법은 공포 후 9개월이 경과한 날부터 시행한다. 〈단서 생략〉

제2조 부터 제8조까지 생략

제9조(다른 법률의 개정) ①부터 ⑬까지 생략

⑭ 환자안전법 일부를 다음과 같이 개정한다.

제8조제3항제1호 중 "「의료법」 제28조에 따른 의사회·치과의사회·한의사회·조산사회·간호사회 및 같은 법 제52조"를 "「의료법」 제28조에 따른 의료인 단체(「간호법」 제18조에 따른 간호사중앙회를 포함한다) 및 「의료법」 제52조"로 한다.

제10조 생략

3 환자안전을 위한 위험관리

1) 위험관리 개요

(1) 위험관리 필요성

위험관리(risk management, RM)는 수십년 전 산업장에서 발생된 과정이며 용어로 보험(insurance)이나 배상청구관리(claims management)와도 자주 관계되고 있다. 그러나 보건의료영역에서 위험관리는 금전적 범위를 넘어서 병원 내에서 발생하거나 발생가능성이 있는 임상적이고 행정적인 위험, 환자, 보호자, 방문객 및 직원의 안전과 관련된 위험을 발견하여 이를 평가하고 원인을 분석하여 개선방향을 마련하고 적용함으로써 위험을 감소시키거나 제거하고 예방하기 위한 역할이다.

환자안전을 위한 병원에서의 위험관리는 의료서비스 제공과정에서 환자에게 발생할 수 있는 손상의 가능성을 조기에 발견하며, 안전을 위협하는 요인을 제거하여 의료사고의 발생을 감소하고 예방하여, 비용 손실 및 정신적 부담감을 감소시키기 위한 일련의 활동이다. 또한 적정진료 제공을 위한 업무 표준화 작업과 모니터링 활동을 포함한 질 관리 활동으로 의료오류와 적신호사건에 초점을 둔 활동이다.

체계적인 위험관리가 절실히 필요한 이유

- 환자의 의학적 요구에 따라 환자에 대한 진료가 달라야만 하는 상황에서 오류의 발생 가능성이 매우 크다.
- 공급자(의사)와 소비자 양측 모두에서 의학적 처치 결과에 대한 비현실적 기대에 의해 소송이 빈발하다.
- 위험성이 높은 침습적 시술이 증가한다.
- 환자들의 권리의식이 증대되어 의료과실에 대한 책임과 보상 요구가 증가한다.
- 의사 - 환자 관계에서의 비인간화의 추세 등

(2) 배경

약 B.C. 400년경 그리스 시대 의학의 아버지인 히포크라테스와 B.C. 4000년 전의 함무라비법전(Code of Hamurabi)에 환자에게 상처를 입힐 수 있는 손상에 대해 의사의 책임을 정의하였다. '의사가 사람의 몸에 깊은 절개를 가하여 죽게 하거나, 눈의 고름을 제거하다가 눈을 멀게 하면 수술한 의사의 손가락을 절단할 것이다.' 이로부터 의사에 의인성(iatrogenic, 의사의 활동에 의해 생김) 손상에 대해 의사가 책임을 져야 한다는 원칙이 인식되어졌다. 1965년 Darling이 Charleston Community Memorial Hospital을 대상으로 한 소송사건에서 법정은 의사와 병원의 의료과실에 대한 보상을 받을 환자의 권리를 시인하였다. 그 후 1970년대의 의료과실 위기(malpractice crisis)로부터 병원의 위험관리 프로그램으로 발전되었다.

(3) 목적

위험관리의 목적은 의료서비스 중에 발생하는 위험상황이나 사고를 조기에 찾아내어 발생 초기나 직후에 수습이나 보상이 가능하도록 하는데 그 일차적 목적이 있다.

구체적인 목적은 다음과 같다.

① 안전하고 건강한 환경을 유지함으로써 의료의 질을 증진시킨다.
② 병원의 문제점을 파악하고 대처하며 후유증을 감소하거나 극소화한다.
③ 의료상 또는 비 의료상의 원내사고와 그로 인한 손실을 극소화한다.
④ 재정적 손해를 최소화하기 위한 비용과 효율적인 기법을 제시한다.

(4) QI와 위험관리와의 관계

QI는 진료성과가 더 좋아지거나 신뢰할 수 있기를 기대하는 지속적인 질 향상의 순환 과정으로 그 목적은 환자에게 적정수준의 진료를 제공하는 것이다. 위험관리에서는 이와 다소 다른 관점을 가지고 있는데, 무엇이 잘못될 수 있는가 혹은 무엇이 이미 잘못되었는가를 확인하여 유해한 사건의 발생을 감소시켜 병원의 자산(corporate assets)을 보호하는데 초점을 두고 있다.

2) 안전과 관련된 주요 개념

(1) 위험관리(risk management in healthcare)

병원 내에서 발생하거나 발생할 가능성이 있는 임상적이고 행정적인 위험을 발견하고, 평가하고, 원인을 분석하여 개선방안을 마련하고 적용함으로써 위험을 감소시키거나 제거하고 예방하는 활동이다. 또한 위험감소 및 예방활동을 통하여 손상이 발생할 가능성을 극소화하며, 이러한 손상으로 발생할 수 있는 의료과오 배상청구의 위험과 경제적 손실을 줄이려는 체계적인 활동을 말한다.

(2) 오류(error)

오류는 "계획된 일련의 정신적 혹은 물리적 행동들이 우연적인 요소가 개입하지 않은 상황에서 처음 의도한 결과를 달성하지 못하는 모든 상황"으로 정의된다. 행위자가 의도하지 않았던 결과를 초래한 경우를 오류라고 한다.

(3) 근접오류(near miss, close call)

근접오류는 발생하였으나 환자에게 도달하지 않은 사건 또는 환자에게 손상을 입히지는 않았으나 손상이 일어날 수 있었던 사건이나 상황을 말한다. 동의어로는 아차사고나 위기일발(close call)로 말할 수 있다. 근접오류가 발생하였을 경우, 원인을 분석하고 개선활동을 시작한다면 환자안전을 개선할 수 있을 것이다.

(4) 사건(incident)

환자에게 끼친 피해 유무와는 관계없이 병원에서 일어나는 모든 종류의 오류, 실수, 사고 등을 포함하며, 병원의 정상적인 틀에서 벗어난 모든 상황을 말한다.

표 9-4 의료의 질 관리와 위험관리 비교

구분	의료의 질 관리	위험관리
초점	환자보호 양질의 의료제공	병원의 자산을 보호
관심	표준의 설정 표준에 대한 순응도의 평가 표준에 맞지 않는 진료 상황의 발견 및 교정 환자의 진료과정 및 결과가 긍정적이 되도록 촉진	해로운 사건의 발생 감소
문제발견 및 개선활동	대개 후향적으로 수집한 자료들에 근거하여 수행	심각한 결과를 초래할 가능성이 있거나 결과가 발생한 단일사건, 즉, 적신호사건에 초점을 맞추어 즉각적인 조사와 조치를 취함

출처: 염호기, 의료기관평가인증원, 2014

(5) 위해사건(adverse event, harmful incident)

위해사건은 "사망이나 심각한 신체적 혹은 심리적 손상과 관련된 예측하지 않은 사건의 발생과 이를 초래할 위험이 있는 사건"(JCAHO)으로 정의된다. 또한 포괄하는 범위에 따라 광의 또는 협의로 정의할 수 있다. 광의의 정의로는 "환자에게 위해(harm)를 일으킨 사건"이라고 할 수 있다. 협의의 정의는 "의료 제공에 기인하여 환자에게 의도하지 않았던 위해 발생과 관련이 있는 사건"이라고 할 수 있다. 예를 들면, 투약오류, 수혈부작용, 진정제와 마취제 관련 사고, 낙상, 수술전후 진단명 불일치 등이 있다.

(6) 적신호사건(sentinel event)

사망, 심각한 물리적이거나 정신적인 상해 또는 그것이 일어날 수 있는 위험성이 있었던 예견치 못한 사건, 또는 환자의 기저질환이나 질병으로 인한 증상과 관계없이 진료과정에서 발생한 사망, 주요 기능의 영구적 손실(마비, 사지절단 등) 등 예기치 않게 발생한 사건을 말한다. 예를 들면, 예기치 않은 사망, 잘못된 수술, 감염된 장기이식 등이 있다.

3) 위험관리 과정

위험관리 과정은 첫째, 위험을 발견하고, 둘째, 위험을 평가하며, 셋째, 위험관리를 하고, 넷째, 위험관리 활동을 평가한다. 그 구체적인 과정은 다음과 같다.

(1) 위험을 발견한다.

의료서비스를 제공하는 과정에서 발생하는 문제를 발견하는 단계로, 손해 또는 손상에 대하여 해당 기관이 적절한 활동을 시작할 수 있도록 손실을 보고하는 체계가 갖추어져야 한다.

위험을 발견하는 방법

사건/사고보고서, 위험관리지표 모니터링 및 환자의 불평·불만 등 고객의 소리를 통하는 방법 등

위험 발견 영역

위험 정도가 높고 빈도수가 많으며, 문제발생 가능성이 높은 점에 주목

사고보고서의 종류

병상에서 추락	미끄러짐	자퇴	장비불량으로 인한 손상
자살	자살기도	사고사	탈원/도난
폭행	환자들의 싸움	사고로 인한 손상	살인
약의 부작용	투약착오	약의 남용/과용	자해
재산상의 손상	화재(사고/고의)		

(2) 위험을 평가한다.

발생 빈도 및 추이, 문제 유형, 손실 비용 등을 평가하는 것으로 관리자가 참여하여 병원에서 가장 심각한 위험 상황을 검토해야 한다.

(3) 위험관리를 한다.

1단계 : 원인분석

- 문제와 관련된 인적자원과 시스템(과정, 장비, 환경, 의사소통) 등 모든 요인을 분석하며, 적신호사건은 문제를 발생시킨 가장 근본적인 원인분석이 반드시 필요하다.
- 현재는 손상이 없으나 위험을 내재하고 있는 문제의 경우, 유형과 추이를 살피고 필요 시 오류 유형 및 결과 분석을 실시한다.

2단계 : 개선활동

- 문제의 재발을 방지하고 예방하기 위한 개선안을 마련하고 적용한다.
- 문제를 발생시키는 근본적이고 일반적인 원인을 찾아 공략한다.
- 다양하고 광범위한 전략(인력 및 장비 지원, 업무과정개선, 직원 교육, 프로토콜 제작 등)을 선택한다.

(4) 위험관리 활동을 평가한다.

개선안 적용 후 효과를 주기적으로 평가한다.

4) 위험관리 활동

(1) 위험관리위원회 조직 구성

위험관리 활동은 의료기관 내에서 제공되는 의료서비스가 의료 표준을 만족하는지를 검토하고, 환자, 직원 및 방문객들을 보호할 수 있는 안전대책이 계속 유지되도록 확인해야 한다. 또한 예방할 수 있는 문제를 발견, 재발을 방지하기 위한 대책들이 마련되어야 하므로 의료진 및 상급관리자 등으로 구성된 위원회를 통해 구성되어야 한다. 위험관리 활동에 대한 보고서는 정기적으로 모니터링과 평가를 해야 하며, 실무부서에서는 위원회가 환자진료와 관련된 정보를 효과적으로 해석하여 의사결정에 참여할 수 있도록 관련정보를 충분히 제공해야 한다.

위험관리 활동에 있어 QI 전담부서의 역할

- 위험관리 활동에 대한 계획을 세운다.
- 사건보고가 원활하게 되도록 효율적인 보고체계를 운영하고 유지한다.
- 발생하는 사건의 유형, 빈도, 추이 등을 분석하고 모니터한다.
- 확인된 문제의 근본원인을 분석하고 그에 따르는 개선안을 마련한다.
- 채택된 개선안 중 전반적인 병원 system과 관련된 내용을 실행한다.
- 위험관리 활동에 대해 직원들을 교육한다.

(2) 위험관리 보고체계 구축

위험관리를 위해서는 문제를 발견하고 원인을 찾아 개선을 위한 적절한 조치가 이루어질 수 있도록 보고체계가 구축되어야 한다. 병원 단위에서 보고체계를 갖추고 있거나 문제발생에 대한 보고를 하도록 권장하고 있으나 환자에게 심각한 문제가 발생한 경우 또는 소송이 발생할 가능성이 높은 경우만 보고되고 있으며, 대부분의 부적절한 관리로 발생하는 문제들이 보고되지 않고 있는 실정이다.

① 자발적/의무적 보고체계

의무적 보고체계	심각한 손상이나 사망과 관련 있는 특정한 사례들로서 해당사고의 발생 가능성을 감소하는데 초점을 둔다.
자발적 보고체계	넓은 범위의 오류에 초점을 두며, 심각한 손상이 발생하기 이전에 발견하여 시스템을 개선하는데 주력하며 의무적 보고체계의 보완 역할을 한다.

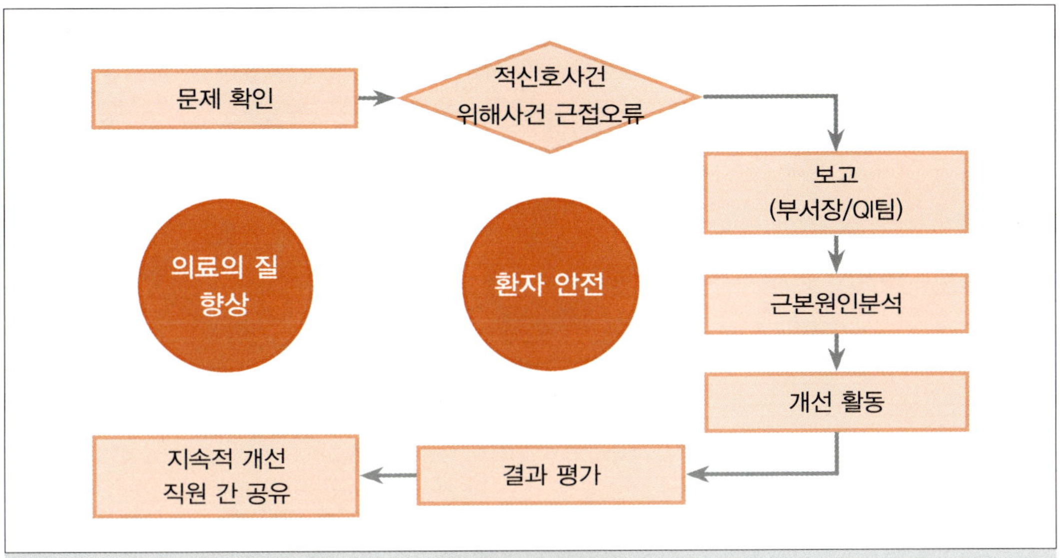

그림 9-4 환자안전 보고체계 예시

출처: 염호기, 의료기관인증현황과 전망, 의료기관평가인증원, 2014

② 안전문화 정착

병원조직의 안전문화 정착을 위해서는 '병원조직에서 중요하게 생각하는 가치, 믿음, 표준이 무엇인가?', '환자안전과 관련하여 어떤 태도와 행동이 기대되고 적용되어 왔는가?'에 대한 답변을 통해 병원조직의 안전문화를 정립해나가야 한다.

(3) 위험관리 활동도구

근본원인분석(root cause analysis, RCA)이란 적신호사건의 발생이나 발생 가능성을 포함하여, 업무 성과에 있어 변이를 유발하는 근본원인을 확인하는 과정을 말한다.

근본원인분석은 개인의 성과가 아니라 체계(system)와 과정(process)에 역점을 둔다.

① 근본원인분석의 목적

같은 사고의 재발을 방지하고 근접오류를 분석하여 실제로 사고가 발생하지 않도록 예방하기 위함이다. 잠재적인 고위험 영역을 리더들과 직원들에게 알리기 위함이다.

② 근본원인을 결정하는 기준

근본원인을 결정하는 기준은 그 원인이 없었다면 발생하지 않았을 문제이거나, 그 원인이 교정되거나 제거된다면 재발하지 않았을 문제를 말한다.

③ 근본원인분석 시 유의사항

눈에 보이고 근접해 보이는 원인을 근본원인으로 생각하는 것이 중요하다.

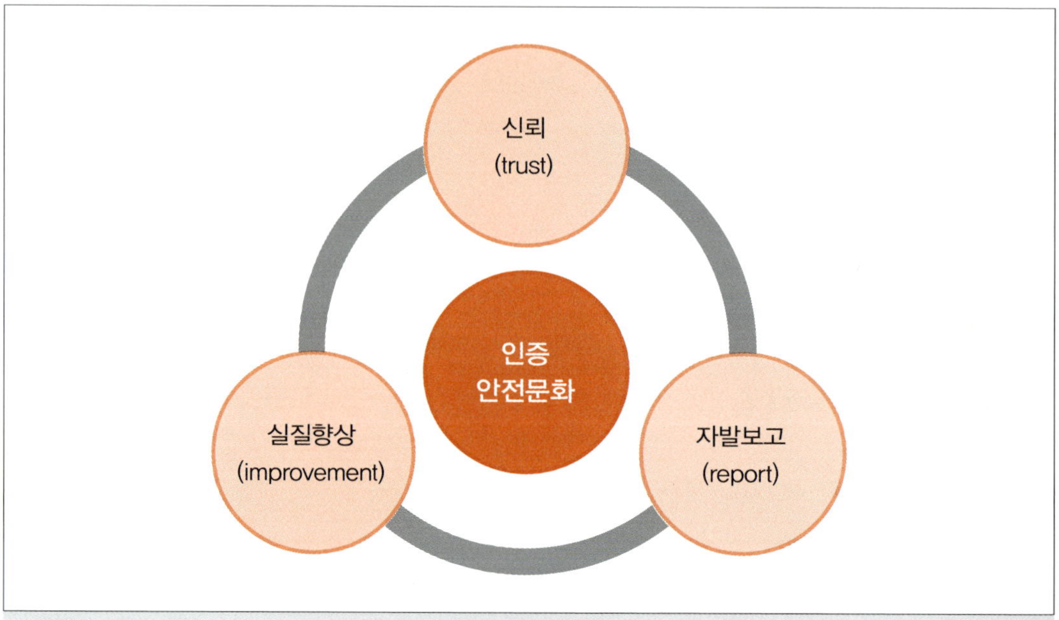

그림 9-5 환자 안전문화를 위한 TRI cycle

출처: 염호기, 의료기관인증현황과 전망, 의료기관평가인증원, 2014

4 의료분쟁 관리

최근 의학이 눈부시게 발전하고 새로운 치료방법이 개발되면서 의료를 이용하는 의료소비자와 의료를 공급하는 의료공급자인 병원과 의료인들 간의 의료를 둘러싼 분쟁이 끊이지 않고 있다.

의료사고나 의료분쟁은 의료인과 환자 모두에게 피해를 준다. 피해당사자인 환자가 겪게 되는 정신적, 신체적 피해는 물론이고 의료인들도 전문직업인으로서 회의와 스트레스를 경험하게 될 뿐 아니라 이로 인한 시간적으로나 경제적으로 큰 피해를 얻게 된다. 따라서 의료사고를 적절하게 관리하고 예방하는 것은 의료의 질을 향상시키는 기본적인 전제가 될 것이다.

1) 의료분쟁(medical dispute)

의료분쟁은 '의료인과 의료종사자의 행위에 의한 의료사고를 주원인으로 한 의료진과 환자 측의 다툼'이다. 의료인이 의료행위에서 업무상 요구되는 주의의무를 게을리하여 그 결과 환자의 증상이 악화하거나 사망하게 되었다고 의료과오를 환자 측에서 주장하는 것으로 시작한다.

의료분쟁의 주요 요인은 공급자 측, 소비자 측, 제도적 요인으로 다음과 같이 구분할 수 있다.

표 9-5 의료분쟁의 요인

요인	내용
공급자 측 요인	• 전 국민의료보험제도 실시로 인한 의료서비스 공급의 증가로 의료사고 발생이 증가 • 의료기관의 대형화에 따른 영리 추구화로 의사와 환자와의 관계는 비인격화되어 신뢰관계가 붕괴
소비자 측 요인	• 과거의 환자들은 의료에 관하여 거의 무지한 수준에 머물렀으나 최근 들어 의료정보가 확산되면서 환자들은 의사들의 의료행위에 대해 나름대로의 판단 기준을 갖고 따져보는 경향으로 변하면서 환자들이 의료를 인지하는 수준이 증가
제도적 요인	• 의료사고에 대한 사회적 보상제도가 확립되지 못함에 따라 자신들의 억울함을 호소할 수 없는 환자들은 직접적인 폭력 행사나 소송을 통해 자신의 손실을 보상받으려는 의료분쟁의 증가 • 의료분쟁을 조정해 줄 수 있는 기구의 부재

2) 병원에서의 의료분쟁 처리 절차

병원에서 발생하는 모든 의료사고에 대해서는 이를 처리하는 주관부서가 정해져야 한다. 주관부서로는 QI부서, 원무/법무(총무)부서 등이 할 수 있다. 그리고 이를 처리하는 절차가 정해져야 하고 그 절차를 모든 직원이 인지하고 병원에서 발생한 모든 의료사고를 발생 즉시 의료분쟁 유무와 관계없이 주관부서에 신고하도록 하여야 한다. 신고받은 주관부서는 사고내용에 대해 즉시 검토를 하고 처리절차에 따라 진행되면 의료분쟁의 소지를 미리 예방할 수 있고 의료사고에 대한 적극적인 검토를 통해 직원 교육의 효과를 보게 된다.

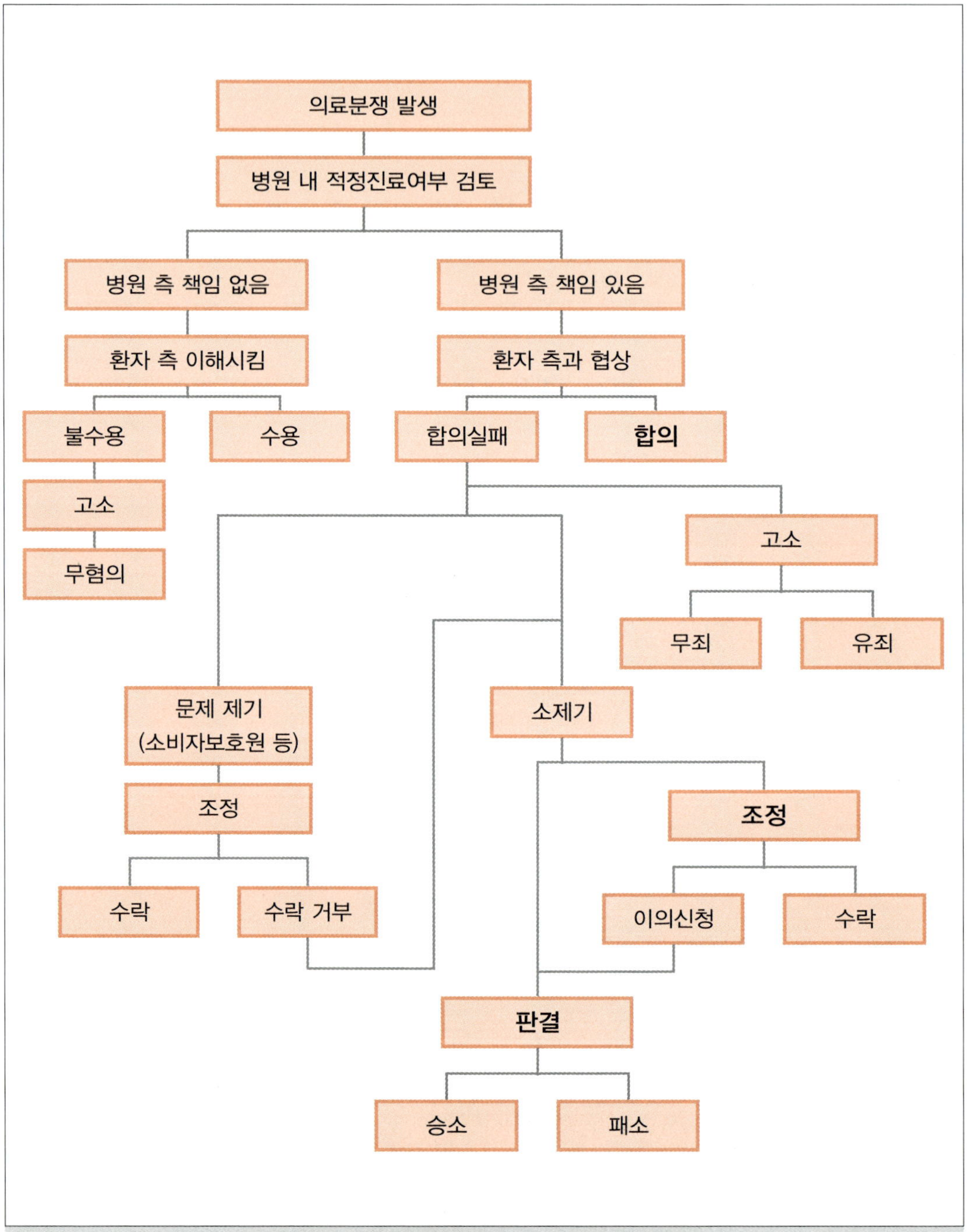

그림 9-6 Y의료원의 의료분쟁 처리절차도

출처: 블로그(http://rupin3.blog.me/60191662638), 2013

3) 의료분쟁의 예방

(1) 환자 및 보호자와의 원만한 관계를 유지하는 것이다.

의료인은 환자에게 진료에 대해 자세하게 설명하고 친절한 태도로 대하는 등 원만한 관계를 유지해야 의료분쟁을 사전에 방지할 수 있으며, 문제가 발생하더라도 원만하게 해결할 수 있다.

(2) 진료에 대한 충분한 설명과 동의가 있어야 한다.

의료행위의 과정에서 의료인은 환자 측에 충분한 설명을 해주고, 수술과 특수한 검사 등 중요한 의료행위에 대해서는 그 과정이나 결과 및 예후, 발생 가능한 합병증 등에 대해서 사전에 설명을 하고 환자와 직계가족의 동의를 자필로 꼭 받아야 한다.

(3) 의무기록을 충실히 작성해야 한다.

의무기록은 아주 중요하다. 진료 후 즉시 빠짐없이 기록해야 한다. 분쟁이 발생한 사례에 대해 진료기록을 위조/변조한다거나 하는 것은 절대 금물이다.

(4) 의료분쟁에 대한 교육을 강화한다.

의료인에게 의료분쟁 발생 시 능동적으로 대처할 수 있는 방안 및 의료법 등 교육을 강화시키고, 의료분쟁 사례를 검토하여 진료상의 문제점과 분쟁 발생 시 대처 과정을 연구 분석해야 한다.

4) 의료사고(medical accident)

보건의료인에게 "의료사고"는 두려운 단어일 수 밖에 없다. "사고"는 사전적으로도 "뜻밖에 일어난 불행한 일"로 정의되어 있고, 법에서도 "의료사고"를 "보건의료인이 실시하는 의료행위로 인하여 사람의 생명 · 신체 및 재산에 대하여 피해가 발생한 경우"라고 정의하고 있다. 즉, 의료행위의 결과가 예기치 못했던 나쁜 결과라는 뜻으로 사용되는 가치중립적인 용어이다.

이러한 논란은 「환자안전법」에서 다시금 불거졌다. 법에 "환자안전사건"이 아닌 "환자안전사고"로 명시되어 있기 때문이다. "환자안전사고"는 "보건의료인이 환자에게 보건의료서비스를 제공하는 과정에서 환자안전에 위해가 발생하였거나 발생할 우려가 있는 사고"라고 명시되어 있다. "의료사고"와 같은 맥락이다.

5) 의료과오(medical malpractice)

의료과오란 보건의료서비스 공급자들이 환자에게 손상을 입힌 부주의한 의료로서 정의되어진다. 또 다른 정의로는 의료인이 의료행위를 수행함에 있어서 당시의 의학지식 또는 의료기술의 원칙에 준하는 업무상 필요로 하는 주의의무(注意義務)를 게을리하여 환자에게 적절치 못한 결과를 초래한 것(두산백과, 2017)이다.

의료과오는 의료인에게 법적 책임을 지울 수 있는 의료행위상의 잘못을 모두 포함하는 반면에 의료과실(醫療過失)은 의료행위상의 잘못에 대하여 법적으로 비난할 수 있는 특정 요소로써, 사법상으로는 '일정한 사실을 인식할 수 있었음에도 불구하고 부주의로 인식하지 못한 것'을 의미하고, 형법상으로는 '정상의 주의를 태만함으로 인하여 죄의 성립요소인 사실을 인식하지 못한 것(형법 14조)'을 뜻한다. 일반적으로 의료과실은 의료과오가 있었다는 것이 객관적으로 입증되었을 때 적용되는 용어로 '의료과오의 객관적 평가'라는 견해이다. 의료행위로 인해 야기된 의료과오에서 과실이 있었던 것이 객관적으로 인정되면 의료인에게는 민사 · 형사 및 행정적 책임이 부과될 수 있으며, 그 과실의 판정에 중심이 되는 요소는 의료행위 당시 의료인에게 요구되는 주의의무이다.

단/원/평/가

1. 안전관리(risk management)의 대상에 해당하지 않는 것을 모두 골라라.

가. 자살기도　　　　　　　　　　나. 투약착오
다. 입원 후 48시간 이내 사망　　　라. 장비불량으로 인한 손상
마. 수술 후 10일 이내 사망

① 가, 나　② 나, 라　③ 다, 마　④ 라, 마　⑤ 나, 다, 라

2. 다음은 안전과 관련된 개념 중 무엇을 설명하는 것인가?

사망, 심각한 물리적이거나 정신적인 상해 또는 그것이 일어날 수 있는 위험성이 있었던 예견치 못한 사건, 또는 환자의 질병과정이나 환자상태와 관련되지 않은 예측되지 않은 사망이나 영구적인 기능손실을 야기한 사건을 말한다.

① 유해사건(adverse event)　② 사건(incident)
③ 근접오류(near-misses)　④ 적신호사건(sentinel event)
⑤ 위험관리(risk management in healthcare)

3. 다음과 같은 활동을 하는 질관리 위원회는?

- 의료기관 내에서 제공되는 의료서비스가 의료 표준을 만족하는지를 검토
- 환자, 직원 및 방문객들을 보호할 수 있는 안전대책이 계속 유지되도록 확인, 예방할 수 있는 문제를 발견하고, 재발을 방지하기 위한 대책을 마련
- 의료진 및 상급관리자 등으로 구성된 위원회를 통해 구성

① 적정진료위원회　② 위험관리위원회　③ 의료감사위원회
④ 의무기록위원회　⑤ 조직위원회(tissue committee)

4. 수술 시 절제해 낸 조직을 검사하여 수술의 타당성, 수술 전후 진단명과 병리학적 진단명의 일치도 등을 조사하여 외과적 치료의 질을 향상시키고자 논의하는 위원회는?

① 적정진료위원회　② 위험관리위원회　③ 의료감사위원회
④ 의무기록위원회　⑤ 조직위원회(tissue committee)

5. 다음 중 안전관리의 범위로 옳은 것은?
① 재원기간의 타당성 검토
② 수술의 타당성 검토
③ 과잉 또는 과소 진료 검토
④ 의료분쟁 관리
⑤ 진료지원업무 검토

6. 적신호사건의 발생이나 발생 가능성을 포함하여, 업무 성과에 있어 변이를 유발하는 근본 원인을 확인하는 과정은?
① 유해사건(adverse event)
② 근본원인분석(root cause analysis)
③ 근접오류(near-misses)
④ 적신호사건(sentinel event)
⑤ 위험관리(risk management in healthcare)

7. 다음은 무엇을 설명하는 개념인가?

> '의료인과 의료종사자의 행위에 의한 의료사고를 주원인으로 한 의료진과 환자 측의 다툼'이다. 의료인이 의료행위에서 업무상 요구되는 주의의무를 게을리하여 그 결과 환자의 증상이 악화하거나 사망하게 되었다고 의료과오를 환자 측에서 주장하는 것으로 시작한다.

① medical malpractice
② root cause analysis
③ medical accident
④ sentinel event
⑤ medical dispute

8. OECD 환자안전 질 지표 영역에서 병원 감염은?
① 인공호흡기에 의한 폐렴
② 수혈반응
③ 투약오류
④ 의료장비에 의한 부작용
⑤ 출산장애

9. 잘못된 수혈이나 수혈반응은 OECD 환자안전 질 지표 영역 중 어느 부분에 해당하는가?
① 수술 합병증
② 병원감염
③ 적신호사건
④ 산과영역
⑤ 기타영역

10. 다음 중 안전관리에 해당하지 않는 것은?
① 신생아 중환자실 내 미숙아 4명 사망
② 도착 시 사망
③ 산모가 병원에서 미끄러져 유산
④ 병원에서 약물남용 및 과용
⑤ 흡수성 체내용 지혈용품 사용 후 감염 발생

정답 1. ③ 2. ④ 3. ② 4. ⑤ 5. ④ 6. ② 7. ⑤ 8. ① 9. ③ 10. ②

제10장 환자 만족관리

QUALITY ASSURANCE

개 요

환자만족이란 다른 말로 고객만족이라 할 수 있다. 고객만족은 고객(환자)들이 의료서비스를 이용하기 전이나, 이용하는 동안, 그리고 이용한 후에 서비스와 관련된 자극에 대해 인지한 가치판단이며 지속되는 반응이라고 정의할 수 있다(조우현 외, 1999)

실제 많은 의료기관들이 마케팅 전략과 의료서비스 질 향상 측면에서 환자(고객)만족에 대한 높은 관심을 보이고 있다. 환자만족도 조사를 실시하고 이를 의료기관의 경영과 의료서비스 질 향상에 반영하려는 노력들이 증가하고 있다. 환자만족도 조사는 단지 환자들의 의료이용에 대한 만족 정도만을 측정하는 것이 아니라 이용한 의료서비스에 대한 평가와 향후 의료서비스의 개선을 위한 아이디어를 제공받을 목적으로 실행하며, 이는 의료기관의 입장에서 매우 유용한 정보라고 할 수 있다.

학습목표

1. 환자경험과 환자만족의 개념과 조사방법을 이해한다.
2. 환자만족도 조사 방법들을 이해하고 환자만족도 조사계획을 수립할 수 있다.
3. 기존의 설문지를 활용하여 환자만족도를 측정할 수 있다.

1 환자경험(Patient Experience)

1) 환자경험 개념

(1) 개념

① 고객경험관리(Customer Experience Management, CEM)는 고객들의 제품, 서비스, 회사에 대한 전반적인 경험을 체계적, 전략적으로 관리하는 프로세스이다. 회사가 고객을 이해하기 위하여 경험하는 모든 접점에서의 심리적 프로세스를 분석, 통합하는 전략으로, 고객만족, 고객중심, 관계지향적 개념이다(Schmitt, 2003).

② 고객경험관리는 고객 경험의 질이 기업의 성과를 좌우할 수 있기 때문에 회사는 경험을 제공하는 것에서 더 나아가 경험을 관리해야 한다는 출발점에서 시작되었다. 궁극적으로 고객과 회사와의 관계 개선에 기여하는 고객 중심의 마케팅으로 경영방법이 발전되었다(Meyer & Schwager, 2007).

③ 환자경험은 "조직문화에 의해서 형성되는 것으로 일련의 진료 과정들 속에서 환자의 인식에 영향을 끼치는 모든 상호작용"으로 정의된다(Beryl Institute, 2010).

④ 의료기관에서는 의료서비스 질 향상을 위한 환자중심병원의 구축과 의료서비스 개선의 방안으로 CEM 개념이 도입되었으며, 이를 환자경험관리(PEM)라 할 수 있다.

(2) 환자만족과 환자경험

① 환자만족에 대한 접근방식은 의료기관의 노력이 중점적으로 반영되고 있다. "병원의 서비스에 만족하셨습니까?", "병원에 재방문할 의사가 있으십니까?". 환자만족은 만족도를 점수화, 순위화하여 결과 평가 지표로 사용하고 있어 확실한 목표를 설정할 수 있다는 장점이 있지만 질 향상 활동 시 유용하지 않다는 단점이 있다.

② 반면 환자경험은 의료기관의 노력과 서비스에 대한 환자의 경험, 주관적 느낌을 반영하고 있다. "병원 서비스에 대한 경험은 어떠셨습니까?". 환자경험은 의료서비스 제공 과정에 대한 환자의 경험을 평가하고 있어 문제점에 대해 명확한 지적이 가능하지만, 문제점 개선 활동이 결과 향상에 영향을 미친다는 확신을 얻기 어렵다.

표 10-1 환자경험과 환자만족

구분	환자경험	환자만족
조사방식	~에 대한 경험은 어떠셨습니까?	~에 대해 만족하였습니까?
접근방식	환자의 경험, 주관적 느낌	의료기관의 노력
평가영역	과정(Process)	결과(Outcome)
측정방식	보고	평가
장점	• 구체적인 개선 방향 설정 • 용이한 조사 문항 • 개인의 기대수준, 응답경향의 비교적 낮은 영향	• 확실한 목표 설정(점수화)
단점	• 개선활동이 결과 향상에 영향을 미칠 것이라는 가정	• 주관적 답변이 결과에 영향을 미침 • 실제 질 향상시 유용하지 않음 • 실제보다 긍정적인 답을 유도하여 높은 점수가 나타나는 천장효과(ceiling effect)의 유발

2) 환자경험관리의 중요성

(1) 환자경험관리는 환자경험을 향상시키기 위한 활동을 말한다. 병원을 이용하는 환자들이 가지고 있는 정서적 상태(불안, 두려움, 우울, 걱정, 짜증 등)에서 질병, 출산, 죽음 등 감정적 압박이 심한 시기에 받은 서비스는 환자에게 깊은 감명을 주며, 인상이 오래 지속된다. 따라서 경험이 긍정적이면 더욱 긍정적인, 부정적이면 더욱 부정적인 인상으로 남게 된다(Berry et al., 2015).

(2) 환자경험관리는 의료기관 이용 시 환자가 느끼는 부정적 감정상태에서 경험하는(보고, 듣고, 만지고, 느끼는) 것에 대한 총체적 환자인식관리라 할 수 있다. 환자들은 실제로 이용하는 임상적 결과, 의학적 치료에 대한 질보다는 추상적이고 측정될 수 없는 인식(Perception), 경험(Experience)으로 질을 판단한다(Lee, 2009). 또한 경험으로 발생된 의료기관에 대한 인상은 가족에 머무르지 않고 친구나 SNS를 통해 사람들에게 전달된다(Berrett & Spiegelman, 2014).

3) 환자경험 사례

(1) 소우센 병원

① 소우센 병원은 환자의 안전을 최우선으로 하는 노인병원이다. 소우센은 노인병원이라면 단순히 의료서비스만을 제공하는 것이 아니라 치료과정에서도 즐거움을 줄 수 있어야 한다는 비전을 실천하고 있다.

② **추억 테라피** : 두근거렸던 경험과 즐거웠던 추억을 기억하며 마음과 뇌를 활성화시키고, 긍정적인 감정을 회복시키는 회상요법

③ **숲 테라피** : 물레방아, 연못, 등나무, 삼나무 숲으로 이루어진 병원의 정원에서 삼림욕을 즐기며 치료받는 프로그램

④ **애니멀 테라피** : 동물과의 만남을 통해 환자들의 기분을 전환시켜 주는 프로그램

(2) 카메다 의료원

① 카메다는 도심에서 떨어진 한적한 마을에 위치한 병원이지만, 환자중심의료 · 환자경험관리의 모범사례로 환자 유치에 성공하였다. 카메다의 핵심 철학은 '웃는 얼굴로 집으로 돌아가라'이며, 99%의 환자가 다른 사람에게 병원을 소개하고 싶다는 의견을 낼 정도이다.

② 카메다의 환자경험관리 전략으로는 병원의 호텔화, 애니멀 테라피, 중환자실 24시간 면회 허용, 환자 외모관리, 내부 고객 관리를 통한 의료의 질 개선 등이 있다.

(3) 클리블랜드 클리닉

① 클리블랜드는 환자 제일이라는 지침을 전 직원에게 공표하였으며, 환자(외부 고객)와 직원(내부 고객)을 이해하는 노력을 실천하고 있다. 환자 경험 관리는 환자와 직원 사이 서비스 전달의 관점에서의 고객영역과 직원과 병원 사이의 관점에서는 조직영역에서 이루어지는데, 고객영역에서는 의료서비스 전달 과정, 병원 공간 및 시설, 직원 관리가, 조직영역에서는 조직문화, 제도 개선이 이루어진다.

② 고객영역 개선을 위해서 직원을 위한 교육, 서비스 교육, 친절 교육이 이루어지며, 조직영역 개선을 위해서 육성형 인사제도, 성과형 인사제도, 업무 규정 체계화가 이루어진다.

4) 환자경험평가 제도

건강보험심사평가원은 의료서비스 영역에서 환자의 의견과 가치가 존중되는 환자중심 의료문화를 확산하여 국민이 체감하는 의료 질 향상을 위하여 2017년 7월 1차 환자경험평가를 시행하였다(2차 2019년 5월, 3차 2021년 5월).

표 10-2 환자경험평가 제도

항목	1차 환자경험평가	2차 환자경험평가	3차 환자경험평가
시행	2017년 7월	2019년 5월	2021년 5월
대상 기관	상급종합병원 및 500병상 이상 종합병원 95개소	상급종합병원 및 300병상 이상 종합병원	상급종합병원 및 종합병원
대상 환자	• 1일 이상 입원하고 퇴원한 지 8주 미만인 만 19세 이상 성인		
조사 방법	• 구조화된 설문지(평가도구)를 활용한 전화설문조사		
조사 항목	• 입원경험(간호사, 의사, 투약 및 치료과정, 병원 환경, 환자권리보장) • 전반적 평가(종합평가, 추천 여부) • 개인특성(입원경로, 주관적 건강수준, 교육수준)		
결과	• 1만 4,970명 응답 • 전체 평균 83.9점	• 2만 3,924명 응답 • 전체 평균 82.7점	–
고득점 항목	• 의료진(의사 · 간호사)의 존중/예의, 경청	• 퇴원 후 주의사항 및 치료계획 정보제공, 의사의 존중/예의 및 경청	
저득점 항목	• 불만을 말하기 쉬웠는지, 의사와 만나 이야기할 기회	• 불만 제기 용이성, 의사와 만나 이야기할 기회 및 회진시간 관련 정보제공	

표 10-3 환자경험평가 항목

구분	평가영역	번호	문항 내용
입원경험	간호사서비스 (4문항)	1	존중/예의
		2	경청
		3	병원생활 설명
		4	도움 요구 관련 처리 노력

입원경험	의사서비스 (4문항)	5	존중/예의
		6	경청
		7	의사와 만나 이야기할 기회
		8	회진시간 관련 정보 제공
	투약 및 치료과정 (5문항)	9	투약/검사/처치 관련 이유 설명
		10	투약/검사/처치 관련 부작용 설명
		11	통증 조절 노력
		12	질환에 대한 위로와 공감
		13	퇴원 후 주의사항 및 치료계획 정보 제공
	병원 환경 (2문항)	14	깨끗한 환경
		15	안전한 환경
	환자권리보장 (4문항)	16	공평한 대우
		17	불만 제기의 용이성
		18	치료 결정 과정 참여 기회
		19	신체 노출 등 수치감 관련 배려
전반적 평가 (2문항)		20	입원경험 종합 평가
		21	타인 추천 여부
개인 특성 (3문항)		22	입원경로(응급실 경유 여부)
		23	주관적 건강수준
		24	교육수준

2 서비스 품질 조사(SERVQUAL)

1) SERVQUAL 개념

(1) 서비스 품질 측정모델

① 1988년 미국의 Parasuraman, Zeithaml, Berry 세 사람의 학자(PZB)는 서비스 품질의 측정모형을 개발하였다. PZB는 소비자들이 서비스 품질평가 항목 간 상대적 중요도에서는 차이가 있더라도 기본적으로 유사한 평가 기준을 가지고 있다고 주장하면서, 서비스 산업에 보편적으로 적용할 수 있는 서비스 품질 결정요소를 10가지로 제안하였다.

② 10가지 차원의 서비스 품질에는 유형성(Tangibles), 신뢰성(Reliability), 응답성

(Responsiveness), 능력(Competence), 예절(Courtesy), 신용도(Credibility), 안정성(Security), 접근가능성(Access), 커뮤니케이션(Communication), 고객의 이해(Understanding the Customer)가 포함된다.

표 10-4 서비스 품질의 10가지 차원

차원	정의	예시
유형성(Tangibles)	서비스를 평가하기 위한 외형적 단서	시설, 장비, 종업원 외모
신뢰성(Reliability)	약속된 서비스를 정확히 수행하는 능력	서비스 수행의 철저함, 정확한 기록, 약속 시간 엄수
응답성(Responsiveness)	고객을 돕고 즉각적인 서비스를 제공하려는 의지	서비스의 적시성, 고객 문의에 대한 즉시 응답, 신속한 서비스
능력(Competence)	서비스를 수행하는데 필요한 기술, 지식	연구개발력, 담당종업원 및 지원인력의 지식과 기술
예절(Courtesy)	고객과 접촉하는 종업원의 친절, 배려와 공손함	고객의 시간 배려, 종업원의 정중한 태도
신용도(Credibility)	서비스 제공자의 진실성, 정직성	기업 평판, 기업명, 종업원의 정직성, 강매의 정도
안정성(Security)	위험, 의심으로부터 자유	물리적 · 금전적 안전, 비밀 보장
접근가능성(Access)	접근가능성과 쉬운 접촉	전화예약, 대기시간, 서비스 제공시간, 장소의 편리성
커뮤니케이션(Communication)	고객의 말에 귀 기울이고, 쉬운 말로 설명	서비스 설명, 비용 설명, 문제해결 보증
고객의 이해(Understanding the Customer)	고객의 욕구를 알려는 노력	고객의 요구사항 하급, 개별적 관심 제공, 사용 · 우량 고객 인정

(2) PZB의 SERVQUAL 모델

① 1991년 Parasuraman은 서비스 품질 측정모형의 10개 차원이 다소 중복되어 있고 독립적이지 않다는 것을 확인하였으며, 실증연구를 통해 5개 차원으로 서비스 품질 측정모형을 수정한 SERVQUAL을 개발하였다.

② SERVQUAL은 Service와 Quality의 합성어로, 서비스에 대한 고객의 기대와 고객이 경험한 실제 서비스에 대한 인식을 비교하여 일치 정도 및 방향을 측정함으로써 서비스 품질을 관리하는 기법이다.

③ SERVQUAL은 기대불일치 이론에 근거한 기대-성과모형으로, 서비스 품질 요인을 5개 차원으로 측정하며, 서비스 과정의 품질에 집중한다.

표 10-5 SERVQUAL의 5가지 차원

차원	정의	예시
유형성(Tangibles)	서비스를 평가하기 위한 외형적 단서	시설설비의 외관, 직원의 청결함, 서비스 관련 제반자료
신뢰성(Reliability)	약속된 서비스를 정확히 수행하는 능력	서비스 약속시간 준수, 고객 문제에 적극 성의를 보임, 한 번에 제대로 실수 없이 서비스 수행
응답성(Responsiveness)	고객을 돕고 즉각적인 서비스를 제공하려는 의지	서비스 시간의 정확한 약속, 신속한 서비스 제공 자세, 고객 요청에 응하는 직원
확신성(Assurance)	종업원의 지식과 예의, 고객에게 믿음과 확신을 줄 수 있는 종업원들의 노력	고객에게 확신을 주는 자세, 거래의 안전성, 친절함, 고객 개인에 대한 관심
공감성(Empathy)	회사가 고객에게 보이는 개별적 관심	고객의 편의를 고려한 시간대 조절, 개인적 관심을 보이는 직원 태도, 고객욕구에 대한 직원의 이해

(3) Grönroos의 모델

① Grönroos(1984)는 서비스 품질을 기대된 서비스와 지각된 서비스의 두 차원의 비교를 통해 소비자에게 지각되는 전체적인 것으로 정의하였다.

② Grönroos(1984)는 지각된 서비스 품질을 기술적 품질(technical quality)과 기능적 품질(functional quality)로 이루어진다고 보았다. 기술적 품질은 고객들이 서비스로부터 얻는 것의 품질(무엇, What)에 관한 것이며, 기능적 품질은 고객들이 서비스 상품을 얻는 전달과정의 품질(어떻게, How)에 관한 것이다.

③ 지각된 서비스 품질의 형성에는 기술적 품질과 기능적 품질에 따라 형성된 서비스 품질에 대한 이미지가 영향을 미치며, 서비스의 기대 수준은 광고, 가격, 구전, 과거 경험에 따라 형성된다.

2) SERVQUAL 사례

(1) SERVQUAL 모형을 이용하여 치과 의료기관의 고객 관점 서비스 질을 측정하기 위하여 진행된 연구로, 치과 의료기관이 제공하는 서비스의 질적 수준을 평가하고자 하였다(손소현 외, 2009).

(2) 서울지역의 네트워크 치과 의료기관 4곳과 비네트워크 치과 의료기관 4곳, 경기지역의 네트워크 치과 의료기관 4곳과 비네트워크 치과 의료기관 4곳, 총 16개 기관을 대상으로 하였다. 각 치과 병 · 의원별로 2회 이상 의료서비스를 이용한 경험이 있는 만 20세 이상의 성인 고객 30명씩, 총 480명을 대상으로 설문조사를 실시하였다.

(3) SERVQUAL 범주별 점수에서 유형성의 점수가 가장 높게 나타나 고객들이 특히 시설, 장비 등 유형적인 요소에서 양질의 서비스를 받고 있다고 인지하고 있었다.

표 10-6 SERVQUAL 항목별 점수

설문항목		기대(E) 평균±표준편차	지각(P) 평균±표준편차	지각(P)−기대(E) 평균±표준편차	(범주별 평균)
유형성	최신장비	4.08±0.75	3.99±0.67	−0.10±0.84	(0.02±0.65)
	보기 좋은 시설	3.97±0.77	4.12±0.67	0.16±0.90	
	단정한 직원 용모	4.04±0.71	4.35±0.24	0.09±0.24	
	보기 좋은 자료(팸플릿, 설명서)	3.97±0.72	3.80±0.73	−0.17±0.89	
신뢰성/대응성	약속엄수	4.40±0.60	4.11±0.77	−0.29±0.86	(−0.22±0.54)
	환자의 문제 해결에 최선	4.53±0.61	4.23±0.67	−0.29±0.75	
	제대로 된 의료서비스 제공	4.47±0.59	4.22±0.64	−0.25±0.67	
	예약시간에 의료서비스 제공	4.28±0.70	4.08±0.82	−0.20±0.90	
	정확한 진료기록	4.50±0.62	4.24±0.63	0.26±0.68	
	의료서비스 제공 시점 공지	4.44±0.62	4.28±0.66	−0.16±0.75	
	신속한 의료서비스 제공	4.37±0.61	4.20±0.65	−0.17±0.71	
	항상 환자를 도와주는 직원	4.39±0.63	4.22±0.65	−0.17±0.71	
확신성	환자의 요구에 응하는 직원	4.16±0.70	4.10±0.71	−0.06±0.81	(−0.09±0.55)
	신뢰감을 주는 직원 태도	4.45±0.60	4.27±0.63	−0.18±0.65	
	진료동안 안심하는 느낌 제공	4.41±0.64	4.25±0.64	−0.16±0.69	
	예의바른 직원	4.28±0.67	4.33±0.63	0.05±0.75	
	질문에 답변할 지식	4.35±0.67	4.26±0.59	−0.09±0.68	
공감성	직원의 개별적인 관심	3.81±0.90	3.85±0.78	0.04±0.87	(−0.03±0.67)
	편리한 시간에 서비스 제공	4.10±0.76	4.07±0.73	−0.04±0.91	
	인간적인 관심	3.92±0.82	3.93±0.77	0.01±0.81	
	환자의 이익을 진심으로 생각	4.02±0.81	3.94±0.74	−0.08±0.88	
	환자의 특별한 필요를 이해	4.12±0.77	4.02±0.71	−0.10±0.82	

3 환자만족도 조사

1) 환자만족도 개념

환자만족도 조사는 환자들이 의료라는 상황 안에서 그들이 받은 진료에 대하여 어떻게 느끼는가를 측정하는 기초적인 수단이다. QA 조사와 환자만족도 조사는 질을 평가하고 관리한다는 점에서 공통점이 있다.

(1) Donabedian의 정의

의료의 질을 구성하는 요소로 '기술적 부문, 대인관계의 부문, 쾌적함' 세 가지 요소를 제시한다. 환자 만족도 조사는 세 가지 요소 중에서 대인관계의 부문과 쾌적함을 평가하는 조사라 할 수 있다.

표 10-7 Donabedian의 환자 만족 정의

부문	내용
기술적 부문 (technical domain)	ㅇ 의과학과 기술을 개인의 건강문제에 적용하는 것
대인관계의 부문 (interpersonal domain)	ㅇ 환자와 치료자간의 사회적, 심리적 상호작용을 관리하는 것
쾌적함(amenity)	ㅇ 쾌적한 대기실, 편안한 진료실, 깨끗한 입원실, 좋은 음식 등으로 묘사될 수 있는 것

출처 : Donabedian, A(1980). The definition of quality and approaches to its assessment. Ann Arbor: Health Administration Press.

(2) Gregory Pascoe의 정의

환자의 만족(patient satisfaction)을 두 부분으로 나누었는데 하나는 환자들이 미리 상당한 정도의 지식과 판단 능력을 가지고 기대하는 부분이고, 또 다른 부분은 환자들이 알 수 없기 때문에 기대할 수 없는 부분이다.

표 10-8 Gregory Pascoe의 환자 만족 정의

모형	내용
대조모형 (contrast model)	ㅇ 미리 상당 정도의 지식/판단 능력을 가지고 기대하는 부분 – 환자의 기대와 실제 경험하는 것의 차이가 만족을 결정 – 기대보다 더 나은 경험을 할 때 만족을 느낌 – 예〉 음식, 차, 병원시설
동화모형 (assimilation model)	ㅇ 환자들이 알 수 없기 때문에 기대할 수 없는 부분 – 실제의 경험이 기대수준보다 낮아도 환자가 기대를 낮추어 경험에 적응 – 예〉 임상의사에 대한 만족

(3) Lawler의 정의

표 10-9 Lawler의 환자 만족 정의

모형	내용
불일치(discrepancy) 모형	ㅇ 환자 만족을 개인적으로 바라는 것과 경험한 것의 불일치의 비율 – Actual outcome과 idea outcome의 차이 – 만족의 결정요소는 경험(prior expectation)
충족(fulfillment) 이론	ㅇ 환자 만족은 받기로 원하는 것과 실제 받은 것의 차이 – 객관적 결과만이 만족을 결정
형평(equity) 이론	ㅇ 형평에 대한 인식 혹은 투입과 산출 사이의 균형에 대한 인식 – 타인과 비교한 각자의 균형을 평가하는 것이 중요

출처 : Pasxoe GC(1983), Patient satisfaction in primary health care: A literature review and analysis, Evaluation and Program Planning, 6(3-4), 185-210

(4) Linder-Pelz의 정의

가치-기대모형은 여러 대안 중에서 고객이 기대하는 가치가 가장 큰 대안 순으로 선택한다는 것으로, 태도와 신념의 관계를 설명하는데 가장 널리 쓰이는 이론이다. 이 때 고객이 하나의 대안을 선택하는 기준으로 평균적으로 기대되는 결과를 사용한다. 환자 만족은 '의료는 어떤 속성을 가지고 있다'는 환자의 믿음이 작용하며, 이러한 작용은 의료의 속성에 대한 환자의 평가의 긍정적인 태도를 뜻한다. 환자 만족은 '신념의 강도', '의료의 차원에 대한 평가' 두 가지 정보에 기초한다.

(5) 환자만족도의 특징

첫째, 환자만족도는 의료서비스의 다양한 차원과 속성들이 복합적으로 작용하여 고객에게 요약, 평가되는 개념이다. 둘째, 고객만족도가 형성되는 과정은 동적이며 시간이나 상황에 따라 변화한다. 셋째, 태도나 행위 등을 통해 반응이 표현된다. 넷째, 고객 자신의 다양한 특성이 만족도 형성에 관련된다(조우현 외, 1998).

(6) 환자만족도에 영향을 미치는 요인

① 조사 대상자 특성

㉠ 사회인구학적 특성 : 성, 나이, 교육수준, 가족 규모, 소득수준, 결혼상태, 사회계층, 학력 등

㉡ 육체적, 정신적 건강상태

㉢ 의료서비스에 대한 태도와 기대

② 의료구조적 특성

㉠ 의료기관의 구조적 특성

㉡ 의료에 대한 접근성과 지속성

③ 진료과정

㉠ 의료의 기술적인 측면

㉡ 고객과 의사와의 관계

④ 진료결과

2) 환자만족도 조사 실행과정

(1) 환자만족도 조사 절차

환자만족도 조사의 절차는 문제인식 및 조사 목적의 설정 → 조사계획서 작성 → 조사 대상자 선정 → 설문지 작성 → 표본의 추출 → 조사 실시 → 실시결과의 검증 → 조사결과의 데이터화 → 분석 및 해석 등의 과정을 거친다.

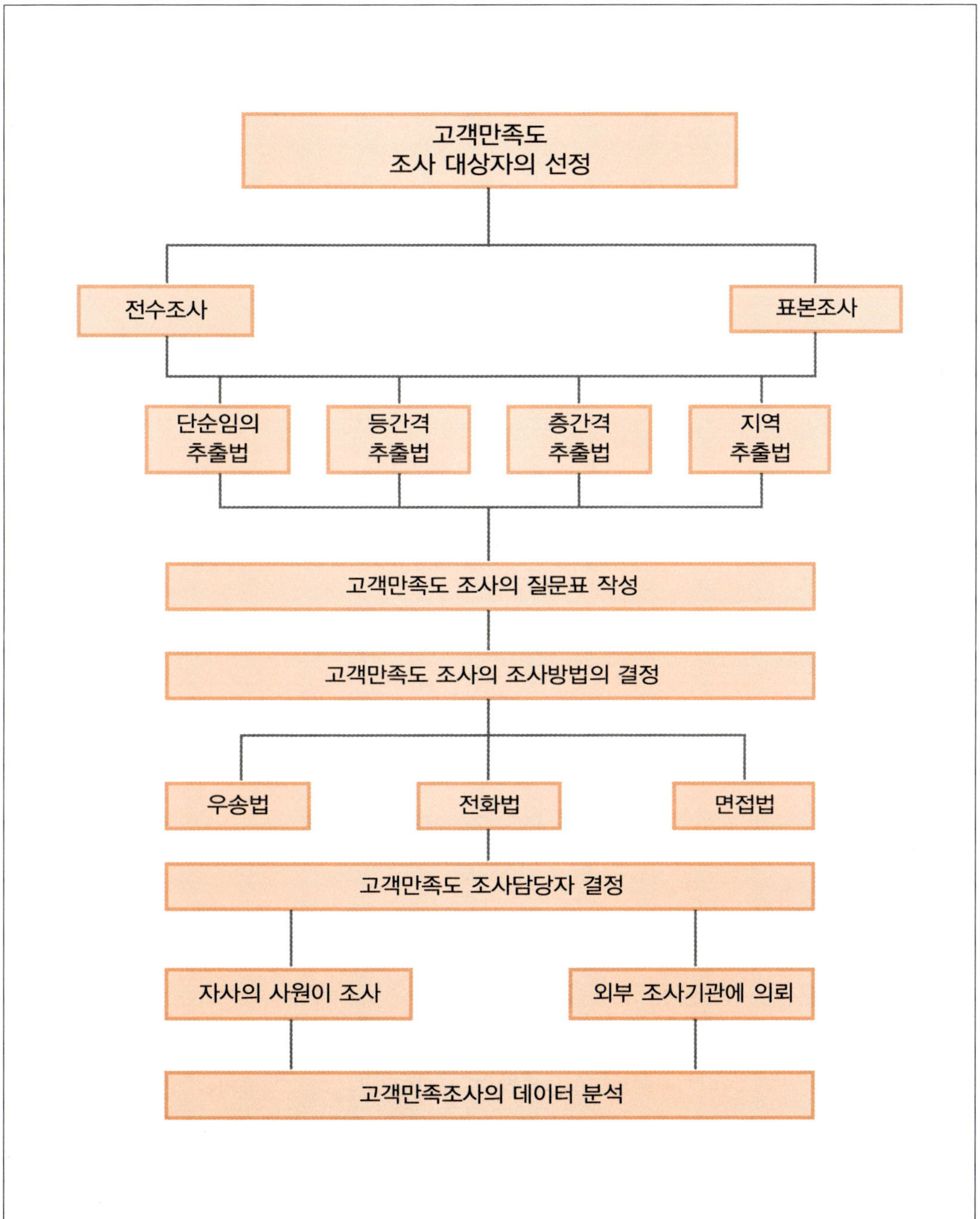

그림 10-1 환자만족도 조사 절차

(2) 문제인식 및 조사 목적의 설정

환자만족도 조사의 목적을 명확히 설정하는 것이 중요하다. 문제가 무엇인지를 정확히 알면 조사의 목적도 명확히 기술할 수 있으며 이에 따른 조사도 명확해진다.

(3) 환자만족도 조사의 3원칙

표 10-10 만족도 측정의 3가지 원칙

원칙	정의	내용
계속성 원칙 (지속성 원칙)	• 정기적인 측정과 지속적인 관리	• 정기적인 측정 • 일관성 있는 방법으로 계속 조사 • 1년에 1회 이상, 분기별, 1개월 단위 등 계속 조사 실시
정확성 원칙 (정량성 원칙)	• 개선 효과를 확인하여 만족도를 측정할 수 있는 자료의 정량화	• 측정은 비교 가능하도록 정량적 • 정량적 측정에는 질문항목을 설정하고, 3~5개 정도의 응답항목을 만들어 선택하도록 하는 방법이 가장 일반적임 • 응답항목에 따라 매우 만족 5점, 만족 4점, 조금 만족 3점 등 점수로 정량화
신뢰성 원칙	• 만족도를 측정하는 도구의 신뢰성, 정확한 자료수집, 처리(통계) 및 정밀한 해석	• 경영실태를 정확히 파악할 수 있도록 • 정확성이 원칙적으로 절대적 조건 • 부정확한 조사는 시간 및 비용의 손실

(4) 조사방법 결정

① 면접조사

미리 훈련된 조사원이 지정된 조사 대상을 방문하거나 면접하여 설문지를 작성하는 방법을 면접조사라고 한다. 여기엔 타기식과 자기식이 있는데, 타기식은 설문지에 근거하여 조사원이 구두로 질문을 하여 응답자의 응답을 조사원이 설문지에 직접 기입하는 방법이며, 자기식은 응답자 자신이 설문지에 있는 질문을 읽고 직접 기입하는 방법이다.

장점은 응답률이 높고, 환자가 질문의 의미를 잘 이해하지 못할 경우 조사원이 보충해서 설명할 수 있으며, 설문의 내용에 따라 질문보다는 조사원이 직접 관찰하여 얻는 정보가 정확할 수 있다(예로 성별, 진단명, 병동, 병실 등).

단점은 조사비용이 많이 들고, 조사원이 방문했을 때 환자가 부재중이면 조사할 수 없다. 또한 조사원의 편견과 의견이 개입될 수 있다는 것이다.

② 우편조사

우편조사는 설문지를 환자에게 우송하여 설문지의 기입 및 반송을 의뢰하는 방법이다. 장점은 조사비가 적게 들고, 특히 조사 대상이 넓은 범위에 퍼져 있는 경우에는 유리하다. 또한 조사 대상자가 부재중이라도 응답을 기대할 수 있으며, 조사원이 개입하지 않기 때문에 조사원으로 인한 오해나 편견이 발생하지 않는다. 단점은 응답률(회수율)이 낮다는 것이다.

③ 전화조사

전화조사는 우편을 이용한 조사와 직접면접의 중간 형태로 볼 수 있다. 조사의 속도가 빠르고 경비가 적게 드는 장점이 있다. 설문내용이 10분 이상을 초과하면 응답률이 떨어지는 단점이 있어 설문내용을 간결하게 작성하여야 한다. 저녁이나 주말, 퇴근을 앞둔 시간(사무실로 전화시)이나 저녁식사 후 시간(집으로 전화시)이 응답률이 높다. 전화조사는 면접원의 수행능력이 중요한데 면접원의 말투가 어떠한 형태로든지 응답자의 답변에 영향을 주어서는 안된다. 따라서 면접원에 대한 적절한 훈련과 교육이 필수적이다. 전화조사의 일반적인 절차는 다음과 같다. 첫째, 표본을 선정한다. 둘째, 설문지를 구성한다. 간결하고 직설적인 응답 항목으로 구성한다. 셋째, 면접자용 지침서를 준비한다. 설문조사에 필요한 기술적인 문제에 대한 안내는 물론, 질문은 어떻게 하고 응답을 어떻게 기록할 것인가에 대한 전반적인 지침을 마련한다. 넷째, 면접원들을 훈련시킨다. 설문지를 상세히 주지, 숙달시킨 후 면접과 유사 상황을 만들어 그룹을 지어 연습을 하게 할 수 있다. 다섯째, 필요한 전화면접은 다시 재개한다. 설문조사 도중에 통화 중이었거나 여러 상황으로 답변을 하지 않은 조사 대상자들에게는 나중에 다시 전화를 걸어 면접을 한다. 여섯째, 결과를 확인해 본다. 모든 설문이 끝난 후 작은 표본을 골라 응답 내용이 정확히 기록되었는지 확인해 보아야 한다. 처음 설문조사를 할 때 나중에 다시 전화를 할지도 모른다는 것을 주지시켜 두 번째 통화에 대한 혼동을 없앨 수 있도록 한다.

④ 인터뷰

인터뷰는 일반적으로 면접원이 응답자의 집이나 작업장으로 방문하여 응답자와 직접 면접을 통해 자료를 수집하는 방법이다. 조사자는 토론한 주제나 문제에 대해 설명을 하고 토론 및 면접의 형식을 통하여 주제에 대한 질문이나 토론을 이끌어 가며 응답자의 반응을 기록해야 한다. 인터뷰는 가장 융통성이 있는 자료수집방법으로서 상세한 질문을 할 수가 있고 인터뷰를 하면서 관찰도 가능하다. 또 친밀함을 형성하여 민감한 문제를 알 수 있으며 응답대상자를 확인, 통제할 수 있다. 또한 일단 인터뷰에 응하기만 하면 도중에 그만두는 경우가 별로 없으므로 안정적으로 자료를 수집할 수 있다는 장점을 지닌다. 반면 인터뷰는 교통비, 인건비 등의 비용이 많이 들 뿐만 아니라 면접원의 편견이 개입되기 쉬워서 적절한 감독이 필요하다.

(5) 자료수집방법

① 정성적 방법(qualitative methods)

환자가 제공받은 서비스와 환자의 경험을 서술하는 것이라 할 수 있다. 우선 조사자는 환자의 편에서 환자의 시각으로 서비스를 바라볼 필요가 있다. 또한 환자에 대한 서비스를 관찰할 뿐만 아니라, 비공식적인 면에 대해서도 깊이 있는 조사를 수행할 수 있다. 환자의 관점을 자세히 알 수 있기 때문에 주로 조사 초기단계에서 많이 사용된다.

② 정량적 방법(quantitative methods)

척도를 이용하여 환자만족을 측정하는 것이다. 측정은 불만을 표시한 환자의 수, 의사나 간호사의 의료제공에 만족한 환자의 수, 병원을 다른 사람에게 소개하고자 하는 환자의 수 등으로 표시할 수 있다.

표 10-11 변수의 분류

원칙	척도	특성	예
정성적 방법 (Qualitative Methods)	명목척도 (nominal scales)	환자의 명확한 구분이 가능함	성, 진단명
	순위척도 (ordinal scales)	행위의 측정을 상대적으로 평가하는 근거가 됨	암환자의 병기 질병의 중증도
정량적 방법 (Quantitative Methods)	등간척도 (interval scales)	의미상 수적인 값으로 변환할 수 있음	체온
	비율척도 (ratio scales)	척도들의 점수사이의 연관성을 부여할 수 있음	체중, 신장, 맥박수, 혈압

(6) 조사대상 표본추출방법

조사대상 표본을 선정하는 방법에는 확률표본추출방법(probability sampling)과 비확률표본추출방법(non-probability sampling)이 있으며, 표본을 선정하는 것은 의사결정에 필요한 정보를 제공해 줄 수 있는 대상을 선정하는 것으로 통계학에서는 주로 전자를 많이 이용하고 다음과 같이 구분한다.

① 비확률표본추출방법

각 구성요소가 선택될 확률을 알 수 없으므로 모집단을 대표하는지를 추정할 수 없고, 표본추출 시에 발생하는 표준오차를 추정할 수 없다. 이 방법은 조사자가 주관적으로 표본을 추출하는 방법을 말하며, 편의표본추출법, 판단표본추출법, 할당표본추출법이 있다.

표 10-12 비확률표본추출방법

방법	내용
편의표본추출법 (convenience sampling)	• 가장 간단한 형태의 표본추출방법으로 임의로 표본을 선정하는 방법. 정확한 자료의 입수보다는 저렴하고 신속하게 어느 정도 정확한 정보를 얻고자 할 경우에 주로 이용 – 장점 : 비용이 저렴하고, 절차가 간단 – 단점 : 추출된 표본이 모집단을 대표하지 못함
판단표본추출법 (judgement sampling)	• 모집단의 의견을 반영할 수 있을 것으로 판단되는 특정집단(전문가집단)을 표본으로 선정하는 방법
할당표본추출법 (quota sampling)	• 미리 정해진 기준에 따라 전체 표본을 여러 집단으로 구분하고 각 집단별로 대상을 추출하는 방법

② 확률표본추출방법

표 10-13 확률표본추출방법

방법	내용
단순무작위추출법 (simple random sampling)	• 일정한 크기의 모든 표본이 알려진 동일한 확률을 갖고 선정되도록 무작위로 추출하는 방법. 예로 심지 뽑기나 난수표(random number) 이용법
체계적표본추출법 (systematic sampling)	• 모집단 N개에 일련번호를 부여하고 표본추출간격(N/n=k)을 정한 후 단순무작위추출법에 의하여 최초의 표본(A)을 뽑은 다음 여기에 추출간격(K)을 더하여 n개의 표본이 될 때까지 추출하는 방법
층화표본추출법 (stratified sampling)	• 우선 각 사례를 몇 개의 집단이나 범주로 분류하고, 각 집단이나 범주별로 독립적인 표집을 행함
군집표본추출법 (cluster sampling)	• 모집단을 우선 자연적으로 또는 인위적으로 몇 개 소집단들로 나누고 일정수의 소집단을 무작위로 표본추출한 다음, 추출된 소집단내의 구성원들을 모두 또는 부분조사하는 방법

4 설문지(questionnaire) 개발

1) 설문문항의 종류

(1) 개방형 질문(open-end questions) – 주관식

자유응답형 질문이라고 하며 응답자가 할 수 있는 응답의 형태에 제약을 두지 않고 자유롭게 표현하는 방법이다. 탐색적 질문에 유용하며 응답자의 의견을 존중하는 느낌을 준다는 장점이 있으나 응답에 일관성이 없으며 표현상의 차이로 안하여 상이한 해석을 할 수 있고, 무응답이 높다는 단점이 있다.

예 : A. 귀하의 연세는 어떻게 되시나요? 만 ______________ 세
B. 귀하가 마지막으로 진료받은 과는? ( )과 ( ) 교수

(2) 폐쇄형 질문(closed-end questions)

연구자가 사전에 응답할 항목을 제시해 놓고 그 중에서 택하게 하는 방식이다. 이외에도 다수의 항목을 선택하는 경우도 있으며 항목을 제시하고 중요도나 선호도 순으로 순위를 매기는 경우도 있다.

① **양자택일형** – 긍정이나 부정, 해당이나 비해당 등과 같이 극단적인 두 가지 범주의 응답 중에서 하나를 택하도록 하는 방법이다.

예 : C. 해당하는 곳에 v 하시오. 귀하의 성별은 무엇입니까?
□ ① 남성 □ ② 여성

② **다중택일형** – 하나의 질문에 몇 개의 항목을 제시한 후 하나 또는 두 개 이상의 항목을 선택하는 방법이다. 주의할 점은 각 항목간에는 서로 배타적이며 모든 항목이 제시되어야 하는 점이다.

예 : D. 다음은 코골이 수술 후 나타날 수 있는 합병증입니다. 다음 증상 중 귀하가 경험한 것에 모두 v표 해 주십시오.

□ ① 통증(인후통) □ ② 출혈 □ ③ 구토와 구역반사
□ ④ 비강역류 □ ⑤ 음성변화 □ ⑥ 감염

③ **서열형** – 선호도를 감안하여 응답자가 좋아하거나 싫어하는 순서로 항목을 선택하게 하는 형태이다. 항목이 많으면 응답자가 순위를 결정하는 데 곤란을 겪으므로 보통 10개 항목 내외로 한다.

예 : E. 주치의가 제공해야 할 서비스에 대해 순위를 적어주세요. (1~9순위)

항 목	순위	항 목	순위
건강위험평가 (예–흡연, 음주, 우울증 등)		전화상담	
만성질환 관리 (예–고혈압, 당뇨 등)		방문진료(왕진 등)	
정기건강검진		진료의뢰(대학병원 등)	
예방접종 및 관리		입원 전후 지속 관리	
건강교육			

④ **평가식 질문** – 질문에 대한 대답에 강도를 알아내고자 하는 질문방식이다. 많이 쓰이는 척도는 리커트(Likert), 서스턴(Thurstone), 구트만(Guttman) 등이 있다.

예 : F. 다음 문항에 귀하가 생각하시는 바를 v표 해주시기 바랍니다.

	Ⅰ. 예약 및 접수 절차	항상 그렇다	대체로 그렇다	가끔 그렇다	전혀 그렇지 않다	해당 없음
1.	다음은 병원 내 대기시간에 관한 질문입니다. 귀하께서는 진찰을 받기 위해 예약된 진료시간을 초과하여 30분 이상을 기다리셨던 적이 있었습니까?	4	3	2	1	5
2.	이 병원에서 진료나 검사를 받기 위해 기다리는 시간이 오래 지체될 경우, 얼마나 오래 기다려야 하는지 알 수 있었습니까?	4	3	2	1	5
3.	이 병원에서는 귀하에게 대기시간이 왜 길어지는지 그 이유에 대해 설명해 주었습니까?	4	3	2	1	5
4.	병원에서의 외래 진료는 순서대로 지켜지고 있었습니까?	4	3	2	1	5

2) 환자만족도 항목

SERVQUAL(comprehensive service quality measurement scale)은 5개의 차원으로 구성되어 있으며, 의료기관에 적용한 예를 보면, 다음과 같다.

(1) 시설, 장비, 인력 등 외형적 차원(tangibles)

의료기관의 장비, 시설 외형, 직원들의 외모, 의료기관 내부 환경의 청결성, 병원 내 편의시설 이용의 편리성

(2) 서비스에 대한 신뢰성 차원(reliability)

진료 및 대기시간의 적절성과 절차의 편리성, 환자에게 문제가 생겼을 때 대처 태도, 진료비 청구의 적절성

(3) 고객에게 즉각적인 서비스를 제공하는지에 대한 반응성 차원(responsiveness)

직원들이 예정된 서비스를 미리 환자에게 알려주는지 여부, 즉각적인 서비스 제공, 환자에 대한 적극적 지원

(4) 직원들의 예의바른 태도와 능력을 묻는 보장성 차원(assurance)

환자의 안락함 정도, 직원들의 지식, 태도, 근무여건, 의료진의 태도, 직원의 친절성

(5) 고객에 대해 주의를 기울이는 정도로서 동정성 차원(empathy)

직원들의 환자에 대한 관심도, 최선을 다하는 태도, 환자에 대한 의료진의 관심과 의사소통

3) 설문지 만들 때 주의사항

(1) 질문내용을 문장화할 경우

① 되도록이면 간단한 문장을 사용하라.
② 애매한 말이나 질문은 피하라.
③ 문장 앞에 답을 유도하는 유도질문을 피하라.
④ 선택의 여지가 없는 극단적인 대안이나 가정들을 제시하는 것을 피하라.

⑤ 일반화하거나 추정을 요구하는 형식의 질문은 피하라.

⑥ 중복 응답이 가능한 질문은 피하라.

(2) 질문 순서

① 단순하면서도 흥미 있는 질문을 먼저 하라.

② 광범위한 질문을 먼저 하고 점차 범위를 좁혀가면서 자세한 질문을 하라.

③ 주의를 가지고 적절하게 질문을 나누라. 즉 질문을 체계적으로 세분하면 질문의 항목을 줄이면서도 얻을 수 있는 내용이 많아진다.

④ 개별 인적사항은 나중에 질문하라.

⑤ 어렵거나 민감한 내용은 나중에 질문하라.

4) 설문지 사전조사

본 조사에 들어가기 앞서 설문지 초안을 작성한 것을 이용하여 사전조사를 실시하는 것이다. 사전조사(pre-test)는 소수의 응답자들에게 설문지를 직접 조사하여 문제점을 찾아가는 과정이다. 사전조사를 통해 예상하지 않았던 문제가 발생될 수도 있고, 사용된 용어가 너무 어렵거나, 질문의 순서가 자연스럽지 않은 등 문제점을 찾아 수정 · 보완할 수 있다. 사전조사를 통하여 문제점을 수정하고 난 후 다시 사전조사를 실시하여야 한다.

5) 설문지의 완성

위의 단계를 모두 거친 후 완전한 형태를 갖춘 설문지가 완료된다. 다음에 있는 외래/입원 환자만족도 조사를 각각의 병원의 상황에 맞게 변환하여 본 조사를 실시하면 된다.

▣ 입원환자용 ▣ 설문지 ID (   )

고객 만족도 조사

안녕하십니까?

○○병원에서는 고객 여러분들께 보다 나은 서비스를 제공하기 위해 입원 환자를 대상으로 설문조사를 실시하고 있습니다. 다소 불편하시더라도 서비스 향상이 이루어질 수 있도록 솔직하고 성실한 답변을 부탁드립니다.

응답해 주신 내용은 통계법 제33조(통계응답자 보호)에 의거 절대 비밀이 보장됩니다.

○○병원장

실무담당자 : QA실 팀장 ○○○(010-0000-0000)

과장 ○○○(010-0000-0000)

	Ⅰ. 입원 중 간호사의 의료서비스	항상 그렇다	대체로 그렇다	가끔 그렇다	전혀 그렇지 않다	해당 없음
1.	이 병원에 입원하시는 동안 귀하의 담당 간호사는 귀하를 존중하고 예의를 갖추어 대하였습니까?	4	3	2	1	5
2.	귀하가 이 병원에 입원하시는 동안 담당 간호사는 귀하가 불편한 사항에 대해서 신속한 대응을 해 주었습니까?	4	3	2	1	5
3.	병원의 담당 간호사는 투약 시 약물의 효능과 부작용 등에 대해 설명해 주었습니까?	4	3	2	1	5
4.	귀하의 담당 간호사는 수술이나 시술 전에 충분히 설명해 주었습니까?	4	3	2	1	5
5.	귀하의 담당 간호사는 귀하를 처치하기 전에 손씻기를 하였습니까?	4	3	2	1	5

6. 귀하의 치료를 주로 담당한 간호사에 대하여 평가해 주십시오.

0	1	2	3	4	5	6	7	8	9	10
가장 나쁨										가장 좋음

II. 입원 중 의사의 진료서비스		항상 그렇다	대체로 그렇다	가끔 그렇다	전혀 그렇지 않다	해당 없음
7.	귀하의 담당 의사는 귀하를 존중하고 예의를 갖추고 대하였습니까?	4	3	2	1	5
8.	귀하의 담당 의사는 귀하가 입원하는 동안의 치료 계획에 대해서 설명해 주었습니까?	4	3	2	1	5
9.	귀하의 담당 의사는 수술이나 시술 전에 충분히 설명해 주었습니까?	4	3	2	1	5
10.	귀하의 담당 의사는 귀하에게 약물의 효능, 부작용 등에 대해 설명해 주었습니까?	4	3	2	1	5
11.	귀하의 담당 의사는 귀하를 처치하기 전에 손씻기를 하였습니까?	4	3	2	1	5
12.	귀하의 치료를 주로 담당한 의사에 대하여 평가해 주십시오. 0 (가장 나쁨) 1 2 3 4 5 6 7 8 9 10 (가장 좋음)					

III. 병원 환경		항상 그렇다	대체로 그렇다	가끔 그렇다	전혀 그렇지 않다	해당 없음
13.	이 병원의 병실은 청결하게 유지되었습니까?	4	3	2	1	5
14.	이 병원의 화장실은 청결하게 유지되었습니까?	4	3	2	1	5
15.	이 병원의 주차시설은 이용하기에 편리하였습니까?	4	3	2	1	5
16.	이 병원의 편의시설은 이용하기에 편리하였습니까?	4	3	2	1	5
17.	이 병원의 안내표지판은 병원 내 부서 위치를 찾는데 도움이 되었습니까?	4	3	2	1	5
18.	귀하가 입원하신 병동내 편의시설(배선실, 휴게실 등)은 이용하기에 편리하였습니까?	4	3	2	1	5
19.	귀하가 이 병원에 입원하신 동안 병실 온도(냉난방 상태)는 적절하였습니까?	4	3	2	1	5
20.	귀하가 입원하신 동안 병동 내 한밤 중 소음관리는 적절하였습니까?	4	3	2	1	5

Ⅳ. 병원내 기타 서비스		항상 그렇다	대체로 그렇다	가끔 그렇다	전혀 그렇지 않다	해당 없음
21.	귀하가 이 병원에 입원하실 때, 입원 수속 절차 시 편리하셨습니까?	4	3	2	1	5
22.	귀하가 이 병원에 입원하실 때, 입원 가능한 날짜에 대해 미리 안내를 받은 적이 있습니까?	4	3	2	1	5
23.	귀하가 이 병원에 퇴원하실 때, 퇴원 수속 절차 시 편리하셨습니까?	4	3	2	1	5
24.	병원 이용 시 불편(불만)이 있을 경우, 이를 접수하는 방법에 대한 안내를 받은 적이 있습니까?	4	3	2	1	5
25.	이 병원의 검사실(영상의학과, 방사선종양학과, 핵의학과 등) 직원들은 귀하를 존중하고 예의를 갖추어 대하였습니까?	4	3	2	1	5
	(25-1) 이 병원의 검사실 중 가장 친절한 부서는 어느 부서입니까?					
	(25-2) 이 병원의 검사실 중 가장 불친절한 부서는 어느 부서입니까?					
26.	이 병원의 원무과(수납) 직원들은 귀하를 존중하고 예의를 갖추어 대하였습니까?	4	3	2	1	5
27.	진료나 검사과정에서 신체노출 등 수치감을 느끼지 않도록 의료진이 충분한 배려를 하였습니까?	4	3	2	1	5
28.	이 병원에서 귀하가 입원하신 동안 귀하의 통증에 대해 적절한 조치를 취해주었습니까?	항상 그렇다	대체로 그렇다	가끔 그렇다	전혀 그렇지 않다	통증 없음
		4	3	2	1	5

Ⅴ. 퇴원 절차		항상 그렇다	대체로 그렇다	가끔 그렇다	전혀 그렇지 않다	해당 없음
29.	이 병원의 의사, 간호사 또는 병원 직원들은 귀하가 퇴원 후 건강상태에 이상소견 발생 시 조치사항 및 연락사항에 대해 상세한 설명을 하였습니까?	4	3	2	1	5

VI. 병원에 대한 전반적인 평가

30. 이 병원의 입원경험에 대하여 평가해 주십시오.

0 가장 나쁨	1	2	3	4	5	6	7	8	9	10 가장 좋음

31. 귀하는 친구와 가족들에게 이 병원을 추천할 경우 추천도에서 몇 점을 주시겠습니까?

0 절대 추천 안함	1	2	3	4	5	6	7	8	9	10 꼭 추천함

32. 귀하께서 앞으로 이 병원을 다시 이용하실 의향이 있을 경우 이용 의향도에서 몇 점을 주시겠습니까?

0 절대 이용 안함	1	2	3	4	5	6	7	8	9	10 꼭 이용함

VII. 일반적 질문

SQ1.	설문지 응답자는?	□ 환자본인	□ 보호자
SQ2.	귀하의 연세는 어떻게 되시나요?	만 ______________ 세	
SQ3.	성별은?	□ 남	□ 여
SQ4.	귀하는 어떤 경로를 통해 입원 하셨나요? □ 응급실 □ 외래		
SQ5.	귀하는 지난 6개월 동안 본원에 입원하신 적이 있으신가요? □ 있다. □ 없다.		
SQ6.	귀하가 마지막으로 입원하셨던 병동 및 진료과는? 1) 병동 (　　　　) 2) 진료과 (　　　　)		
SQ7.	귀하는 본인의 전반적인 건강상태에 대해 어떻게 평가하십니까?		

단/원/평/가

1. 환자경험에 대한 설명으로 옳은 것은?

① 환자경험에 대한 접근방식은 의료기관의 노력이 중점적으로 반영된다.
② '병원에 대해 만족하였습니까?'로 조사한다.
③ 문제점에 대한 명확한 지적이 가능하다.
④ 환자만족도를 점수화, 순위화하여 결과 평가 지표로 사용한다.
⑤ 천장효과(ceiling effect)를 유발하기도 한다.

2. PZB의 SERVQUAL 모델의 5가지 차원으로 옳지 않은 것은?

① 유형성 ② 신뢰성 ③ 응답성
④ 확신성 ⑤ 계속성

3. 환자만족에 대한 설명으로 옳지 않은 것은?

① Pascoe는 환자의 만족을 대조모형과 동화모형의 두부분으로 정의하였다.
② 환자의 기대와 실제 경험하는 것의 차이가 만족을 결정하는 것이 대조모형이다.
③ Lawler는 불일치 모형에서 환자 만족을 개인적으로 바라는 것과 경험한 것의 불일치 비율로 설명하였다.
④ 환자만족도 조사방법에는 면접조사만 이뤄진다.
⑤ 성, 진단명 등은 명목척도에 해당한다.

4. 환자만족도의 특징이 아닌 것은?

① 환자만족도는 의료서비스의 다양한 차원과 속성들이 복합적으로 작용하여 고객에게 요약, 평가되는 개념
② 고객만족도가 형성되는 과정은 동적이며 시간이나 상황에 따라 변화
③ 태도나 행위 등을 통해 반응을 표현
④ 고객 자신의 다양한 특성이 만족도 형성에 관련
⑤ 고객의 기대치보다 지각된 인식의 차이는 별로 없다.

5. 환자만족도에 영향을 미치는 요인으로 바르게 연결된 것은?

① 조사 대상자 특성 – 의료에 대한 접근성
② 조사 대상자 특성 – 육체적, 정신적 건강상태
③ 의료구조적 특성 – 의료서비스에 대한 태도
④ 의료구조적 특성 – 의료의 기술적인 측면
⑤ 진료과정 – 사회인구학적 특성

6. 환자만족도 조사방법의 설명으로 틀린 것은?
① 면접조사는 조사비용이 적게 드는 것이 장점이다.
② 우편조사는 조사대상자가 부재중이라도 응답을 기대할 수 있다.
③ 전화조사는 조사의 속도가 빠르다.
④ 인터뷰는 가장 융통성이 있는 자료수집방법이다.
⑤ 면접조사는 응답자의 응답률이 높은 장점이 있다.

7. 확률표본추출방법이 아닌 것은?
① 단순무작위추출법 ② 체계적표본추출법 ③ 할당표본추출법
④ 층화표본추출법 ⑤ 군집표본추출법

8. 표본추출방법 중 '모집단의 의견을 반영할 수 있을 것으로 판단되는 특정집단(전문가집단)을 표본으로 선정하는 방법은?
① 단순무작위추출법 ② 판단표본추출법 ③ 할당표본추출법
④ 층화표본추출법 ⑤ 군집표본추출법

9. 설문지 작성시 질문내용을 문장화할 경우 주의할 사항이 아닌 것은?
① 되도록 긴문장을 사용하라.
② 애매한 말이나 질문은 피하라.
③ 문장 앞에 답을 유도하는 유도질문을 피하라.
④ 일반화하거나 추정을 요구하는 형식의 질문은 피하라.
⑤ 중복 응답이 가능한 질문은 피하라.

10. 설문지 작성시 질문 순서의 주의할 사항으로 옳지 않은 것은?
① 단순하면서도 흥미 있는 질문을 먼저 하라.
② 광범위한 질문을 먼저 하고 점차 범위를 좁혀가면서 자세한 질문을 하라.
③ 주의를 가지고 적절하게 질문을 나누라.
④ 개별 인적사항은 가장 먼저 질문하라.
⑤ 어렵거나 민감한 내용은 나중에 질문하라.

정답 1. ③ 2. ⑤ 3. ④ 4. ⑤ 5. ② 6. ① 7. ③ 8. ② 9. ① 10. ④

제5부

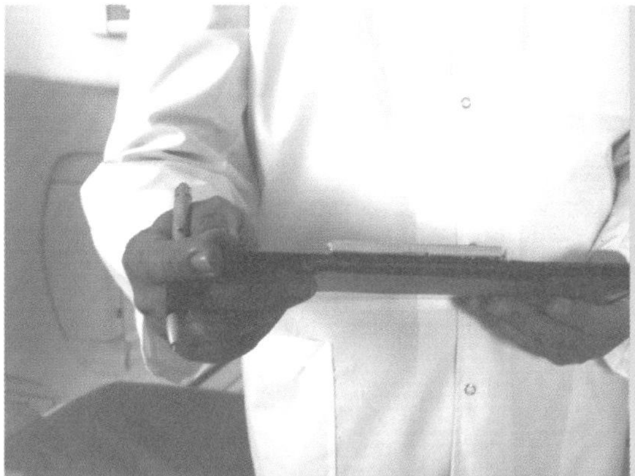

5 의료의 질 평가 제도

QUALITY ASSURANCE

제11장 국내 의료기관평가 · 인증 제도
제12장 국외 의료기관평가 · 인증 제도

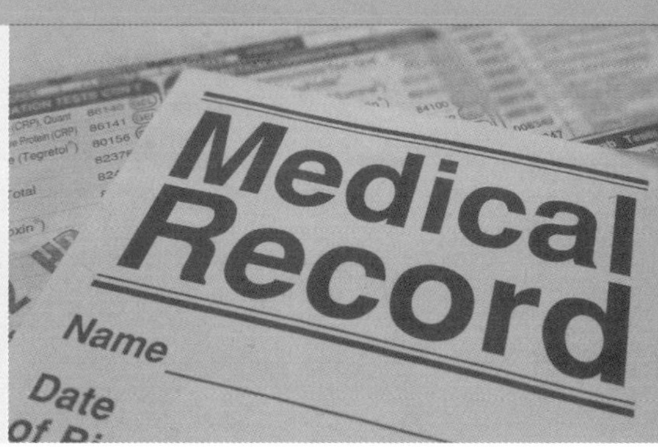

제11장 국내 의료기관평가 · 인증 제도

QUALITY ASSURANCE

개 요

환자안전과 질 향상 활동은 의료기관 운영의 효율성 증대와 사회경제적 비용 감소를 가져온다. 국가는 매년 발생하는 환자안전사고의 예방 및 재발 방지를 위하여 적극적으로 개입하고 있다. '의료기관인증제도'는 의료기관의 생존뿐만 아니라 국가 보건의료정책 측면에서 필수불가결한 요소이다. 사회적, 전문적 측면에서 측정되는 인증제도에 대하여 의료소비자뿐만 아니라 관련 이해 당사자의 요구가 점차 다양해지고 있다. 이에 다양한 요구에 부응하는 의료조직 관리를 위하여 국내 인증제도에 대한 지식을 습득한다.

학습목표

1. 평가와 인증 개념을 파악한다.
2. 수련환경평가 제도를 파악한다.
3. 의료기관서비스평가 제도를 파악한다.
4. 의료기관평가인증 제도를 파악한다.
5. 외국인환자 유치의료기관 평가 제도를 파악한다.
6. 상급종합병원 지정 및 평가 제도를 파악한다.
7. 요양급여 적정성 평가 제도를 파악한다.
8. 전문병원 제도를 파악한다.
9. 응급의료기관평가 제도를 파악한다.

1 평가·인증이란

1) 평가

평가(評價, assessment)란 가치 또는 수준을 평가하는 것으로 사전적으로 '사물의 가치나 수준 따위를 평함, 또는 그 가치나 수준'의 의미를 가지고 있다. 이는 '잘잘못을 살피어 정하다, 됨됨이를 평하다'의 평(評)과 '값, 수(數)' 의 가(價) 글자가 합쳐진 단어이다. 따라서 사물의 가치나 수준을 평가하기 위하여는 목표가 전제되어야 한다.

목표(目標, goal)는 '어떤 목적을 이루려고 지향하는 실제적 대상으로 삼음 또는 그 대상', '도달해야 할 곳을 목적으로 삼음 또는 목적으로 삼아 도달해야 할 곳', '행동을 취하여 이루려는 최후의 대상'의 의미를 가지고 있다. 따라서 목표는 값 또는 수를 기반으로 설정되어 목표 대비 평가 대상의 장점과 가치를 값 또는 수 개념으로 결정하는 의사결정 과정이라 할 수 있다.

2) 인증

인증(認證, certification)은 '어떠한 문서나 행위가 정당한 절차로 이루어졌다는 것을 공적 기관이 증명함'의 사전적 의미로 제품 등과 같은 평가대상이 정해진 표준이나 기술규정 등에 적합하다는 평가를 받음으로써 그 사용 및 출하가 가능하다는 것을 입증하는 행위를 말한다. 즉, 제품 · 시스템 · 자격 · 서비스 등에 대하여 규정된 요구사항이 충족되었다는 것을 보증하는 것이다.

인증은 대상에 따라 제품인증, 서비스인증, 시스템인증, 자격(인력)인증 등으로 구분되며 인증, 형식승인, 검정, 지정, 허가 등 다양한 용어로 사용된다. 각 부처에서 시행하고 있는 인증제도는 인증, 형식승인, 검정, 형식검정, 형식등록 등 인증대상의 특성에 따라 다양한 명칭으로 운영되고 있다.

인증제도란 평가대상이 그에 적용되는 평가 기준(Standard)에 충족하는지 여부를 판단하기 위해 자격을 갖춘 자가 평가를 직접 수행하거나 제3자의 평가결과를 근거로 입증하는 질 평가 및 관리방법이다. 인증제도는 법적 근거 유무에 따라 법정인증제도와 민간인증제도로 구분되며 법정인증제도는 강제성의 유무에 따라 강제인증과 임의인증으로 나눈다. 대부분의 인증 절차는 국가기관 등과 같은 공신력 있는 기관으로부터 인정을 받은 기관에서 수행하고 있다.

의학은 지속적인 '질(quality)' 개선 활동을 통하여 발전되고 있다. 의료의 세계화, 의료수요자의 보건의료에 대한 관심 증가, 새로운 의료기술의 발전과 의료비의 상승 등 다양한 요인들은 보건의료체계 전반에 걸친 체계적이고 과학적인 접근을 요구하고 있다. 이에 무한 경쟁의 의료환경에서 국가 · 의료기관 · 의료인은 국민보건을 책임지는 축으로서 의료서비스에 대하여 스스로 혹은 외부의 평가를 통하여 의료의 질을 유지 · 발전시킬 의무를 부여받고 있다.

의료기관인증제도는 독립적인 외부 동료 심사자가 의료기관의 성과 수준을 인증 표준과 비교 · 평가를 통하여 해당 의료기관이 인증 표준을 충족하고 있음을 공적으로 인정하는 제도를 말한다. 의료기관인증제도는 의료서비스에 대한 소비자의 인식 향상에 따라 의료의 질을 확보하여 양질의 서비스를 제공하는 것의 중요성이 점차 높아지고 있다.

2 수련환경평가

1) 역사적 흐름

국내에서 처음 실시한 병원 신임제도는 '수련병원 지정 심사'로 1963년 보건사회부에서 시행하였다. 정부 주도로 시작됐지만 2년 만인 1965년 평가 주체가 대한병원협회로 바뀌었다. 1977년 의료보험제도의 시행으로 의료수요가 급격히 증가함에 따라 의료기관이 증설되었다. 1980년 진료윤리 제고와 병원 질 향상의 필요성에 따라 병원협회 정기총회에서 '병원표준화사업'을 결정하여 1981년부터 110개 병원을 대상으로 실시하였다. 이는 국민건강의 질적 향상을 위하여 병원 차원의 자율적인 의료의 질 향상으로 부분적이지만 양질의 의료관리 개념과 공식적 프로그램이 도입한 것으로 의료기관의 평가에 대한 전통과 신뢰가 없던 상황 하에서 QA 활동의 모태가 되었다. 그리고 병원신임평가는 전문의의 수련 및 자격 인정 등에 관한 규정 제21조(업무의 위탁)에 근거하여 수련병원지정 및 정원책정을 위한 자료조사업무의 의의를 지닌다.

1991년부터 심사결과 일정수준 이상인 병원은 신임기간을 2–3년간 인정하여 현지심사를 생략하고 서류심사로 대체하였으며 1995년부터는 서비스 평가 부문을 신설하였다. 1996년부터는 응급의학과, 핵의학과, 산업의학과를 대상 과목에 포함하였다. 수련병원실태조사는 병원표준화 심사와 함께 실시하였다.

2003년부터 '수련병원 실태조사 및 병원신임평가'로 명칭을 변경하여 매년 시행되고 있다. 2013년 병원신임평가 개정안이 확정되었으며 2014년부터는 전공의의 수련환경 개선을 위하여 주당 최대 수련시간, 최대 연속 수련시간, 수련간 최소 휴식시간, 응급실 수련시간, 당직일수, 당직수당, 휴일, 휴가 등의 8개 항목 평가가 실시되었다.

2016년 '수련환경평가'로 명칭이 변경되었다. 2017년부터는 수련병원으로 지정받으려는 의료기관은 의료기관인증 또는 조건부인증을 받아야 한다(「의료법」 제58조의3 제4항, 「전문의의 수련 및 자격 인정 등에 관한 규정」 제7조 제1항 제5호 「수련병원지정기준」). 그리고, 2017년 12월부터 전공의의 권리보호, 환자안전 제고와 우수한 의료인력 양성의 목적으로 「전공의의 수련환경 개선 및 지위 향상을 위한 법률」(이하 「전공의법」이라 한다)이 시행되어 수련병원 지정기준 유지 여부, 수련규칙 이행 여부, 의료법령에 따른 전공의 수련교과과정 제공 여부 등의 '수련환경평가'를 실시하고 있다.

2) 의의 및 목적

수련환경은 전공의 수련을 위한 시설 · 인력 · 장비 · 진료실적 등 수련병원등 및 수련전문과목의 지정기준에 해당하는 사항, 수련시간 · 휴식시간 등 수련규칙 사항, 전공의 수련 교과과정 및 보수 등 전공의 처우에 관한 사항 등을 의미한다. 전공의(專攻醫)는 「의료법」 제5조에 따른 의사면허를 받은 사람으로서 같은 법 제77조에 따라 전문의(專門醫) 자격을 취득하기 위하여 수련을 받는 사람을 말한다. 수련환경평가는 「전공의법」에 근거하여 전공의(인턴 및 레지던트)의 수련환경 개선 및 지위 향상을 통하여 전공의의 권리를 보호하고 환자안전과 우수한 의료인력을 양성하는 것에 대한 평가이다. 즉, 수련환경평가는 각 수련기관(병원)이 최선의 의료서비스를 제공할 의료인을 양성하도록 표준과 최소한의 기준을 제시한 것이다.

수련환경평가는 「전공의법」 제14조에 따라 보건복지부장관이 매년 수련병원등별로 수련환경의 적정성, 전공의 만족도, 수련환경의 개선 정도 등의 수련병원 및 수련전문과목 지정기준 유지 여부, 수련규칙 이행 여부, 전공의 수련 교과 과정 제공 여부 등에 관하여 보건복지부령으로 정하는 항목에 관한 평가(수련환경평가)를 실시한다. 같은 법 제14조제3항은 수련환경평가 결과에 따라 수련병원별 행정적 · 재정적 지원을 달리할 수 있도록 하고 있고, 제14조제4항은 보건복지부장관이 수련병원 및 수련전문과목을 지정하는 경우 수련환경평가 결과를 반영하도록 하고 있다.

3) 수련환경평가위원회

보건복지부장관은 기관평가위원회, 교육평가위원회, 조사위원회, 정책위원회, 전형위원회로 구성된 수련환경평가위원회(이하 "위원회"라 한다)를 두고 각 위원회에 맞는 다양한 업무를 수행하도록 한다. 수련환경 심의 내용은 수련환경에 관한 수련환경 개선 및 전공의의 지위 향상을 위한 정책 및 제도, 전공의종합계획, 전문의 자격 인정 및 수련 교과 과목, 수련규칙 항목 및 표준안, 폭행등 예방 및 대응지침, 지도전문의의 지정취소 및 업무정지, 수련병원등 및 수련전문과목의 지정 및 수련환경평가, 전공의의 파견수련 및 이동수련과 그 밖에 전공의 수련과 관련하여 위원회에서 심의가 필요하다고 보건복지부장관이 인정하는 사항이다.

위원회는 위원장 1명을 포함하여 15명 이내의 위원으로 구성되며 의사회에서 추천하는 자, 의료기관단체에서 추천하는 자, 의사회에서 추천하는 전공의 대표자, 전공의 수련 교과 과정 내용의 조직 · 편성을 담당하는 의료 관련 법인에서 추천하는 자, 보건의료정책 관련 업무를 담당하고 있는 보건복지부 소속 5급 이상의 공무원과 수련환경평가에 관한 전문가로서 보건복지부장관이 지정하는 자 중에서 보건복지부장관이 임명 또는 위촉하고 위원장은 위원 중에서 호선한다.

4) 전공의 정원책정

전공의 정원에 대한 정책은 인턴, 레지던트 1년차, 인턴 및 레지던트 1년차 공통 조정기준과 레지던트 상급년차(2,3,4년차)로 구분된다.

(1) 인턴

① 기본 방침

㉠ 환자진료실적 및 수련환경평가 결과를 기준으로 하여 책정함을 원칙으로 한다.

- **환자진료실적 기준**: 환자진료실적 증감 및 평균재원일수 등을 기준으로 하여 산출한다.
- 수련환경평가 결과 기준

② 조정 방침

㉠ 수련병원 지정기준을 충족하지 못한 병원은 차기년도 인턴 정원을 책정하지 않을 수 있다.

㉡ 해당 평가연도 수련환경평가 결과 기준 배점을 획득하지 못한 병원은 인턴 정원을 조정하거나 책정하지 않을 수 있다.

㉢ 인턴 수련병원의 인턴 정원 상한선은 9명으로 한다.

㉣ 신규 인턴 수련병원은 인턴 3명을 기본으로 하되 수련환경평가 결과를 고려하여 책정한다.

㉤ 최근의 평균 확보 인원을 고려하여 정원을 조정 책정할 수 있다.

(2) 레지던트 1년차

① 정원 책정 기준

수련 전문과목별 정원책정 지도전문의 수, 환자진료실적 및 수련환경평가 결과를 고려하여 책정한다.

㉠ 정원책정 지도전문의 6인에 전공의 1인을 배정하고, 추가 정원책정 지도전문의 1인당 전공의 1인을 가산하는 과(N−5)

영상의학과, 외과(2개과)

㉡ 정원책정 지도전문의 5인에 전공의 1인을 배정하고, 추가 정원책정 지도전문의 1인당 전공의 1인을 가산하는 과(N−4)

내과, 마취통증의학과*, 신경외과**(3개과)

* 마취통증의학과 : 정원책정 지도전문의가 5인 이하일 경우 N-4를 적용하고, 정원책정 지도전문의가 6인 이상일 경우 N/2.5(소수점 이하 절삭)를 적용

** 신경외과 : 전공의 1인일 경우 N-4, 2인일 경우 N-5, 3인일 경우 N-6적용

㉢ 정원책정 지도전문의 4인에 전공의 1인을 배정하고, 추가 정원책정 지도전문의 1인당 전공의 1인을 가산하는 과(N−3)

소아청소년과, 비뇨의학과, 정형외과*, 병리과, 흉부외과*, 산부인과, 안과, 이비인후과, 진단검사의학과, 신경과(10개과)

* 흉부외과 : 정원책정 지도전문의 6인 이하 전공의 2인, 정원책정 지도전문의 7인 이상 전공의 3인 배정
* 정형외과 : 정원책정 지도전문의가 5인 이하일 경우 N-3를 적용하고, 정원책정 지도전문의가 6인 이상일 경우 N/2를 적용

㉣ 정원책정 지도전문의 3인에 전공의 1인을 배정하고, 추가 정원책정 지도전문의 1인당 전공의 1인을 가산하는 과(N−2)

정신건강의학과, 방사선종양학과, 응급의학과(3개과)

㉤ 정원책정 지도전문의 3인에 전공의 1인을 배정하고, 추가 정원책정 지도전문의 2인당 전공의 1인을 가산하는 과((N−1)/2)

성형외과(1개과)

㉥ 정원책정 지도전문의 2인에 전공의 1인을 배정하고, 추가 정원책정 지도전문의 1인당 전공의 1인을 가산하는 과(N−1)

피부과, 재활의학과, 핵의학과, 직업환경의학과(4개과)

㉦ 정원책정 지도전문의 1인에 전공의 1인을 배정하고, 추가 정원책정 지도전문의 1인당 전공의 1인을 가산하는 과(N−0)

결핵과, 예방의학과(2개과)

㉧ 단과 수련병원(기관) 중 결핵과, 예방의학과 지정기준은 전문의 2인(결핵과의 경우 내과 전문의 1인을 포함한 2인)이며, 정원책정 지도전문의 2인에 전공의 2인을 배정하고, 추가 정원책정 지도전문의 1인당 전공의 1인을 가산한다. 단, 안과는 정원책정 지도전문의 8인에 전공의 1인을 배정하고, 재활의학과는 정원책정 지도전문의 5~7인 경우 N−3, 8인 이상일 경우 N/2를 적용한다.

㉨ 가정의학과는 정원책정 지도전문의 2인에 전공의 4인((N−1)×4))을 배정할 수 있고 추가 정원책정 지도전문의 1인당 전공의 4인을 가산할 수 있다.

② 조정기준

㉠ 레지던트 수련병원 지정기준을 충족하지 못한 병원은 인턴수련병원으로 격하 지정하고 그에 준하여 전공의 정원을 책정한다.

㉡ 전공의 정원 책정에 있어서 기존의 최소조건에 해당하는 경우라도 해당연도 수련환경평가에서 전체 배점 중 획득한 배점이 레지던트 수련병원의 경우 70% 미만, 가정의학과 수련병원의 경우 60% 미만, 단과 수련병원의 경우 60% 미만인 경우

또는 학회 수련 실태조사가 불량할 경우 수련환경평가위원회에서 심의하여 레지던트 정원을 책정하지 않을 수 있다.

ⓒ 정원책정 지도전문의의 해외연수는 1년을 인정한다.

(3) 인턴 및 레지던트 1년차 공통 조정기준

① 「전공의의 수련환경 개선 및 지위 향상을 위한 법률 시행령」 제4조제4항에 따라 지정된 수련병원의 경우 수련환경평가위원회에서 정원책정을 별도 심의하여 조정할 수 있다.

② 민원 발생 병원, 규정 위반 병원, 전공의가 이동 수련한 병원 등의 정원책정은 별도 심의 조정할 수 있다.

③ 전문의 임용예정각서는 인정하지 않는다.

④ 거짓이나 부정한 방법으로 수련환경평가를 받았다고 의심되는 경우 수련환경평가위원회에서 심의하여 전공의 정원을 책정하지 않을 수 있다.

⑤ 본 방침에 명시되지 아니한 사항은 수련환경평가위원회에서 심의 · 조정하여 전공의 정원을 책정할 수 있다.

(4) 레지던트 상급년차(2,3,4년차)

① 상급년차 정원은 해당 상급년차의 레지던트 1년차 당시 책정받은 정원을 기준으로 책정하는 것을 원칙으로 한다.

② 상급년차의 모집은 해당 상급년차의 레지던트 1년차 당시 책정받은 정원 중 결원이 발생한 범위 내에서 충원하는 것을 원칙으로 하며, 충원 해당연도의 레지던트 1년차 정원이 책정되지 않은 경우에는 모집할 수 없다.

③ 상급년차 지원대상은 사직일(해당 지원과목 최종 사직일을 기준으로 함)로부터 수련개시일까지의 기간이 1년을 경과하는 자, 군전역(예정)자, 외국수련자, 전문의의 다른 전문과목 수련인정 기준 적용 과의 전문의 자격증 소지자 또는 취득 예정자로 한다.

④ **상급년차의 모집 절차**

㉠ 수련병원(기관)장의 모집 신청은 수련 개시연도 1월 10일까지로 하되, 육성지원 과목의 경우 1월 10일 또는 7월 10일까지로 한다.

㉡ 수련환경평가위원회는 수련병원(기관)의 상급년차 모집 신청을 받아 1월 15일

(육성지원과목의 경우 1월 15일 또는 7월 15일)에 상급년차 모집에 관한 사항들을 일괄하여 공고한다.

㉢ 수련병원(기관)장은 상급년차 선발대상자 현황을 1월 말일(육성지원과목의 경우 1월 말일 또는 7월 말일)까지 수련환경평가위원회에 보고하여야 하고, 수련환경평가위원회는 상급년차 전공의 모집 및 정원 조정 등에 관하여 심의하며 보건복지부장관의 승인을 통하여 확정한다.

5) 전공의 수련 교육

(1) 전공의 수련관련 전속전문의 또는 정원책정 지도전문의가 3개월 이하의 일시적인 결원이나 1년 이하의 해외 연수를 위한 출장으로 인해 결원이 발생한 경우에는 전공의 계속수련을 인정한다.

(2) 전공의의 수련기간은 인턴 1년, 레지던트 4년(내과, 결핵과 및 예방의학과의 경우 레지던트 3년, 가정의학과의 경우 인턴과정 없이 레지던트 3년)으로 한다.

① 다만, 군의무장교, 공중보건의사는 해당 전역연도(의무이행 완료연도)에 수련을 받으려는 경우에는 인턴 또는 레지던트 수련기간에서 2개월을 제외한 기간으로 하며, 수련기간 중에 여성 전공의가 출산하는 경우에는 3개월을 제외한 기간으로 한다.

(3) 이동수련에 따라 수련병원(기관)이 변경된 경우에는 해당 전공의가 다른 수련병원(기관)에서 수련을 받게 되기까지 걸리는 기간은 2개월의 범위에서 수련기간에 포함하여 계산한다.

(4) (2)와 (3)에 따라 수련기간에 포함하는 기간을 합한 기간은 연간 4개월을 초과할 수 없다.

(5) 전공의의 휴가 또는 휴직 등 부득이한 사유로 수련연도 중 일부 기간에 수련을 하지 못한 경우에는 해당 수련연도가 끝난 후에 수련하지 못한 기간에 상당하는 기간만큼 추가수련하는 방법으로 수련연도를 변경하여야 한다.

① 휴가 · 휴직 등 부득이한 사유로 1개월 이상 수련받지 못한 전공의는 수련받지 못한 기간 중 1개월을 제외한 기간만큼 추가수련을 받아야 한다. 다만, 사유가 징계일 경우에는 징계기간 만큼 추가수련을 받아야 한다.

② 휴가 · 휴직 등 부득이한 사유에 따른 추가수련으로 인해 수료예정일이 그 해 3월 1일에서 5월 31일 사이로 변경된 사람은 그 해 전문의과정 이수예정자로 포함한다.

(6) 전공의가 수련교육 이외의 목적으로 근무지를 이탈한 사실이 적발되어 수련환경평가위원회 심의 결과 그 책임이 수련병원에 있는 경우 차기년도 전공의 정원을 조정 책정하며, 전공의에게 책임이 있을 경우에는 전공의 수련과정을 인정하지 않을 수 있다.

6) 수련병원의 운영

수련병원은 동일재단병원이라도 병원별 수련병원 지정기준을 각각 충족하여야 한다. 수련병원의 운영체계에 변동이 있을 경우, 해당 수련병원장은 그 내용을 지체 없이 수련환경평가위원회에 보고하여야 하며, 동 위원회는 변동 사항을 조사한 후 수련병원 자격 여부를 확정하여 통보하고, 그 결과에 따라 전공의를 이동 수련하도록 조치하여야 한다. 병원건물 및 시설이 타 병원 명의로 변경된 경우, 수련환경평가위원회의 실태조사에 따라 수련병원 자격을 승계할 수 있다. 소아청소년과, 산부인과 미설치 군 수련병원은 민간 인턴 및 레지던트 수련병원과 결연하여 수련하여야 한다.

7) 수련환경평가 방법

수련환경평가 수검연한은 3년 이상으로 수련환경평가 현지평가 결과 기준 배점의 70% 이상을 획득한 병원은 1년간, 80% 이상을 획득한 병원은 2년간 서류평가로 대체할 수 있

표 11-1 수련환경평가 군 분류 기준

구분		분류기준
인턴 및 레지던트 수련병원	A군	내과, 외과, 산부인과, 소아청소년과를 포함하여 13개 과목 이상인 수련병원
	B군	6개 과목 이상인 수련병원
	C군	5개 과목 이하인 수련병원
단일 전문과목 레지던트 수련병원	단과C군	단일 전문과목 레지던트 수련병원 (정신건강의학과, 결핵과, 재활의학과, 안과)
인턴 수련병원	D군	인턴 수련병원 (인턴 및 가정의학과 수련병원 포함)
수련기관	기관	예방의학과 및 직업환경의학과 수련기관

다. 서류평가대상 병원 중 수련환경평가위원회에서 심의 · 의결하여 현지평가로 변경된 경우에는 부여받은 신임주기와는 별개로 현지평가를 실시한다. 수련병원(기관) 지정 및 전공의 정원책정을 받기 위하여는 전문과목별로 최소점수 기준을 충족하여야 한다.

수련병원(기관)은 인턴 및 레지던트 수련병원, 단일 전문과목, 레지던트 수련병원, 인턴 수련병원과 수련기관으로 종별과 분류기준에 따라 [표 11-1]과 같이 6가지 군으로 분류된다.

수련환경평가 체계는 5가지의 병원운영체계, 수련지원체계, 수련규칙 이행, 수련전문과목과 인턴 수련환경으로 구성되어 있으며 체계에 따른 부분은 [표 11-2]와 같다.

표 11-2 수련환경평가 체계 및 부문

체계	부문	세부 항목 및 설명
병원운영체계	병원현황	병원의 일반적인 현황 조사
	수련병원 지정기준	전공의법에 따른 수련병원 지정기준 유지 여부
수련지원체계	수련교육현황	수련교육 부문, 수련계약서, 수련규칙, 의무기록 부문, 의학교육 지원실 부문, 질향상 · 안전보건 및 재해보상
	모자병원/통합병원(선택)	모자수련병원, 통합수련병원
수련규칙 이행	수련규칙 이행	수련시간 계측 및 관리체계, 인턴 수련규칙 이행, 레지던트 수련규칙 이행(26개 전문과목)
수련전문과목	수련전문과목별 지정기준	수련전문과목별 지정기준
	수련전문과목 공통문항	수련전문과목 공통평가
	수련전문과목별 평가	수련기관평가, 수련교육 프로그램 평가, 전문의 평가, 의무기록 평가, 기타(과목별 특수문항)
인턴 수련환경	인턴 순환수련 실적 및 계획	평가전년도 인턴 순환수련 실적, 평가년도 인턴 순환수련 계획
	인턴수련환경평가	인턴 교육목표, 수련교과과정 편성 및 운영, 인턴 수련교육 책임, 인턴 수련교육 평가, 수련교육 프로그램, 인턴 수련교육 프로그램 개선 활동

8) 수련환경평가 절차

수련병원(기관) 평가는 [그림 11-1]과 같은 절차를 거쳐 진행된다.

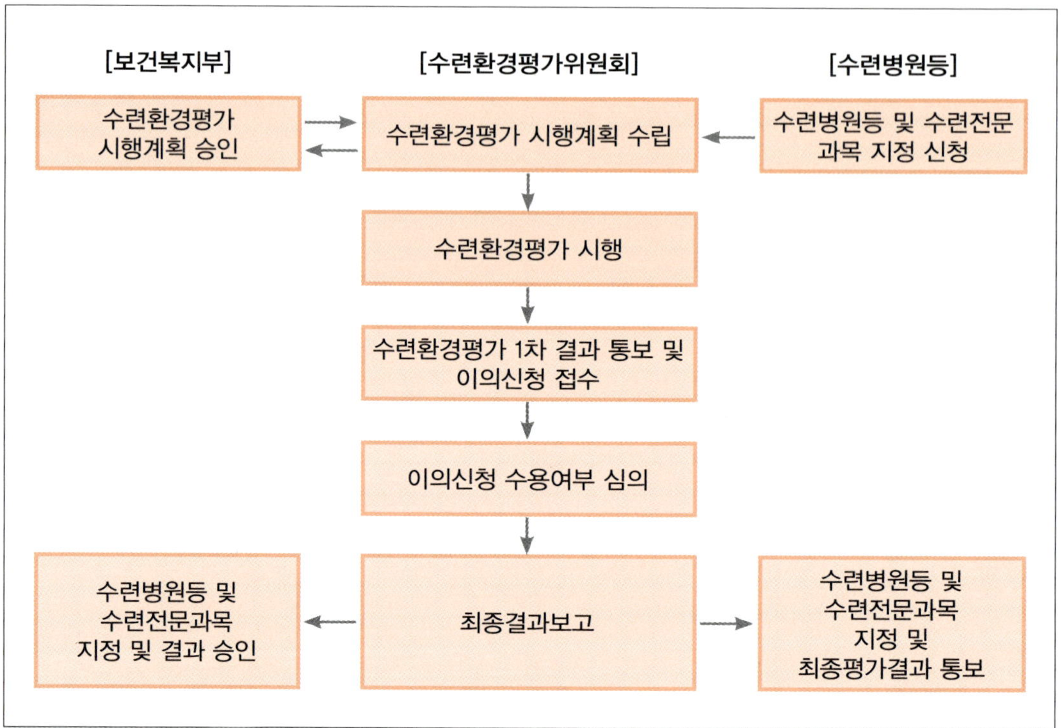

그림 11-1 평가절차

(1) 수련병원(기관) 및 수련전문과목 지정 신청

수련병원(기관)으로 지정받고자 하는 의료기관의 장(또는 의과대학, 의학전문대학원 또는 보건관계기관의 장)은 매년 지정하는 날까지 필요한 서류를 서면으로 제출함으로써 수련병원(기관) 및 수련전문과목 지정 신청을 하게 된다. 다만, 수련병원 실태조서 등은 전산입력으로 갈음할 수 있다.

1. 수련병원(기관) 지정 신청서
2. 수련병원등 실태조서
3. 의료기관 개설허가증 사본(의료기관에 한함)
4. 기관의 설립 또는 설치를 증명할 수 있는 서류 사본(의과대학, 의학전문대학원 및 그 밖의 보건관계기관에 한함)
5. 전속전문의 현황
6. 의료기관 인증서(의료기관에 한함)
7. 기타 지정 신청에 필요하다고 판단하는 서류

(2) 수련병원(기관) 및 수련전문과목 지정 신청 적합성 심의

신청이 이루어지면 수련환경평가위원회는 수련병원(기관) 및 수련전문과목 지정 신청 사항을 검토한 결과 적합하다고 판단하는 경우 당해 연도 수련환경평가 대상에 포함하며, 수련병원(기관) 지정 신청 시 제출한 지정기준에 대한 자율보고 결과를 점검하여 지정기준에 미달된다고 판단될 경우 수련환경평가 대상(병원(기관) 또는 수련전문과목)에서 제외할 수 있다. 수련병원(기관)으로 지정 신청한 병원 중 지정기준 등 적합성 심의 결과에 따라 수련환경평가 대상에서 제외할 경우 그 사유를 명시하여 서면으로 해당 병원(기관)에 통보한다.

9) 수련환경평가 시행

「수련환경평가위원회」는 매년 평가 대상병원 수, 평가위원 수 등을 고려하여 시행계획을 수립한다. 수련병원(기관) 평가는 수련병원등이 직접 작성한 평가서를 기반으로 제출된 자료를 현지조사 또는 서면조사의 방법으로 제출된 자료를 확인한다. 현지조사는 평가단이 수련병원(기관)을 직접방문하여 평가하는 방법, 평가결과에 따라 서면조사 대상기간을 1년 또는 2년으로 달리 진행한다. 또한 서면조사 대상 병원 중 신규 신청 전문과목이 있는 경우 진행된다. 그리고 서면조사는 현지조사 대상 외 서면조사로 진행되는 것으로 수련병원등 지정기준, 수련규칙 이행 여부, 수련 전문과목(논문, 학술, 전공의수첩 등)을 확인한다. 이때 기입한 내용과 현지 확인내용 또는 제출된 자료의 확인내용이 상이할 경우 평가위원이 서면 확인사항을 반영하여 평가서 기입내용을 수정한다.

「수련환경평가위원회」는 수련병원(기관) 및 수련전문과목 지정 신청 사항의 자율보고의 적합성을 점검하여 지정기준에 적합하다고 판단하는 경우 당해 연도 수련환경평가 대상에 포함한다. 그러나 지정기준에 미달된다고 판단될 경우 사유를 서면으로 병원(기관)에 통보하여 대상에서 제외한다. 수련환경평가위원회는 매년 평가 대상병원수, 평가위원 수 등을 고려하여 현지평가와 서류평가로 구분하여 시행계획을 수립한다.

(1) 현지평가

수련환경평가 서류평가는 천재지변, 국가적 재난 상황이 발생하는 경우는 보건복지부장관의 승인을 거쳐 실시 일정을 조정하며, 매년 6월 셋째주부터 6주간 시행함을 원칙으로 한다. 대상병원은 타 평가(의료기관인증평가, 상급종합병원 지정평가 등)와 일정이 중복한 경우, 대규모 공사, 대외 행사 진행, 기타 일정 조정이 필요하다고 판단되는 경우 등의 수검이 불가능한 경우 현지평가 시작 1개월 전까지 사무국으로 공문 등의 근거를 첨부하여 일정을 조율할 수 있다. 현지평가 시작 시점이 1개월 이내로 남은 시점에서는 평가 일정 조정 요청을 인정하지 않는다. 사무국에서는 평가 일정 조정을 요청한 병원(기관)에 조정 수용 결과를 유선 또는 수련환경평가 통합시스템을 통하여 안내할 수 있다. 사무국은 매년 현지평가 시작일로부터 2주 전까지 평가위원의 평가 가능 일정 및 현지평가 대상 병원(기관)의 일정을 고려하여 당해 연도 현지평가 전체 일정을 수립한다. 다만, 평가위원 일정 변경 등 부득이한 사유가 있는 경우 수립된 일정을 일부 변경할 수 있다. 사무국에서는 현지평가 대상 병원(기관)에게 평가 시행 2주 전 평가 일정을 서면으로 통보한다. 이 경우 평가의 원활한 진행을 위하여 행정위원에 대한 정보를 함께 통보하며, 행정위원 외 평가반에 대한 정보는 포함하지 않는다.

(2) 서류평가

수련환경평가 서류평가 일정은 매년 8월 둘째 주부터 2주간 시행함을 원칙으로 한다.

10) 수련환경평가위원, 평가반 구성 및 운영

(1) 평가위원의 자격 및 역할

평가위원의 자격 및 역할은 [표 11-3]과 같으며, 필요시 대한전공의협의회에서 추천하는

표 11-3 평가위원 자격 및 역할

구분	자격	역할
평가반장	평가반장 유경험자, A군 수련병원의 책임지도전문의 또는 지도전문의 경력 20년 이상인 자	인턴수련환경평가, 위원 간 의견 조율 및 최종 보고서 작성(팀평가 주도), 리더십 면담 등
학회위원	수련병원에 재직 중인 지도전문의 중 병원 평가 유경험자, 26개 전문과목학회에서 추천한 자, 수련교육부장 유경험자	수련 전문과목 영역 평가, 수련지원체계 및 수련규칙 이행여부 평가*(전공의 면담, 의무기록 확인 등) 등
행정위원	수련병원에 재직 중인 자로서 병원행정 10년 이상(수련 행정 3년 이상 포함) 유경험자 및 이와 동등한 자격이 있는 자	평가단 및 평가대상병원 일정 조율, 평가계획서 작성 및 회람, 식사, 숙소 및 기타 행정사항 담당 / 병원 현황, 수련병원 지정기준 충족 여부 평가, 수련규칙 이행여부 평가 등
전공의 보조위원	현재 수련 중인 전공의	수련규칙 이행 여부 현지 평가 시 학회위원의 업무 중 전공의 면담, 수련규칙 이행 및 의무기록(EMR 등) 확인 등 보조

* 수련규칙 주요 8개 항목 포함

전공의를 보조위원으로 참여하게 할 수 있다. 현지평가에 참여하는 전공의 보조위원은 평가위원에 준하는 대우를 받으며 평가위원과 동일한 의무가 부여된다.

(2) 평가위원의 자격 정지 및 취소

평가위원이 평가관련 약속 사항(평가일정 취소, 평가일수 단축, 평가 태도 불량 등)을 준수하지 않는 경우, 소정의 평가위원 교육을 이수하지 않은 경우, 평가에 대한 신뢰성을 저하시키는 행위를 한 경우, 그 밖에 「수련환경평가위원회」에서 자격 정지 및 취소 사유가 있다고 판단하는 경우 등의 행위를 한 경우 평가위원의 자격을 일정 기간 동안 정지하거나 취소할 수 있다.

(3) 수련환경평가위원 인력 관리

사무국은 매년 4월 말까지 당해 연도 평가위원 필요 인원을 추계하여 수련환경평가위원 인력 풀을 구성한다. 평가반을 공정하게 구성하기 위하여 평가위원 신청 시 사무국에서는 평가위원으로 활동하고자 하는 위원의 출신 학교, 수련했던 병원, 현재 근무 병원 및 직전 근무 병원 등에 대한 정보를 요청할 수 있다.

사무국은 신청받은 평가위원 및 추천받은 평가위원에게 평가위원 위촉 여부를 서면으로 통보하고 교육 계획을 수립하여 시행한다. 평가위원은 소정의 교육을 이수하여야 하며, 교육을 이수하지 않은 사람은 평가위원(서류평가 위원 포함)으로 활동할 수 없다.

(4) 평가반 구성

수련환경평가위원은 평가반장, 학회위원, 행정위원으로 구성되며 평가반장 1인(단과C군 및 기관은 제외)과 행정위원 1인을 반드시 포함된다. 학회위원은 평가 대상병원의 수련 신청 전문과목 수 및 수련 신청 과목을 고려하여 배정한다(표 11-4).

평가반은 평가위원의 배정시 학회 평가위원이 3인 이상 배정되는 경우 내과계 및 외과계 평가위원을 가급적 1인 이상 포함하여 배정한다. 그리고, 평가위원의 현재 근무 병원(기관)이 평가 대상 병원과 동일계열병원, 모자협약체결병원 또는 통합수련병원군(群) 관계인 경우 평가반에 포함하지 않으며 평가위원의 현재 근무 병원(기관)이 평가 대상 병원과 동일 지역(수도권 제외)에 위치한 경우 가급적 평가반에 포함하지 않는다. 동일 평가반 내 동일대학 부속계열병원, 모자협약체결병원 또는 통합 수련병원군(群) 소속인 평가위원을 가급적 복수로 포함하지 않는다. 평가위원은 평가위원 준수 사항을 준수하며 평가에 임하여야 한다.

표 11-4 수련신청군별 학회위원 수

구분	수련신청 군						
	A군	B군	C군	D군	D+가정 의학과	단과 C군	기관
본평가	4	3	4	1	2	2	1
수련규칙 이행여부평가	3	3	–	–	–	–	–

평가군별 평가위원 배정 및 분담은 [표 11-5]와 같다.

표 11-5 평가군별 평가위원 배정 및 분담표

구분	평가위원 배정 및 분담 내용		평가일
A군	수련환경평가	• 평가반장(1인) : 리더십 면담, 인턴 수련환경평가 • 학회위원(1인) : 수련지원체계 평가 • 학회위원(3인) : 수련전문과목 평가(내과계(1인), 외과계(1인), 지원계(1인)) – 전문과목별 지정기준, 수련전문과목 공통문항, 수련전문과목별 평가 • 행정위원(1인) : 병원운영체계, 수련병원 지정기준, 수련지원체계(수련계약서, 수련규칙), 수련규칙 이행(수련시간 계측 및 관리체계)	2일 평가
	수련규칙 이행여부평가	• 학회위원(3인) : 수련규칙 이행(레지던트 수련규칙 이행여부 평가)(내과계(1인), 외과계(1인), 지원계(1인)) • 행정위원(1인) : 수련규칙 이행(인턴 수련규칙 이행여부 평가)	
B군	수련환경평가	• 평가반장(1인) : 리더십 면담, 인턴 수련환경평가 • 학회위원(1인) : 수련지원체계 평가 • 학회위원(2인) : 수련전문과목 평가(내과계 · 지원계(1인), 외과계 · 지원계(1인)) – 전문과목별 지정기준, 수련전문과목 공통문항, 수련전문과목별 평가 • 행정위원(1인) : 병원운영체계, 수련병원 지정기준, 수련지원체계(수련계약서, 수련규칙), 수련규칙 이행(수련시간 계측 및 관리체계)	2일 평가
	수련규칙 이행여부평가	• 학회위원(3인) : 수련규칙 이행(레지던트 수련규칙 이행여부 평가)(내과계(1인), 외과계(1인), 지원계(1인)) • 행정위원(1인) : 수련규칙 이행(인턴 수련규칙 이행여부 평가)	

<table>
<tr><td>C군</td><td colspan="2">• 평가반장(1인) : 리더십 면담, 인턴 수련환경평가
• 학회위원(1인) : 수련지원체계 평가
• 학회위원(1인) : 수련전문과목 평가(내과계 · 외과계 · 지원계(1인))
– 전문과목별 지정기준, 수련전문과목 공통문항, 수련전문과목별 평가
• 학회위원(2인) : 수련규칙 이행(인턴 및 레지던트 수련규칙 이행 여부 평가)
• 행정위원(1인) : 병원운영체계, 수련병원 지정기준, 수련지원체계(수련계약서, 수련규칙), 수련규칙 이행(수련시간 계측 및 관리체계)</td><td>1일
평가</td></tr>
<tr><td rowspan="2">D군</td><td>인턴 및 가정의학과 레지던트 수련병원</td><td>• 평가반장(1인) : 리더십 면담, 인턴 수련환경평가
• 학회위원(1인) : 수련지원체계 평가
• 학회위원(1인) : 수련전문과목 평가(가정의학과)
– 전문과목별 지정기준, 수련전문과목 공통문항, 수련전문과목별 평가, 수련규칙 이행(인턴 및 레지던트(가정의학과) 수련규칙 이행 여부 평가)
• 행정위원(1인) : 병원운영체계, 수련병원 지정기준, 수련지원체계(수련계약서, 수련규칙), 수련규칙 이행(수련시간 계측 및 관리체계)</td><td rowspan="2">1일
평가</td></tr>
<tr><td>인턴 수련병원</td><td>• 평가반장(1인) : 리더십 면담, 인턴 수련환경평가
• 학회위원(1인) : 수련지원체계 평가, 수련규칙 이행
(인턴 수련규칙 이행여부 평가)
• 행정위원(1인) : 병원운영체계, 수련병원 지정기준, 수련지원체계(수련계약서, 수련규칙), 수련규칙 이행(수련시간 계측 및 관리체계)</td></tr>
<tr><td>단과C</td><td colspan="2">• 학회위원(1인) : 리더십 면담, 수련지원체계 평가
• 학회위원(1인) : 수련전문과목 평가(해당 전문수련과목)
– 전문과목별 지정기준, 수련전문과목 공통문항, 수련전문과목별 평가
수련규칙 이행(레지던트 수련규칙 이행여부 평가)
• 행정위원(1인) : 병원운영체계, 수련병원 지정기준, 수련규칙 이행(수련시간 계측 및 관리체계)</td><td>1일
평가</td></tr>
<tr><td>기관</td><td colspan="2">• 학회위원(1인) : 수련전문과목 평가(해당 전문수련과목)
– 전문과목별 지정기준, 수련전문과목별 평가
수련규칙 이행(수련시간 계측 및 관리체계, 레지던트 수련규칙 이행여부 평가)
• 행정위원(1인) : 행정 지원</td><td>0.5일
평가</td></tr>
</table>

※ 평가위원 배정 및 분담 내용은 상황에 따라 변경될 수 있음

(5) 현지평가 수행 일정 통보

사무국은 평가 수행 2주 전 평가위원에게 평가 대상 병원(기관) 및 일정을 유선 또는 서면으로 통보한다. 평가 일정 조정 및 통보 등과 관련한 사항은 수련환경평가 통합시스템을 통하여 처리할 수 있다.

11) 수련환경평가 항목 및 방법

(1) 수련환경평가 항목 구성 및 조정

「수련환경평가위원회」는 매년 수련환경평가 시행 전까지 당해 연도 수련환경평가 기준을 확정하여 공표한다. 수련환경평가는 6개 체계 11개 부문으로 구성되며, 지정 신청 병원(기관)의 신청 내역에 따라 평가항목이 달라질 수 있다(표 11-6).

표 11-6 수련환경평가 체계 및 평가 부문

체계	부문	세부 항목 및 설명
병원운영체계	병원현황	병원의 일반적인 현황 조사
	수련병원 지정기준	전공의법에 따른 수련병원 지정기준 유지 여부
수련지원체계	수련교육현황	수련교육 부문, 수련계약서, 수련규칙, 의무기록 부문, 의학교육 지원실 부문, 질향상 · 안전보건 및 재해보상
	모자병원/통합병원(선택)	모자수련병원, 통합수련병원
수련규칙 이행	수련규칙 이행	수련시간 계측 및 관리체계, 인턴 수련규칙 이행, 레지던트 수련규칙 이행(26개 전문과목)
수련전문과목	수련전문과목별 지정기준	수련전문과목별 지정기준
	수련전문과목 공통문항	수련전문과목 공통평가
	수련전문과목별 평가	수련기관평가, 수련교육 프로그램 평가, 전문의 평가, 의무기록 평가, 기타(과목별 특수문항)
인턴 수련환경	인턴 순환수련 실적 및 계획	평가전년도 인턴 순환수련 실적, 평가년도 인턴 순환수련 계획
	인턴수련환경평가	인턴 교육목표, 수련교과과정 편성 및 운영, 인턴 수련교육 책임, 인턴 수련교육 평가, 수련교육 프로그램, 인턴 수련교육 프로그램 개선 활동

수련 종별 및 평가군별 평가부분은 [표 11-7]과 같다.

표 11-7 수련 종별 및 평가군별 평가부분

<table>
<tr><th colspan="2">수련 종별</th><th>인턴 및 레지던트</th><th>인턴</th><th>인턴 인턴 및 가정의학과 레지던트</th><th>단일 전문과목 레지던트</th><th>수련기관</th></tr>
<tr><th colspan="2">평가군</th><th>A, B, C군</th><th colspan="2">D군</th><th>단과C군</th><th>기관군</th></tr>
<tr><td rowspan="2">병원 운영 체계</td><td>병원현황</td><td colspan="4">병원현황</td><td>–</td></tr>
<tr><td>수련병원 지정기준</td><td>레지던트 수련병원등 지정기준</td><td colspan="2">인턴 수련병원등 지정기준</td><td>–</td><td>–</td></tr>
<tr><td colspan="2">수련지원체계</td><td colspan="4">수련교육 부문, 수련계약서, 수련규칙, 의무기록 부문,
의학교육 지원실 부문, 질향상 · 안전보건 및 재해보상
* (선택) 모자병원/통합병원</td><td></td></tr>
<tr><td colspan="2">수련규칙 이행</td><td colspan="5">수련시간 계측 및 관리체계, 인턴 · 레지던트 수련규칙 이행</td></tr>
<tr><td colspan="2">수련전문과목</td><td colspan="4">수련전문과목별 지정기준
수련전문과목 공통평가
수련전문과목별 평가</td><td>수련전문과목별 지정기준
수련전문과목별 평가</td></tr>
<tr><td colspan="2">인턴 수련환경</td><td colspan="3">인턴 순환수련 실적 및 계획, 인턴 교육목표, 수련교과과정 편성 및 운영, 인턴 수련교육 책임, 인턴 수련교육 평가, 수련교육 프로그램, 인턴 수련교육 프로그램 개선 활동</td><td>–</td><td>–</td></tr>
</table>

(2) 수련환경평가서 작성 및 제출

수련병원(기관) 지정 신청 병원(기관)은 지정한 날까지 수련환경평가 해당 항목에 대하여 평가서를 수련환경평가 통합시스템 또는 서면으로 작성하여 제출하여야 한다. 수련환경평가서의 항목은 진료실적, 인력 및 시설 현황, 논문실적, 학술활동 실적, 수련규칙 이행 여부 등이다. 제출된 수련환경평가서는 신뢰도 제고를 위하여 고지된 정정 기간에 작성 내용을 현지평가 또는 서류평가 실시 전 1주일의 범위 내에서 정정할 수 있다.

① **진료실적** : 평가 전년도 1년간의 진료실적을 기준으로 작성(1.1 ~ 12.31)하되, 병원 회계기준이 이와 상이할 경우 병원 회계기준에 따라 작성할 수 있음

② **인력 및 시설 현황** : 평가년도 5월 1일 기준으로 작성

③ **논문실적** : 평가 전년도 1년간의 논문실적을 기준으로 작성하며, 게재 예정 논문은 포함하지 않음

④ **학술활동 실적** : 평가 전년도 3월 1일부터 평가년도 2월 말일까지의 실적을 기준으로 작성

⑤ **수련규칙 이행 여부** :

(인턴) 평가 전년도 6월 1일부터 평가년도 5월 말일까지의 수련시간 계측 자료를 토대로 작성하되, 「수련환경평가위원회」에서 인정하는 경우 평가 대상 기간은 달리 정할 수 있음

(레지던트) 평가 전년도 3월 1일부터 평가년도 2월 말일까지의 수련시간 계측 자료를 토대로 작성하되, 「수련환경평가위원회」에서 인정하는 경우 평가 대상 기간은 달리 정할 수 있음

12) 수련환경 평가결과 통보

「수련환경평가위원회」는 수련환경평가를 실시한 경우 해당 병원(기관)에 결과를 서면으로 통보한다. 이때, 수련전문과목으로 지정 신청한 과목의 평가 결과는 필요한 경우에 한하여 서면으로 통보할 수 있다.

13) 이의신청 절차 및 처리

수련환경평가를 수검한 병원(기관)은 통보받은 수련환경평가 결과에 대하여 2차에 걸쳐 관련 근거 자료를 첨부하여 정해진 기한 내에 서면으로 신청하여 이의를 제기할 수 있다.

14) 수련환경 평가결과 활용

수련환경평가 결과는 수련병원(기관) 지정, 인턴 및 수련전문 과목별 레지던트 정원 책정, 현지평가 신임 연한 결정 등에 활용될 수 있다(표 11-8).

표 11-8 수련환경평가 체계 및 평가 부문

체계	평가항목	결과 활용
병원운영체계	병원현황	병원의 일반적인 현황 파악
	수련병원 지정기준	수련병원 지정
수련지원체계	수련교육현황	신임 인정 연한 결정
	모자병원/ 통합병원(선택)	신임 인정 연한 결정
수련규칙이행 평가	수련규칙 이행여부 평가	전공의법에 따른 수련규칙 이행 여부 확인 – 과태료 등 행정처분의 근거로 활용
수련전문과목	전문과목별 지정기준	수련전문과목별 지정
	수련전문과목 공통 문항	신임 인정 연한 결정
	수련전문과목별 평가	수련전문과목별 전공의 정원 책정
인턴 수련환경	인턴 순환수련 실적 및 계획	신임 인정 연한 결정
	인턴수련환경 평가	
전공의 만족도 조사	전공의 만족도 조사	수련환경, 수련프로그램, 수련규칙 등에 대한 전공의 만족도 모니터링

3 의료기관서비스평가(1995)

1989년 전국민의료보험 실시 이후 환자의 의료이용이 대형병원 위주로 이루어졌다. 환자들은 진료를 받기 위한 장시간 진료대기와 의료인력의 불친절 등을 경험하면서 의료서비스에 대한 불만족이 증가되었다. 그러나 쾌적한 시설에서의 서비스를 받을 수 있는 대형의료기관으로의 환자집중이 가속화되었다.

1994년 6월 의료보장개혁위원회에서 처음 의료기관서비스평가제 도입이 건의되었다. 보건복지부는 보건의료서비스 향상 도모와 보건의료서비스 질적 수준 보장과 의료에 대한 국민의 관심 증대 및 사후 관리 필요성을 기반으로 '국민들의 의료기관 이용에 따른 불편을 최소화하고 의료서비스 수준을 향상시킴으로써 쾌적한 진료환경을 조성한다'는 명분으로 의료기관서비스평가를 추진하였다.

1995년 전국의 39개 3차 진료기관(현재의 상급종합병원)을 대상으로 '의료기관서비스평가'를 실시하였다. 의료기관서비스평가 제도는 10년 동안 시범 운영되었다. 2002년 3월 의료기관평가관련 「의료법」 제47조의2에 의거 신설된 의료법 시행령 중 개정령 및 개정 시행규칙이 공표(2003.8.)되면서 3년마다 평가하도록 법제화되었다. 이후, 2004년부터 주로 종합병원을 대상으로 강제평가방식의 '의료기관평가'로, 2011년부터는 '의료기관인증제도'로 명칭을 변경하여 실시하였다.

4 의료기관평가인증(2011)

의료기관서비스평가 이후 의료서비스에 대한 소비자의 인식이 높아지자 의료의 질을 확보하여 양질의 서비스를 제공하는 공급자 중심에서 소비자(환자 및 보호자) 중심으로 의료문화가 전환되었다. 의료기관 인증제도는 의료기관으로 하여금 환자입장에서 의료서비스 제공과정에 대한 규정을 만들어 일관되게 수행함으로써 환자안전과 의료의 질 향상을 위한 자발적이고 지속적인 노력을 유도하여 의료소비자에게 양질의 의료서비스를 제공하기 위한 제도이다.

의료기관 인증제는 2011년 1월부터 의료법에 근거하여 시행되었으며 모든 의료기관을 대상으로 병원급 이상 의료기관은 자율적으로 인증을 신청할 수 있으며 요양병원과 정신병원은 의료서비스의 특성 및 환자의 권익 보호 등을 고려하여 2013년부터 의무적으로 인증신청을 하도록 의료법에 명시되어 있다.

의료기관 인증에 관한 업무와 의료기관을 대상으로 실시하는 각종 평가 업무는 의료기관평가인증원(이하 "인증원")이 보건복지부장관으로부터 업무를 위탁받아 수행하고 있다. 그리고, 보건복지부장관 소속의 의료기관인증위원회(이하 이장에서는 "위원회"라 한다)에서 의료기관 인증에 관한 주요 정책 심의를 수행한다.

1) 의료기관 인증제도의 기본가치(설계)

의료기관 인증제도는 국민으로부터 신뢰를 얻고 국제적으로 인정받는 인증제가 되도록 다음과 같은 특성으로 구성되었다.

(1) 환자안전 기준을 포함한 국제 수준(ISQua)의 인증기준 마련
(2) 추적조사(tracer methodology)를 이용한 조사방법의 신뢰성 확보
(3) 조사인력의 전문성과 객관성 강화
(4) 맞춤형 결과활용을 제공하여 인증정보의 활용도 제고
(5) 의료기관의 질 향상을 지원하는 컨설팅 서비스 제공으로 파트너십 확보
(6) 인증유효기간 중 의료기관 자체평가를 통해 자발적 · 지속적 의료서비스 질 향상

2) 의료기관 인증의 기준

의료기관 인증기준은 「의료법」 제58조의3(의료기관 인증기준 및 방법 등)의 1항에 명시된 사항으로서 환자의 권리와 안전, 의료기관의 의료서비스 질 향상 활동, 의료서비스의 제공과

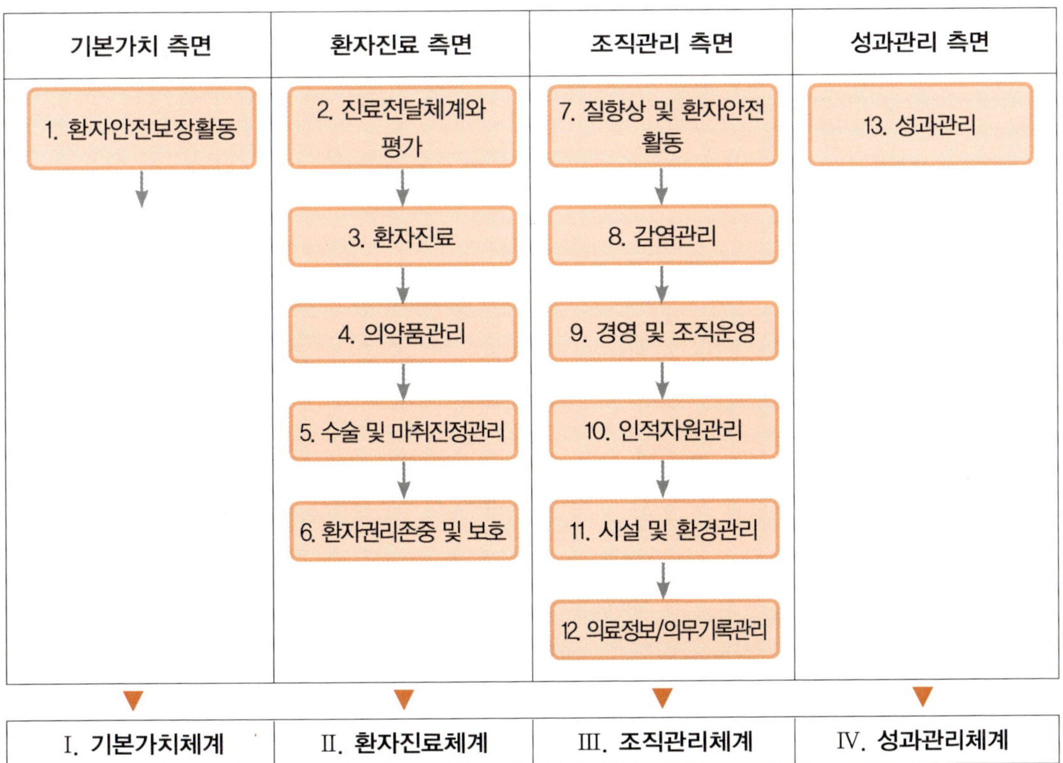
기본가치 측면
환자진료 측면
조직관리 측면
성과관리 측면
1. 환자안전보장활동
2. 진료전달체계와 평가
3. 환자진료
4. 의약품관리
5. 수술 및 마취진정관리
6. 환자권리존중 및 보호
7. 질향상 및 환자안전 활동
8. 감염관리
9. 경영 및 조직운영
10. 인적자원관리
11. 시설 및 환경관리
12. 의료정보/의무기록관리
13. 성과관리
I. 기본가치체계
II. 환자진료체계
III. 조직관리체계
IV. 성과관리체계

그림 11-2 인증기준 틀(출처: 급성기병원 인증기준-4주기)

정 및 성과, 의료기관의 조직 · 인력관리 및 운영과 환자만족도 등의 내용을 포함하고 있다.

4주기(적용시기 2023~2026년) 급성기 인증기준은 기본가치체계, 환자진료체계, 조직관리체계와 성과관리체계의 4개의 체계로 구성되어 있다(그림 11-2). 체계는 각각이 유기적으로 상호교류하면서 환자안전과 의료 질을 지속적으로 향상시켜 의료기관이 좋은 성과를 도출하도록 유도하는 것을 목표로 구성되었다. 그리고, 모든 의료기관에 공통적으로 적용 가능한 보편적인 내용으로 구성되어 있으며 일부 기준 및 조사항목은 의료기관의 규모 및 특성에 따라 선택 적용 가능하다. 이에 의료기관은 '환자안전'과 '지속적 질 향상'을 의료기관이 갖추어야 할 기본적인 가치로 설정하여 환자에게 안전하고 질적으로 수준 높은 의료서비스를 제공하는 목표를 설정하여 지속적으로 개선활동을 하게 된다.

3) 인증절차

인증조사는 인증신청, 인증조사, 인증심의위원회의 인증판정, 인증결과 이의신청 및 최종판정, 인증결과 통보 및 공표와 중간자체조사의 과정으로 진행된다(그림 11-3). 인증은 4년 동안 유효하며 4년 후 다시 인증을 받아야 하고 조건부인증은 1년간 유효하다. 인증 후 24~36개월 사이에는 중간현장조사를 진행한다. 이때, 의료기관은 지속적으로 의료 질을 유지하는 자체평가를 실시하여 인증원에 그 결과를 제출해야 한다.

(1) 인증 신청

인증을 희망하는 의료기관이 인증원 홈페이지(www.koiha.or.kr)에서 웹으로 신청서(의료법 시행규칙 [별지 제23호의5 서식])를 작성하면 인증원은 의료기관과 조사일정을 조정 후 최종 통보한다. 의료기관 종별 신청은 [표 11-9]와 같다. 인증 신청이 접수되면 인증원은 의료기관에서 신청한 인증 희망 조사일정과 신청 순서를 고려하여 조사일정을 의료기관과 조정한 후 인증신청서 접수일로부터 30일 이내에 신청 의료기관에게 최종 통보한다.

(2) 인증조사

인증조사는 인증신청서 접수일로부터 30일 이내에 신청 의료기관에게 조사일정을 통보한다. 인증조사 희망일을 기준으로 해당 의료기관과 인증원의 협의를 통하여 조사일정이 확정되면, 인증원은 조사위원을 선정하고 조사계획을 수립한다. 조사위원의 수와 조사기간은 종별 및 병상 규모에 따라 다르게 진행된다(표 11-10).

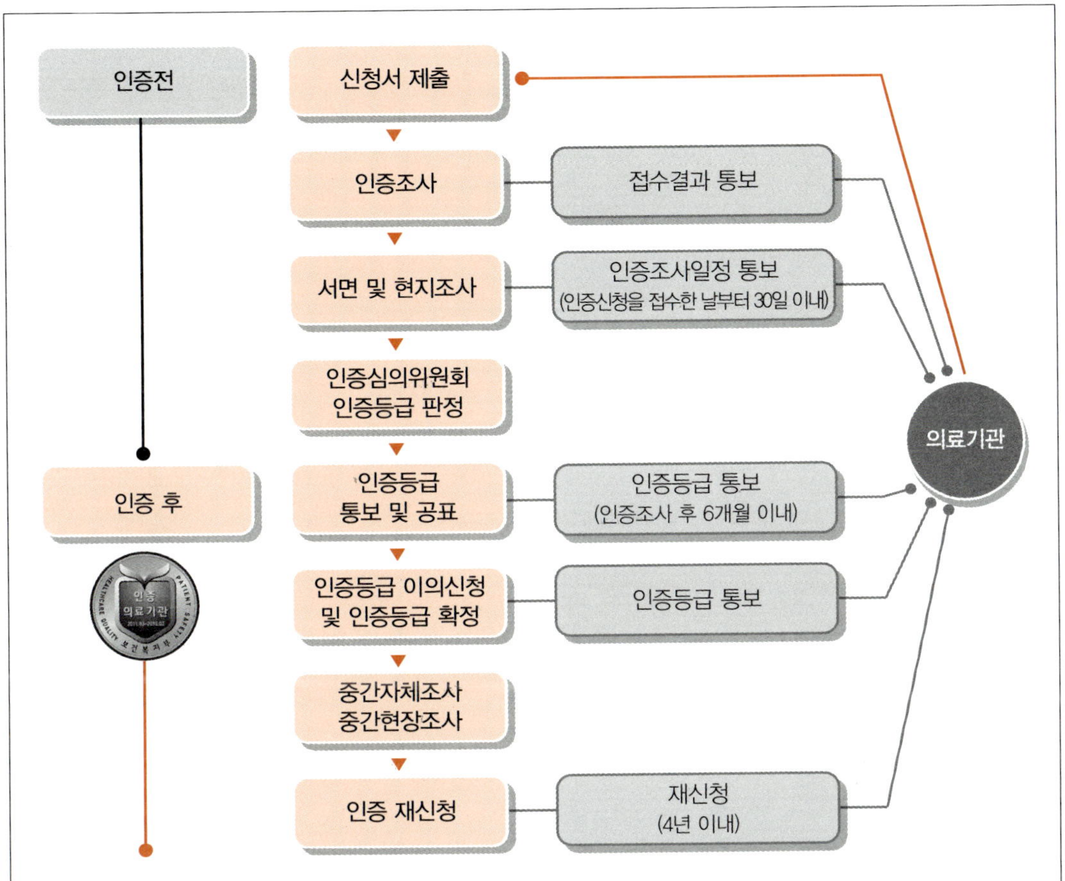

그림 11-3 인증조사 진행과정(출처 : 의료기관평가인증원 홈페이지)

조사위원은 병원급 의료기관에서 근무한 경험이 있으며 서류 및 면접전형 후 선발된 후 온라인교육, 기본교육, 필기시험, 현장중심교육 및 참관교육 등의 전문성과 객관성 강화를 위하여 지속적인 교육과 평가를 받은 의사, 간호사 및 기타 보건의료분야 다양한 직종의 전문가로 구성된다.

인증의 조사장소는 인증기준과 관련된 의료서비스를 제공하는 의료기관 내 모든 장소가 될 수 있으며 의료서비스를 주로 제공하는 장소를 우선하여 조사한다. 인증조사 대상은 의료기관 내 모든 직원, 의료기관 규정 및 절차 · 계획 등과 수행 자료와 무작위선택한 조사 전월로부터 6개월 간의 퇴원환자 의무기록이다. 규정은 내부적으로 정하는 업무표준을 총칭하며, 의료기관 운영 원칙, 의료서비스 제공 원칙, 업무지침 등을 합리적 과정을 통하여 정의한 내부 준칙을 의미한다.

표 11-9 의료기관별 의료기관 인증 신청 내용

구분	내용
병원급	인증 받고자 하는 시기를 정하여 자율적으로 신청 단, 인증조사 시작 최소 2개월 전에 신청하여야 함
상급종합병원	의료법 제3조의4, 상급종합병원의 지정 및 평가에 관한 규칙 제2조에 따라 의료기관인증을 받아야 함
전문병원	의료법 제3조의5, 전문병원의 지정 및 평가 등에 관한 규칙 제2조에 따라 의료기관인증을 받아야 함
수련병원	전공의의 수련환경 개선 및 지위 향상을 위한 법률 제13조 및 동법 시행령 제4조에 따라 의료기관인증을 받아야 함
연구중심병원	보건의료기술진흥법 제15조 및 동법 시행규칙 제12조에 따라 의료기관인증을 받아야 함
외국인환자 유치 의료기관	의료 해외진출 및 외국인환자 유치 지원에 관한 법률 제14조, 보건복지부 고시 제2017-4호에 따라 의료기관인증을 받아야 함
요양병원	의료법 제58조의4제2항에 따라 의료서비스의 특성 및 권익 보호 등을 고려하여 2013년부터 의무적으로 인증신청을 하도록 의료법에 명시되어 있음
재활의료기관	장애인 건강권 및 의료접근성 보장에 관한 법률 시행규칙 제10조제1항에 따라 의료기관인증을 받아야 함

표 11-10 병상규모별 조사일정과 위원수

종 별		병상규모	조사위원수	조사기간
급성기병원 (3주기)	상급종합병원	1000병상 이상	7	4일
		1000병상 미만	6	
	종합병원	300병상 이상	5	
		300병상 미만	4	
	병원	100병상 이상	4	
		100병상 미만	3	
요양병원 (2주기)		200병상 이상	3	2.5일
		100 – 199병상	3	2일
		100병상 미만	2	2일

조사위원은 환자의 안전과 질향상 원칙을 바탕으로 기본적 원칙과 절차를 갖추고 전직원이 일관되게, 지속적으로 수행 · 노력하고 있는지를 우선조사대상 환자를 선정하여 의료소

비자 시각(입장)에서 조사한다. 환자의 안전과 의료의 질 및 서비스를 평가하는 조사로 진료 및 치료 경로에 따라 의료진 및 환자와의 대화, 기록검토 및 정보확인, 진료/치료/서비스 담당직원의 면담, 환자가 처한 환경평가와 환자 또는 가족의 면담 등의 조사방법을 사용한다.

이때 추적조사는 개별환자 추적조사(individual tracer)와 시스템 추적조사(system tracer) 2가지 방법을 사용한다. 개별환자 추적조사방법은 환자에게 제공되는 의료서비스의 흐름을 따라 의료기관의 주요한 기능(의료절차, 전달체계, 안전구조 등)을 환자가 어떻게 경험하는지 평가하는 것이다. 시스템 추적조사방법은 의료기관 전체 시스템을 조사하는 방법으로 의약품관이, 질 향상 및 환자안전 활동, 감염관리, 인적지원관리, 시설 및 환경관리와 의료정보/의무기록 관리에 대해 조사한다. 조사항목은 구조, 과정, 결과(성과) 3가지로 구분된다. 구조(structure)는 규정 · 절차 · 체계 · 계획수립, 과정(process)은 개별교육 · 숙지 · 인지 · 수행정도, 결과(성과, outcome)는 성과지표의 선정과 결과에 따른 관리에 대하여 조사하는 항목이다.

조사종류는 정기조사와 비정기조사로 구분된다. 정기조사에는 본조사와 중간자체조사, 중간현장조사가 있으며, 비정기조사에는 추가조사와 수시조사가 포함된다. 정기조사는 정규조사로 본조사는 의료기관 현장에서 기준 전체를 조사한다. 중간자체조사는 인증기간 동안 의료기관이 자체적으로 환자안전과 질 향상에 대하여 시행한 자체조사 결과와 기획주제관리 결과, 최우선 관리기준 개선결과를 인증원에 제출하여야 '인증'이 유지된다. 중간현장조사는 인증 후 24~36개월 사이에 인증원에서 조사팀을 구성하여 의료기관 현장에서 시행한다.

비정기조사는 추가조사와 수시조사로 구분된다. 추가조사는 서면 또는 현장 조사방법으로 시행되는 것으로 인증등급 결정을 위해 시행하는 보완적인 조사이다. 추가조사는 본조사결과가 '인증 또는 조건부인증'이라 하더라도 필수 조사항목 중 '중'이 1개 이상일 경우 의료기관 선택에 의해 시행된다. 수시조사는 인증받은 의료기관에 대해 인증기간 중에 특정 요건이 발생하였을 경우 시행할 수 있는 조사로서, 서비스 영역 변화, 물리적 구조 변화, 경영상의 변화 등에 대하여 조사한다.

(3) 의료기관 인증기준

인증기준은 모든 의료기관에 공통으로 적용 가능한 보편적인 기준을 근간으로 구성되어 있으며 의료기관의 규모 및 특성에 따라 일부 기준 및 조사항목들을 선택적 또는 단계적으로 적용할 수 있다. 인증기준의 틀은 의료기관이라면 마땅히 환자안전보장을 위해 노력해야 한다는 전제 하에 환자의 입장에서 진료의 전 과정을 추적조사할 수 있도록 구성하였다. 의료서비스 질 향상 및 감염관리를 위해 노력하고, 양질의 환자 진료를 지원하는 기능과 조직의 전문성을 강조하였으며 지표를 통한 성과관리를 포함한다.

1주기의 인증기준은 300병상을 기준으로 대형병원용과 중소병원용으로 구분하였으나, 2주기부터는 급성기 인증조사기준은 통일하여 종별 적용시 차등 적용된다. 4주기 급성기병원의 인증기준은 기본가치체계, 환자진료체계, 조직관리체계, 성과관리체계 등 4개 영역(domain), 13개 장(chapter), 92개 기준(standard), 512개 조사항목(measurement element)으로 구성되어 있다. 인증기준은 병원, 종합병원, 상급병원을 대상으로 적용된다. 인증기준에서 등급은 정규, 시범, 필수로 구분된다. 정규는 인증등급 결정을 위한 조사항목이고 시범은 의료기관의 수용성을 고려하여 단계적으로 정규문항에 포함될 예정인 문항이다. 그리고 필수는 정규항목 중 인증을 위해 필수적으로 충족해야 하는 항목이다.

(4) 인증심의위원회 인증판정

조사결과는 '상/중/하' 또는 '유/무'로 판정되며 인증등급은 평가결과를 토대로 인증심의위원회에서 심의한다. 인증등급은 해당 기관에 인증, 조건부인증 및 불인증 3가지로 구분하여 서면 통보한다.

① **인증** : 해당 의료기관이 모든 의료서비스 제공 과정에서 환자의 안전보장과 적정 수준의 질을 달성하였음을 의미한다. 인증을 받기 위해서는 전반적인 인증기준을 충족하여야 한다. 특히, 안전보장 활동의 '환자안전' 및 '직원안전, 범주에 속하는 5개의 기준은 인증을 받기 위한 필수 기준이다.

② **조건부인증** : 질 향상을 위해 노력하였으나 일부 영역에서 인증 수준에는 다소 못 미치는 경우라 할 수 있다. 향후 부분적 노력을 통해 인증을 획득할 수 있는 가능성이 있음을 의미한다. 1년간 인증과 동일한 효력을 발휘하나 인증기간 내 개선 노력을 한 후 다시 인증조사를 받아 최종적인 인증 여부를 판정받게 된다.

③ **불인증** : 인증은 인증의료기관이 모든 의료서비스 제공 과정에서 환자의 안전보장과 적정 수준의 질을 달성하였음을 의미하며 인증 유효기간은 4년이다. 조건부인증은 의료기관이 환자안전 및 질 향상을 위하여 노력하였으나 일부 영역에서 인증 수준에는 미치지 못하여 향후 노력을 통해 인증을 획득할 수 있는 가능성이 있음을 의미하며 인증 유효기간은 1년이다.

(5) 인증결과 이의신청 및 최종판정

인증등급에 이의가 있는 의료기관은 통보받은 날로부터 30일 이내에 인증등급 이의신청을 할 수 있다. 해당 기관은 인증등급 이의신청서(의료법 시행규칙 별지 제23호의9 서식)를 작성하여 30일 이내에 근거서류와 함께 인증원에 제출하여야 한다. 인증원은 해당기관의 인증등급 이의신청내용의 타당성을 검토하기 위해 이의신청소위원회를 활용할 수 있으며 인증심의위원회는 해당기관의 이의신청내용 또는 이의신청소위원회의 검토내용을 토대로 그 적합성여부를 심의하고 최종 인증등급을 결정한다.

(6) 인증결과 통보 및 공표

인증원은 심의 결정된 인증등급을 의료기관에 통보하고, 보건복지부장관에게 보고한다. 인증(인증, 조건부인증)을 받은 의료기관은 인증서와 인증마크를 교부받으며, 인증유효기간(4년) 동안 인증마크를 사용할 수 있다(그림 11-4). 인증원은 의료법 제58조의7(인증의 공표 및 활용)에 따라 홈페이지에 해당 기관의 인증등급(인증, 조건부인증, 불인증)을 공표한다. 인증유효기간이 만료된 이후에는 인증서와 인증마크를 계속 사용할 수 없게 된다.

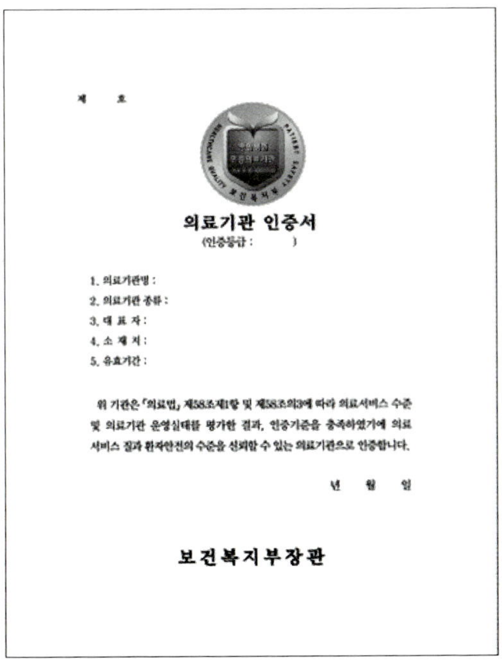

제 호

의료기관 인증서
(인증등급 :)

1. 의료기관명 :
2. 의료기관 종류 :
3. 대 표 자 :
4. 소 재 지 :
5. 유효기간 :

위 기관은 「의료법」 제58조제1항 및 제58조의3에 따라 의료서비스 수준 및 의료기관 운영실태를 평가한 결과, 인증기준을 충족하였기에 의료서비스 질과 환자안전의 수준을 신뢰할 수 있는 의료기관으로 인증합니다.

년 월 일

보건복지부장관

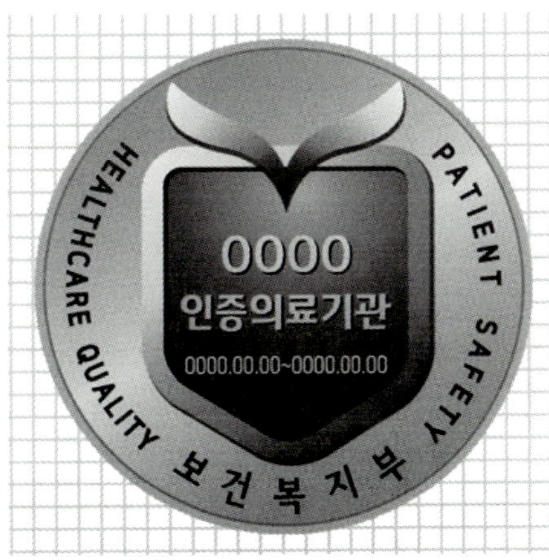

그림 11-4 국문인증서와 인증마크(출처 : 의료기관평가인증원 홈페이지)

인증마크는 안전과 보호의 의미를 상징하는 방패의 형태로 표현하여 환자안전을 최우선으로 생각하는 마크의 의미를 담고 있다. 상단에 희망을 상징하는 새의 날개 모양의 모티브를 활용하여 의료기관인증을 통한 의료기관의 비전을 상징한다. 골드 컬러는 인증의 신뢰성과 의료기관의 책임과 자부심인 믿음, 신뢰, 명예를 상징한다.

(7) 중간자체조사

인증 의료기관은 인증기간 동안 자체조사를 시행하여 그 결과를 인증원에 의무적으로 제출하여야 '인증'이 유지된다. 중간자체조사 결과는 다음 인증조사(인증신청, 조사시행, 조사결과 등)에 영향을 미치지 않으나 참고 자료로 이용될 수 있다.

4) 컨설팅 서비스

의료기관이 환자안전과 의료의 질 향상 목표를 달성할 수 있도록 전문가를 의료기관에 파견하여 해당업무를 지원하거나 필요한 교육을 제공하는 서비스이다. 의료기관의 상황에 적합하게 인증준비, 교육 및 인증준비, 모의조사와 질관리 및 맞춤형 컨설팅을 선택 신청할 수 있다.

5 외국인환자 유치의료기관 평가지정제도(2017)

1) 외국인환자 유치의료기관 평가지정제도 개요

우리나라의 국제적 경쟁력을 지닌 우수한 의료기술로 글로벌 헬스케어 시장을 선도하고, 차세대 국가 발전의 원동력으로 삼기 위해 17대 신성장 동력산업 중 하나로 외국인환자유치사업을 선정하였다. 보건복지부의 외국인환자 유치의료기관 평가지정제도(Korean Accreditation Program for Hospitals Serving Foreign Patients, KAHF)는 「의료해외진출 및 외국인환자 유치 지원에 관한 법률」(약칭: 의료해외진출법) 제6조에 따라 등록한 외국인환자 유치 의료기관 중 우수한 국제의료서비스를 보유한 의료기관을 대한민국 정부가 선별 · 지정하는 국내 유일의 외국인환자 유치기관 인증제도를 운영하고 있다. 외국인환자 특화서비스와 환자안전체계를 평가하여 일정 기준을 충족한 의료기관을 지정하고 정부 차원에서 적극 홍보 · 지원한다.

시행근거는 의료해외진출법 제14조(유치기관 평가 및 지정)로 보건복지부장관은 외국인환자 유치를 지원하고 서비스의 질을 제고하기 위하여 외국인환자 유치실적, 진료과목, 전문인력 보유 현황 및 국내 의료서비스 발전 기여도 등을 고려하여 외국인환자 유치의료기관 및 외국인환자 유치업자(이하 이 조에서 '유치기관'이라 한다)를 평가하고 그 결과 일정 수준을 충족한 유치기관의 선별적 지정이다.

외국인환자 유치란 외국인환자의 국내 의료기관 이용 증진을 위하여 진료예약 · 계약체결 및 그 대리, 외국인환자에 대한 진료정보 제공 및 교통 · 숙박 안내 등 진료에 관련된 편의를 제공하는 것이다. 외국인환자 유치는 상담 또는 진료예약을 받거나, 유치업자나 해외 의료기관 · 에이전시로부터 환자를 소개받아 진료하는 행위, 외국어 홈페이지 등을 통해 외국인환자에게 진료정보를 제공하는 행위, 외국인 전담인력 채용, 의료관광비자 발급, 교통 · 숙박 안내 등 외국인 환자를 위한 편의를 제공하는 행위로 범위가 한정된다.

외국인환자 유치의료기관 평가 · 지정 제도는 한국보건산업진흥원이 공고 및 지정심의위원회 운영을 담당하고 의료기관평가인증원이 신청 접수와 현지조사를 담당하여 2017년 3월부터 시행하고 있다.

2) 평가신청 대상기관

평가신청 기관은 「의료해외진출법」 제6조에 따라 등록한 외국인환자 유치의료기관 중 우수한 국제의료서비스를 보유한 의료기관으로 유치사업 등록 유효기간의 잔여일이 평가예정일을 기준으로 2개월 미만인 경우에는 유치기관 등록 · 갱신을 완료한 의료기관, 배상책임보험 가입, 진료과별 전문의 보유 등 유치사업 등록요건을 상시 유지하고 있는 의료기관, 직전 연도의 외국인환자 유치 실적 보고를 완료한 의료기관, 병원급 이상 의료기관의 경우 「의료법」 제58조에 따른 의료기관 인증을 받은 기관으로서의 기본 요건을 모두 충족하여야 한다. 이때, 평가 진행 중 의료법에 따른 인증 유효기간이 만료될 경우, 신청이 반려될 수 있다.

3) 외국인환자 유치의료기관 평가지정제도 평가체계

평가영역은 2개로 외국인환자 특성화 체계와 환자안전체계로 구성되어 있다. 이때, 병원급 이상의 의료기관의 경우 「의료법」 제58조에 따른 의료기관 인증을 받은 경우 환자안전체계는 면제되어 외국인환자 특성화 체계의 평가를 받는다. 그러나 의원급인 경우 2개 영역을 모두 평가 받는다.

평가 영역별로 외국인환자 특성화 체계는 외국인환자 유치실적 및 운영체계, 전문의 보유, 환자권리존중 및 의료분쟁 예방의 3개로 구성되었으며 환자안전체계는 환자안전 보장활동, 환자진료, 의약품 관리, 감염관리, 시설 및 환경관리의 5개로 구성되었다.

현지조사는 의료기관평가인증원에 의하여 진행된다. 조사일수는 병원급 이상 1일, 의원급 2일 소요되며 2명의 평가위원이 수행한다. 지정 기관은 인증마크가 부여되며 지정 유효기간은 지정을 받은 날로부터 2년이다.

6 상급종합병원 지정 및 평가

상급종합병원 지정제도는 중증질환에 대한 질 높은 의료서비스 제공, 의료전달체계의 확립을 통한 의료자원의 효율적 활용을 목적으로 상급종합병원 지정기준을 충족하는 종합병원을 상급종합병원으로 지정하는 제도이다. 상급종합병원 지정제도는 「의료법」 제3조의4, 「상급종합병원의 지정 및 평가에 관한 규칙」, 「상급종합병원의 지정 및 평가 규정」 등을 근거로 한다.

1989년 7월 의료전달체계 정책을 수립하면서 3차 진료기관을 처음으로 규정하고, 400병상 이상인 대학병원과 종합병원을 대상으로 의료이용행태, 진료기관 형태, 교육연구기능 등을 고려하여 25개 기관을 상급병원으로 최초로 지정하였다. 1994년 병상 인정기준을 대학병원과 종합병원으로 구분하여 대학병원은 500병상, 종합병원은 700병상 이상으로 변경하였다. 1995년 환자구성상태를 추가하고 1999년에 '종합전문요양기관'으로 명칭이 변경되었다. 2008년 진료권역별 소요병상 개념이 포함되었다. 2012년 처음으로 제1기(2012~2014)년 상급종합병원으로 44개 기관이 지정되었고 제2기(2015~2017, 43개소), 제3기(2018~2020, 42개소)를 거쳤다.

제4기(2021~2023)는 의료전달체계 개선 대책이 반영되고 강화된 중증환자 진료비율이 적용되어, 전공의 교육수련환경 평가 결과와 중환자실 및 환자경험 평가 항목이 추가된 상급종합병원으로 45개 기관이 지정되었다. 제5기(2024~2026년)에는 상급종합병원 47개소가 지정되었는데 환자구성비율 등 중증질환 진료 관련 지표(입원환자 중 중증환자 비율 34% 이상)를 강화하고, 인력 · 시설 등 의료자원 강화와 입원환자전담전문의, 중환자실 · 음압격리 병실 병상확보율, 코로나19 참여기여도 등의 국가감염병 대응 등을 위한 지표가 신설되었다.

상급종합병원 지정은 10개 진료권역별로 매 3년마다 수행되며 지정되는 의료기관은 건강보험 수가 종별가산율(30%)과 일부 수가 항목 가산 적용을 받는다.

제5기 상급종합병원 지정기준은 [표 11-11]과 같다.

표 11-11 제5기 상급종합병원 지정 · 평가 기준

구분	지정기준
진료기능	• 필수진료과목(9개)을 포함한 20개 이상 전문과목을 갖추고 진료과목마다 전속전문의 1인 이상 배치 * 필수진료과목(9) : 내과, 외과, 소아청소년과, 산부인과, 영상의학과, 마취통증의학과, 진단검사의학과 또는 병리과, 정신건강의학과, 치과 ** 선택진료과목(18) : 진단검사의학과 또는 병리과, 심장혈관흉부외과, 방사선종양학과, 핵의학과, 응급의학과, 신경과, 피부과, 신경외과, 안과, 재활의학과, 정형외과, 이비인후과, 비뇨의학과, 성형외과, 가정의학과, 예방의학과, 결핵과, 직업환경의학과 ※ 제5기 지정기간 중 준수사항 → 진료과목 중 소아청소년과 및 산부인과는 상시 입원환자 진료체계를 갖추고 지속적인 진료실적이 있어야 함 * 제5기 상급종합병원 지정기관을 대상으로 '24년 1월 진료분부터 평가 해당 기준 미 충족시 패널티(지정 취소 또는 차기 평가 시 감점) 등 적용 예정
	• 중앙응급의료센터, 권역응급의료센터 또는 지역응급의료센터 지정 기관
교육기능	• 레지던트 수련병원으로 지정받은 종합병원
인력	• (의사) 연평균 1일 입원환자 10명당 1명 이상 둘 것
	• (간호사) 연평균 1일 입원환자 2.3명당 1명 이상 둘 것
시설	• 성인 · 소아 중환자실 및 신생아 중환자실을 갖추고, 이에 따른 시설규격 등을 준수할 것
	• 보건복지부장관이 정하여 고시하는 기준에 따라 근무하는 전담전문의를 성인 · 소아 중환자실 및 신생아 중환자실에 각각 1명 이상 둘 것
정보협력체계 및 병문안객 통제시설	• 정보협력체계 : 환자의 진료 · 검사 · 질환 또는 임상 등에 관한 정보교류를 위한 정보협력체계를 갖출 것 • 병문안객 관리체계 등 : 병문안객의 관리 및 통제 등을 위한 운영체계, 통제시설 및 보안인력 등을 갖출 것
장비	• 특수의료장비는 품질관리검사기관의 정기적인 품질관리검사에서 '적합' 판정을 받아야 함

<table>
<tr><td rowspan="2">환자구성
상태</td><td>• 입원환자 및 외래환자</td></tr>
<tr><td>
<table>
<tr><th colspan="2">구 분</th><th>'21.1.~'22.5.
(17개월)</th><th>'22.6.~'23.6.
(13개월)</th></tr>
<tr><td rowspan="2">입원</td><td>전문진료 질병군 비율</td><td>30/100 이상</td><td>34/100 이상</td></tr>
<tr><td>단순진료 질병군 비율</td><td>14/100 이하</td><td>12/100 이하</td></tr>
<tr><td>외래</td><td>의원 중점 외래질병 비율</td><td>11/100 이하</td><td>7/100 이하</td></tr>
</table>
</td></tr>
<tr><td>의료서비스
수준</td><td>• 「의료법」 제58조의3제2항에 따른 의료기관 인증 또는 조건부인증을 받은 기관</td></tr>
</table>

7 요양급여 적정성 평가

건강보험심사평가원에서는 2001년부터 「국민건강보험법」 제63조에 근거하여 '요양급여 적정성 평가'를 수행하고 있다. 요양급여 적정성 평가의 목적은 병원에서 제공된 의료서비스의 의학적 · 약학적 타당성과 비용 효과성을 분석하여 의료서비스의 수준 및 비용의 적정성을 평가하는 것이다. 의사가 환자에게 제공하는 의료서비스의 과대 또는 과소 진료 여부 평가를 통하여 국민 의료의 질 향상을 도모하게 된다.

과거 특정 질병 혹은 시술 특이적 질지표(disease specific indicator) 중심의 평가에서 모든 환자와 연관되어 있는 병원 단위의 포괄적 평가지표(generic quality indicator)로 평가 영역을 확대하고 있다. 건강보험심사평가원 홈페이지(https://www.hira.or.kr)에 평가결과를 제공하여 일반 국민들이 객관적인 자료에 근거하여 의료기관을 선택하여 양질의 의료를 받을 수 있게 하였다.

2024년부터의 적정성 평가 항목은 총 36개(표 11-12)로 신규평가, 계속평가과 예비평가로 적정성 평가항목이 구성되어 있다. 또한 2024년 가감지급 및 인센티브 대상 항목으로는 가감지급(7항목)과 만성질환 인센티브(1항목)로 구성되었다.

○ 가감지급(7항목)

- (의원급) 외래약제(급성상기도감염 항생제 처방률, 주사제 처방률, 6품목 이상 처방비율), 만성폐쇄성폐질환
- (의원급 이상) 혈액투석

– (병원급 이상) 수술의 예방적 항생제 사용
– (종합병원급 이상) 급성기뇌졸중

○ 만성질환 인센티브(1항목)
– (의원급) 고혈압 · 당뇨병

표 11-12 적정성 평가 항목

구분 (총 36항목)			평가항목
계속 (35)	일차의료 및 만성질환 관리	만성질환(6)	고혈압.당뇨병, 천식, 만성폐쇄성폐질환, 결핵, 혈액투석, 류마티스관절염
		약제(3)	약제급여(항생제, 주사제, 약품목수)
	급성기 치료	심뇌혈관 질환(4)	관상동맥우회술, 급성기뇌졸중, 허혈성심질환(급성심근경색증, 경피적관상동맥중재술)[1]
		암질환(5)	대장암, 폐암, 위암, 유방암, 간암
		일반질환(3)	병원표준화사망비, 위험도표준화재입원비, 입원일수
		기타(9)	수혈, 수술의 예방적 항생제 사용(18개 수술)[2] 마취, 폐렴, 중환자실, 신생아중환자실, 환자경험, 중소병원, 영상검사
	정신건강(4)		의료급여 정신과, 정신건강 입원영역, 우울증 외래, 치매
	장기요양(1)		요양병원 입원급여
신규 (1)		일차의료 및 만성질환 관리	슬관절치환술[3]
예비 (4)		예비평가	의료관련감염, 고관절치환술

주 1. 향후 평가방향 협의 중
2. 18개 수술(대장수술, 담낭수술, 고관절치환술, 슬관절치환술, 개두술, 자궁적출술, 제왕절개술, 전립선절제술, 유방수술, 척추수술, 견부수술, 후두수술, 허니아수술, 폐절제술, 골절수술, 혈관수술, 인공심박동기삽입술, 충수절제술)
3. 본 평가(안) 의평조 심의 후 추진 예정

출처 : 건강보험심사평가원 보도자료 2024.01.26.

건강보험심사평가원은 정보센터로 '평가정보뱅크'를 운영하고 있다. 평가정보뱅크는 국가 의료의 질을 향상시키기 위한 목적으로 의료기관의 인력 · 시설 · 장비, 서비스 제공과정, 결과 등을 측정하기 위한 요양급여 적정성 평가 등 의료 질 평가지표들의 정보를 국민이 알기 쉽게 제공 및 의견을 받는 정보센터이다. 평가정보뱅크의 기대효과는 [표 11-13]과 같다.

표 11-13 평가정보뱅크의 기대효과

대상	기대효과
국민	국민의 알 권리 및 의료선택권 강화 소비자 중심의 평가항목 및 지표에 대한 의견 제안
의료계	현장중심의 평가항목 및 지표에 대한 의견제안 평가항목 및 지표에 대한 정확한 정보를 통해 의료 질 향상
정부 및 유관기관	의료 질 향상 및 지원을 위한 정책 개발시 활용 평가지표 공유를 통해 평가 효율성 제고
건강보험심사평가원	체계적인 지표 관리를 통해 업무 효율성 제고 및 평가 영역의 균형적 확대

출처 : 건강보험심사평가원 홈페이지(https://aq.hira.or.kr/hira_bk/index.jsp)

8 전문병원

「의료법」 제3조의5에 따른 전문병원이란 특정 진료과목이나 특정 질환에 대하여 난이도 높은 의료행위를 하는 보건복지부장관이 지정한 병원급 의료기관을 의미한다. 전문병원 제도는 국민의 전반적 생활수준의 향상, 양질의 의료서비스 수요에 대한 요구 증가, 인터넷 등을 통한 의료에 대한 지식수준 향상, 대형병원의 환자 쏠림현상으로 의원과 중소병원의 역할 모호, 대형병원의 높은 수가, 장기간의 대기시간 등의 비효율적인 진료 등의 문제 해결을 위한 제도이다. 의료서비스의 효율적 제공 및 보건의료재정의 지속가능성 확보 및 역량 있는 중소병원의 보건의료체계상 기능 강화를 위하여 도입한 제도라 하겠다.

전문병원 제도는 국민들이 양질의 의료서비스를 제공하는 특정 분야에 전문성을 지닌 의료기관을 쉽게 알고 이용함으로써 양질의 의료서비스에 대한 접근성을 높이며 대형병원 환자 쏠림을 완화해 의료전달체계를 개선하고 중소병원의 경쟁력을 향상시킬 수 있을 것으로 기대하고 있다.

2005년 7월부터 2008년 1월까지의 제1차 전문병원시범사업을 시작으로 2009년 1월 의료법을 개정해 전문병원 제도를 도입했다. 전문병원은 매 3년마다 엄격한 심사를 통해 선정되며, 제4기(2021~2023년) 1차년도 전문병원으로는 101곳의 의료기관이 지정되었다. 제4기(2021년)부터는 매년 지정하고 있다. 제5기 1차년(2024년~2026년)도 전문병원 지정은 18개 분야 109개 평가대상 기관에 대해 환자구성비율, 의료질 평가 등 7개 지정기준 충족 여부를 서류심사 및 현지조사, 전문병원심의위원회 심의를 통해 평가하여 94개 병원을 최종 선정하였다. 제5기 전문병원 지정분야별 주요 진료 질환 및 수술 내용은 [표 11-14]와 같다.

표 11-14 지정분야별 주요 진료질환 및 수술

지정 분야		주요 진료 질환 및 수술
질환(12)	관절	o 무릎, 어깨 등의 관절부위 질환에 대한 진료와 이와 관련된 수술 – 슬관절치환술, 십자인대성형술, 고관절치환술, 견봉성형술 및 회전근개파열복원술 등
	뇌혈관	o 지주막하출혈, 뇌내출혈, 두개내출혈, 뇌경색증 등 뇌혈관 관련 진료와 이와 관련된 수술 – 개두술, 감압술, 혈전제거술, 혈관색전술 등
	대장항문	o 직장, 결장 등 대장항문 부위에 대한 진료와 이와 관련된 수술 – 치열수술, 치루수술, 치핵수술, 직장수술, 결장절제술, 용종절제술 등
	수지접합	o 손가락 및 손부위의 절단(손상) 등 수지부위에 대한 진료와 이와 관련된 수술 – 사지접합술, 혈관성형술, 혈관결찰술 등
	심장	o 부정맥, 심근경색 등 심장부위 관련 질환 진료와 이와 관련된 수술 – 경피적 관상동맥중재술, 관상동맥우회술, 부정맥고주파절제술 등
	알코올	o 알코올 의존증후군, 알코올 사용에 의한 정신 및 행동장애 등 알코올 관련 질환 진료 등
	유방	o 유방의 양성종양 등 유방부위 질환에 대한 진료와 이에 관련된 수술 – 유방양성종양절제술, 유방절제술 등
	척추	o 목, 허리 등 척추부위 질환에 대한 진료와 이와 관련된 수술 – 추간판제거술, 척추고정술, 경피적 척추성형술, 척추후궁절제술 등
	화상	o 열, 접촉, 전기, 화학화상 등 신체 부위의 화상에 대한 진료와 이와 관련된 처치 · 수술 – 화상처치, 가피절제술, 피부이식술 등
	주산기(모자)	o 임신 · 출산 및 1세 이하의 환자에 대한 진료 및 이와 관련된 수술 – 자연분만, 제왕절개술 등
	한방중풍	o 뇌경색증, 뇌내출혈, 편마비, 뇌경색의 후유증, 뇌졸중 등 중풍 질환의 한방 진료
	한방척추	o 목, 허리 등 척추부위 질환에 대한 한방 진료 – 추간판장애, 척추 염좌 및 긴장 등 척추 질환
진료과목(7)	산부인과	o 임신 · 출산 및 부인과 질환에 대한 진료 및 이와 관련된 수술 – 자연분만, 제왕절개술, 자궁적출술, 자궁기부속수술 등
	소아청소년과	o 소아, 청소년 등 18세 이하 환자에 대한 진료 – 상기도 감염, 후두염(크룹), 세기관지염, 폐렴, 위장염 및 결장염 등
	신경과	o 파킨슨, 메니에르, 두통, 뇌졸중 후유증, 치매 등 신경과 관련 질환 진료

	안과	o 백내장, 녹내장, 사시 등 안과 질환에 대한 진료와 이와 관련된 수술 – 백내장 및 수정체수술, 유리체절제술, 섬유주절제술(녹내장), 사시수술 등
	외과	o 소화기(탈장, 급성 맹장염, 담낭염), 갑상선, 유방 등 외과 수술 및 이에 대한 진료 – 서혜부허니아수술(탈장), 충수절제술(맹장), 치핵근치술(치질), 담낭절제술, 갑상선 수술, 유방절제술 등
	이비인후과	o 부비동염, 중이염, 편도염 등 이비인후과 질환에 대한 진료와 이와 관련된 수술 – 부비동(상악동, 전두동 등)비내수술, 중이내튜브유치술, 편도 및 아데노이드 절제술 등
	한방부인과	o 월경병, 임신병, 산후병, 자궁근종, 만성골반통 등 부인과 질환의 한방 진료

전문병원 지정기준은 환자구성비율, 진료량, 병상수, 필수진료과목, 의료인력, 의료질 평가, 의료기관 인증으로 건강보험심사평가원의 서류심사 및 현지조사, 전문병원심의위원회 심의를 거쳐 지정된다(표 11–15).

표 11-15 제5기 2차년도('25~'27) 전문병원 지정 내용

지정기준	내 용
1. 질환별 · 진료과목별 환자의 구성비율	o **병원급 의료기관(한방병원 제외)** 〈기준〉 – 전체 입원 연환자 중 주요 진단범위 또는 환자 유형에 속하는 환자의 구성비율이 각각 해당 기준 이상 〈대상〉 – 공고일 기준 전년도 1년간의 입원 진료실적 o **한방병원** 〈기준〉 – 전체 입원 또는 외래 연환자 중 보건복지부장관이 정하여 고시하는 주상병 또는 부상병에 속하는 입원 또는 외래환자의 구성비율이 45% 이상 〈대상〉 – 공고일 기준 전년도 1년간의 입원 또는 외래 진료실적
2. 질환별 · 진료과목별 진료량	o **병원급 의료기관(한방병원 제외)** 〈기준〉 – 전문진료질병군 및 일반진료질병군 또는 환자유형에 속하는 입원 연환자 수가 백분위수로 상위 30분위 이내 〈대상〉 – 공고일 기준 전년도 1년간의 입원 진료실적 o **한방병원** 〈기준〉 – 보건복지부장관이 정하여 고시하는 주상병 또는 부상병에 속하는 입원 또는 외래 연환자 수가 백분위수로 상위 30분위 이내 〈대상〉 – 공고일 기준 전년도 1년간의 입원 또는 외래 진료실적

3. 필수 진료과목	ㅇ 분야별 해당 필수진료과목 1과목~3과목
4. 의료인력	ㅇ 분야별 해당 의료인력 4명~8명
5. 병상/시설 및 기구	ㅇ 병원급 의료기관(한방병원 제외) – 분야별 해당 병상 수 30병상~80병상 ㅇ 한방병원 – 분야별 시설 및 기구 기준 충족
6. 의료 질	ㅇ 70점 이상
7. 의료서비스 수준	ㅇ 의료기관 인증 – 제출기한 : 지정계획 공고일부터 6개월 이내

전문병원으로 지정되는 의료기관은 지정받은 이후 3년간 보건복지부 지정 전문병원 명칭을 사용할 수 있고, 전문병원과 전문이라는 용어를 사용하여 광고를 할 수 있다. 그리고 전문병원 지정을 위한 비용투자 및 운영성과, 의료질 평가 결과 등을 고려하여 전문병원 관리료 및 전문병원 의료질평가지원금의 건강보험 수가를 지원받는다. 지정이후 전문병원 운영 내실화를 위해 보건복지부는 전문병원 지정기준 유지여부를 정기적으로 점검하며 지정기준을 충족하지 못하는 경우 전문병원에 지급되는 건강보험 수가 산정을 중단한다.

9 응급의료기관평가

응급의료에 관한 법률은 국민이 응급상황에서 신속하고 적절한 응급의료를 받을 수 있도록 응급의료에 관한 국민의 권리와 의무, 국가 · 지방자치단체의 책임, 응급의료제공자의 책임과 권리를 정하고 응급의료자원의 효율적 관리에 필요한 사항을 규정함으로써 응급환자의 생명과 건강을 보호하고 국민의료를 적정하게 함을 목적으로 한다.

응급의료기관이란 「의료법」 제3조에 따른 의료기관 중에서 이 법에 따라 지정된 권역응급의료센터, 전문응급의료센터, 지역응급의료센터 및 지역응급의료기관을 말한다(응급의료에 관한 법률 제2조(정의)). 구급차등이란 응급환자의 이송 등 응급의료의 목적에 이용되는 자동차, 선박 및 항공기 등의 이송수단을 말한다. 그리고 응급의료기관등이란 응급의료기관, 구급차등의 운용자 및 응급의료지원센터를 말한다.

제17조(응급의료기관등에 대한 평가) ① 보건복지부장관은 응급의료기관등의 시설·장비·인력, 업무의 내용·결과 등에 대하여 평가를 할 수 있다. 이 경우 평가 대상이 되는 응급의료기관등의 장은 특별한 사유가 없으면 평가에 응하여야 한다.

제25조(중앙응급의료센터) ① 보건복지부장관은 응급의료에 관한 다음 각 호의 업무를 수행하게 하기 위하여 중앙응급의료센터를 설치·운영할 수 있다. 〈개정 2015. 1. 28., 2021. 12. 21., 2024. 1. 30., 2025. 3. 18.〉

1. 응급의료기관등에 대한 평가 및 질을 향상시키는 활동에 대한 지원
2. 응급의료종사자에 대한 교육훈련
3. 응급의료기관등 간의 업무조정 및 지원, 관련 정보의 수집·제공 및 응급환자 현황 파악과 추적 관리
4. 응급의료 관련 연구
5. 국내외 재난 등의 발생 시 응급의료 관련 업무의 조정, 관련 정보의 수집·제공 및 응급환자 현황 파악과 추적 관리
6. 응급의료정보통신망의 구축 및 관리·운영과 그에 따른 업무
7. 제15조의2에 따른 응급의료 관련 조사·통계사업에 관한 업무
8. 응급처치 관련 교육 및 응급장비 관리에 관한 지원
9. 응급환자 이송체계 운영 및 관리에 관한 지원
10. 응급의료분야 의료취약지 관리 업무
11. 그 밖에 보건복지부장관이 정하는 응급의료 관련 업무

② 보건복지부장관은 제1항에 따른 중앙응급의료센터를 효율적으로 운영하기 위하여 필요하다고 인정하면 그 운영에 관한 업무를 대통령령으로 정하는 바에 따라 의료기관·관계전문기관·법인·단체에 위탁할 수 있다. 이 경우 예산의 범위에서 그 운영에 필요한 경비를 지원할 수 있다. 〈신설 2021. 12. 21.〉

③ 제1항 및 제2항에 따른 중앙응급의료센터의 설치·운영 및 운영의 위탁 등에 관하여 필요한 사항은 보건복지부령으로 정한다. 〈개정 2021. 12. 21.〉

응급의료기관 종별 개요는 [표 11-16]과 같다.

표 11-16 응급의료기관 종별 구분 개요(2024 기준)

항목	권역응급의료센터	지역응급의료센터	지역응급의료기관
근거법령	응급의료법 제26조	응급의료법 제30조	응급의료법 제31조

지정권자	보건복지부장관	시 · 도지사	시장 · 군수 · 구청장
대상	• 상급종합병원 • 300병상 초과 종합병원	• 종합병원	• 종합병원 • 시 · 군은 병원도 가능
역할	• 중증응급환자 중심 진료 • 재난거점병원 • 응급의료종사자 교육훈련 • 중증응급환자 최종치료(전원 수용)	• 응급환자 진료 • 해당 기관의 능력을 초과한 응급환자는 신속히 이송	• 응급환자 진료 • 해당 기관의 능력을 초과한 응급환자는 신속히 이송
시설기준	• 응급 · 중증응급환자진료구역 • 음압 · 일반격리병상 • 응급전용입원실 • 응급전용중환자실 • 응급전용수술실	• 응급환자진료구역 • 검사실, 처치실 • 방사선실 등	• 응급환자진료구역 • 검사실, 처치실 등
장비기준	• CT 촬영기 • 일반 X선 촬영기 • 구급차 2대	• 일반 X선 촬영기 • 구급차 1대	• 일반 X선 촬영기 • 구급차 1대
인력기준	• 응급의학전문의 5명 이상 • 소아 전담 전문의 1명 이상 • 전담 간호사 25명 이상 • 소아 전담 간호사 1명 이상 • 응급구조사 5명 이상 • 보건의료정보관리사 면허 · 자격을 가진 사람 2명 이상 • 보안인력 1명 이상	• 응급실 전담 전문의 2명 이상을 포함한 전담의사 4명 이상 • 간호사 10명 이상 • 간호사 · 응급구조사 · 보건의료정보관리사 면허 · 자격을 가진 사람 1명 이상 • 보안인력 1명 이상	• 응급실 전담 의사 2명 이상(연간 환자수 1만명 미만은 1명 이상) • 간호사 5명 이상 • 보안인력 1명 이상
운영기준	• 중환자 진료구역은 응급의학전문의 1명 이상, 일반진료구역은 전담의사 1인 이상 24시간 근무	• 전문의 또는 3년차 이상 레지던트 1명 이상 24시간 근무 • 24시간 응급실 전담 간호사 3명 이상 근무	• 응급실 전담 의사 또는 병원 당직의사 중 1명 이상 24시간 근무 • 24시간 응급실 전담간호사 2명 이상 근무(전년도 환자 1만명 미만은 1명 이상)

응급의료평가는 「응급의료에 관한 법률」 제17조 및 제25조제1항제1호에 근거하여 전국 응급의료기관 등(응급의료기관, 구급차등의 운용자)의 법정기준 준수 및 운영 현황과 기능의 적절성을 평가하고 그 결과를 환류하여 응급의료의 질적 수준 향상을 유도하여 궁극적으로 응급환자의 사망과 장애를 줄이고자 하는 목적으로 시행된다.

「응급의료에 관한 법률」 제17조에 근거하여 기관별로 보건복지부는 주관부처로 응급의료기관 평가 결과를 활용(대국민 공개, 수가 · 보조금 차등지원, 행정처분 등)하며, 중앙응급의료센터는 평가 수행과 평가 계획 수립 및 운영, 평가위원회 및 평가단 운영을, 건강보험심사평가원은 응급의료기관 평가 결과를 수가에 반영하며 응급의료 평가위원회는 평가에 대한 전반적 자문과 평가 계획 및 평가 결과 이의심의 조정의 역할을 수행한다.

응급의료 평가영역은 필수, 안전성, 효과성, 적시성, 기능성, 공공성과 모니터링의 7개 영역으로 구성되어 있으며 각 영역별 평가지표는 [표 11-17]과 같다.

표 11-17 평가지표

평가 영역	지표	권역센터	지역센터	지역기관
필수	1. 인력	○	○	○
	2. 응급전용중환자실 전용 사용 수준	○		
	3. 응급전용입원실 전용 사용 수준	○		
	4. 응급전용수술실 전용 사용 수준	○		
	5. 응급전용방사선실-CT 촬영실 전용 사용 수준	○		
	6. 응급전용방사선실-일반촬영실 전용 사용 수준	○	○	
	7. 시설의 적절 운용	○	○	○
	8. 구급차 적절 운용 수준(장비) ※ 지자체 미점검 또는 미충족 시 현지평가	○	○	○
안전성	1-2) 폭력 대비 및 대응의 적절성*	○	○	○
	2-1) 전원의 적절성**			
	3-1) 적정시간 내 전문의 직접 진료율(등급결정, 수가)	○	○	
	3-2) 환자 분류의 신뢰수준	○	○	○
효과성	1-1) 전담 의사		○	○
	1-2) 전담 전문의(수가)	○	○	○
	1-3) 전담 간호사	○	○	○
	1-6) 중환자실 간호사 인력의 적절성	○		
	1-7) 입원실 간호사 인력의 적절성	○		
적시성	1-1) 병상포화 지수	○	○	
	1-2) 중증상병해당환자의 재실시간(등급결정, 수가)	○	○	
기능성	1-1) 중증상병해당환자 분담률(등급결정)	○	○	
	1-2) 중증상병해당환자 구성비(등급결정)	○	○	
	1-3) 최종치료 제공률(등급결정 · 수가)		○	
	1-4) 지역 내 119 · 병원 간 전원 환자 수용 분담률(등급결정 · 수가)	○	○	

	1–5) 협진의사 수준**			
	2–1) 중환자실 운용의 적절성	○		
	2–2) 입원실 운용의 적절성	○		
	3–1) 지역 내 소아 응급환자 분담률	○	○	○
공공성	1–1) NEDIS 충실도	○	○	○
	1–2) 자원정보 신뢰도*(가산수가)	○	○	○
모니터링	1–2) 응급의료지역 내 발생 중증환자 지역 내 최종치료 제공률	○	○	○
	1–3) 24시간 체류환자 비율	○	○	
	1–4) 소아응급환자 야간 · 휴일 분담률 · 구성비	○	○	○

* 응급의료수가 적용을 위해 일부 항목만 '응급실 안내·상담 책임자 지정·운영', 이송·전원 핫라인점검 실적(무선) 평가하며, 평가 점수는 미포함

** 현지평가 대상 기관 평가 지표: 당해 연도 결과는 평가 점수 미포함, (타)지표 연계 반영 또는 현황조사

단/원/평/가

1. 우리나라 QA 활동의 모태가 되는 평가인증 제도는?

① 전문병원 제도 ② 병원표준화사업 ③ 수련환경평가
④ 의료기관서비스평가 ⑤ 상급종합병원 지정 및 평가

2. 의무기록 항목은 수련환경평가 중 어느 체계에 포함되는가?

① 병원운영체계 ② 수련지원체계 ③ 수련규칙 이행
④ 수련전문과목 ⑤ 인턴 수련환경

3. 환자에게 제공되는 의료서비스의 흐름을 따라 의료기관의 주요한 기능을 환자가 어떻게 경험하는지 평가하는 의료기관평가인증 제도 방법은?

① 구조(structure)평가
② 과정(process)평가
③ 결과(outcome)평가
④ 개별환자 추적조사(individual tracer)
⑤ 시스템 추적조사(system tracer)

4. 외국인환자 유치의료기관 평가지정의 현지 조사를 수행하는 기관은?

① 병원협회 ② 의료기관평가인증원 ③ 한국보건산업진흥원
④ 보건복지부 ⑤ 외교부

5. 상급종합병원 지정 및 평가에 대한 설명으로 틀린 것은?

① 20개 이상의 전문과목을 갖추어야 한다.
② 지정되는 의료기관은 건강보험 수가 종별가산율(30%)과 일부 수가 항목 가산 적용을 받는다.
③ 지정 신청일 이전 3년 6개월 동안의 질병군간 환자 구성비율을 검토한다.
④ 10개 진료권역별로 매 3년마다 수행된다.
⑤ 단순진료질병군 환자의 비율은 해당 의료기관이 진료한 전체 입원환자의 14% 이하이어야 한다.

6. 요양급여 적정성 평가에 대한 설명으로 옳은 것은?

① 국민들이 객관적인 자료에 근거하여 의료기관을 선택하도록 건강보험심사평가원 홈페이지에 평가결과를 공개하고 있다.
② 종합병원과 상급종합병원에 대하여만 시행된다.
③ 환자안전과 삶의 질을 높일 수 있도록 치매 평가를 신규 도입하였다.
④ 환자 경험에 대한 평가 항목은 아직 개발되지 않았다.
⑤ 특정 질병 혹은 시술 특이적 질지표(disease specific indicator) 중심의 평가 항목으로 구성되었다.

7. 제4기부터는 전문병원 모집 주기가 몇년인가?

① 1년 ② 2년 ③ 3년
④ 4년 ⑤ 5년

8. 응급의료기관평가 영역에 포함되지 않는 것은?

① 안전성 ② 효율성 ③ 공공성
④ 기능성 ⑤ 적시성

정답 1. ② 2. ② 3. ④ 4. ② 5. ③ 6. ① 7. ① 8. ②

▶ "장기적으로 모든 의료기관 인증 의무화 추진"

오태윤 의료기관인증평가원장

"저조한 참여율 극복, 인센티브 지급 방안 모색"
"비대면 원격의료 포함 4차산업 및 인공지능(AI) 기반 메타헬스 의료도 평가"
"중기 과제로 각종 평가제도 통폐합…'인증' 필수항목 자리매김 노력"

'의료기관평가인증원이 장기적으로 간병, 돌봄, 재택의료, 의원급을 포함한 모든 의료기관에 대한 인증 의무화를 추진한다. 여기에는 비대면 원격의료를 포함 4차산업 및 인공지능(AI) 기반 메타헬스 의료도 포함된다. 지난 2011년 의료기관 인증제 도입 이후 의료 질(質) 관리 문화 확산 및 프로세스 개선이 여러 연구를 통해 확인됐지만, 자율인증 참여율 저조로 실효성 문제가 지속되고 있다는 판단에서다.

오태윤 원장은 8일 전문기자협의회와 만난 자리에서 "전체 의료기관 및 의료에 대한 인증 의무화를 목표하고 있다"며 향후 계획을 밝혔다. 의료기관평가인증원은 의료기관 환자안전 수준과 의료서비스 질을 검증하기 위해 2011년 설립된 복지부 산하 공공기관이다. 의료법에 따라 의료기관 인증을 받아야 하는 의무가 있는 의료기관은 현재 '요양병원'이 유일하다. 현재 요양병원을 제외한 자율인증률은 17%에 그치고 있다. '전문병원 지정'과 같은 타 평가 선결 요건으로 활용되는 경우를 제외하면 4.6%에 불과해 인증제 실효성에 대한 근본적인 문제가 지속되는 상황이다.

인증원은 올해 3월부터 인증제 개편 추진단을 운영하고 있다. 보건복지부에서 유기적 · 통합적인 의료기관 평가체계를 구축하고 성과 기반 평가를 강화하기 위한 평가체계 개편 로드맵을 마련중이다. 인증 참여율 저조가 건강보험심사평가원의 평가와 일부 상충되고, 인증을 받아도 별다른 인센티브가 없다는 사실 등에 병원들은 거부감을 갖고 있다. 오 원장은 "중소의료기관까지 모두 참여해 지역·종별 의료불균형 문제를 해소할 수 있는 인증제 개편안을 마련 중"이라며 "참여 동기를 높이기 위해 인증 단계별 인센티브에 대해 병원들과 협의를 진행하고 있다"고 소개했다.

인증평가원은 단기적으로 기본인증, 단계별 인증, 분야별 인증 등 자율인증률을 높이는데 주력한다는 방침이다. 인증원의 국민 위상 및 신뢰도를 높이고 대국민 홍보 강화를 통해서다. 특히 인증을 통해 의료기관의 질이 담보돼 지역 환자들 선택을 돕는다면 의료전달체계가 바로 잡히는 데 기여할 수 있을 것으로 보고 있다. 중기 과제로는 의료기관 각종 평가제도를 통폐합하는 개편을 추진한다. 모든 평가 중심 축이자 게이트웨이로서 '인증'을 필수항목으로 자리매김시킨다는 계획이다.

오 원장은 "10년 미래를 내다보면 간병, 돌봄, 재택의료, 의원급을 포함해 전 의료기관이 인증을 의무화와 함께 비대면 원격, 4차산업 및 AI기반 메타헬스 의료도 인증에 포함하게 될 것"이라고 강조했다. 이어 "인증제 개편과 관련해서 대내외적인 의견수렴 및 검토를 통해 실효적 방안 및 로드맵을 포함한 추진계획을 마련할 것"이라며 "의료기관 및 이해관계자들과 지속적으로 소통할 계획"이라고 덧붙였다.

2024년 12월 09일
[출처] Dailymedi 백성주 기자

제12장 국외 의료기관평가 · 인증 제도

QUALITY ASSURANCE

개요

세계적으로 의료의 질 향상과 환자안전을 증진하기 위한 노력으로 의료기관인증제도가 널리 시행되고 있다. 의료기관인증제도는 의료기관으로 하여금 적정한 기준에 부합하는 목표를 달성하도록 함으로써 의료의 질에 대한 사회적 책임을 강화하는 목적이 있다. 점점 더 치열해지는 고도 경쟁시대 적정한 기준에 부합하는 의료조직 관리를 위하여 국외 인증제도에 대한 지식을 습득한다.

의료기관 성과평가 제도는 의료기관의 전반적인 성과를 향상시키고 지속 가능한 경쟁력을 확보하는데 유용한 프레임워크를 제공한다. 성과평가시스템 중에서 미국의 말콤 볼드리지 평가제도(MBNQA)는 고객만족도 향상, 직원 참여 증대, 운영 효율성 개선 등 다양한 긍정적인 결과를 얻는데 도움을 준다. 말콤 볼드리지 평가제도는 제조업, 서비스업, 중소기업, 교육, 의료, 비영리 등 다양한 분야의 조직 성과 우수성을 달성하도록 돕는다. 말콤 볼드리지는 병원에 대한 국가 품질상으로 우수 병원을 선정하여 성과가 우수한 병원의 사례를 찾아 시상하고 어떻게 혁신과 지속적인 개선을 통해 탁월한 성과를 이루었는지를 보여준다.

학습목표

1. 국제적 모임인 ISQua를 파악한다.
2. 미국의 JCAHO를 파악한다.
3. 미국의 JCI를 파악한다.
4. 호주의 ACHS를 파악한다.
5. 일본의 JCQHC를 파악한다.
6. 미국의 MBNQA를 파악한다.

1 국제의료질관리학회(ISQua)

국제의료질관리학회(International Society for Quality in Health Care, ISQua)는 회원 기반의 비영리 · 독립적인 조직으로 각국에서 진행되고 있는 신임제도와 관련하여 결성된 국제적 모임이다. 1985년 보건전문가들이 의료의 질 보장을 논의하기 위해 이탈리아 북부 Udine에 모인 것을 시초로 하여 1986년 학술지 편집장과 회의의장 주도로 설립되었다. ISQua의 사명은 교육과 지식 공유, 외부 평가, 의료시스템 지원, 글로벌 네트워크를 통한 구성권 간의 연결을 통해 전세계 의료의 질과 안전을 개선하도록 영감을 부여하고 주도하는 것이다. 환자안전과 의료 질 향상을 목표로 프로그램이 국제적인 원칙과 기준에 부합하는지를 조사하며 4년 인증주기로 활동하고 있다.

ISQua 국제 인증 프로그램 IAP(International Accreditation Programme)는 ISQua에서 1999년부터 운영해 오고 있는 프로그램이다. ISQua IAP는 보건의료분야에서 '인증제도를 인증'하는 유일한 국제 외부평가프로그램으로 인증기준(Health and Social Care Standards), 인증조직(External Evaluation Organisations) 및 인증조사위원 훈련프로그램(Surveyor Training Programmes)에 대하여 각각 독립적으로 인증을 수여하고 있다. 인증기준의 IAP 인증을 획득하기 위해서는 최대 점수의 70% 이상의 준수율을 충족해야 하며, 각 개별 원칙도 원칙별 최대 점수의 70% 이상의 준수율을 충족해야 한다. 세 가지 IAP 모두 인증을 획득하는 것이 권장되지만 일반적으로 인증기준에 대해 우선적으로 평가받는다. 인증기준, 인증조사위원 훈련프로그램에 대한 인증은 서면자료 검토, 인증조직에 대한 인증은 현장방문을 통해서 이루어진다.

우리나라 의료기관평가인증원의 의료기관인증 조사위원 교육프로그램이 2014년부터 ISQua 인증을 획득하고 있다. 조사위원 교육체계에 대한 신뢰도 확보와 의료기관 인증제의 공정한 시행을 목표로 조사위원 교육프로그램에 대한 ISQua 인증을 획득하였다. 조사위원 교육프로그램의 인증 평가 기준은 6개 기준과 28개 세부기준으로 구성되어 있으며, 평가는 서면으로 이루어지고 자체평가와 ISQua 평가자에 의한 외부평가로 진행된다.

2 JCAHO(Joint Commission on Accreditation of Healthcare Organization)

JCAH(Joint Commission on Accreditation of Hospitals)는 1951년 설립된 기관이다.

1987년 명칭을 JCAHO(Joint Commission on Accreditation of Healthcare Organization), 2007년 TJC(The Joint Commission)로 개칭하였다. TJC는 미국에 기반을 둔 독립적인 비영리기구이다. 미국 내 전체 의료기관의 95%인 약 2만여 의료기관이 인증을 받고 있으며, 미국 민간 의료보험사가 의료기관과 계약 체결의 최우선 요구 조건으로 제시하고 있는 제도이다. 조직의 목적은 다른 이해 관계자와 협력하여 의료기관을 평가함으로써 최고 품질과 가치의 안전하고 효과적인 치료를 제공하도록 의료기관과 프로그램을 고무함으로써 국민을 위한 의료서비스를 지속적으로 개선하도록 하는 것이다. 즉, 미국에서 의료제공 품질과 안전성의 지속적 개선과 향상을 목표로 한다.

JCAH는 인증 병원은 Medicare and Medicaid programs 참여 준수 간주, 임상질지표 관리시스템 ORYX 도입, 인증결과와 임상질지표 평가 결과를 공개, 적신호 사건 정보를 공유하기 위한 Sentinel Event Alert 발간, 국제의료기관인증과 컨설팅 사업을 수행하는 Joint Commission International(JCI) 설립, 국가환자안전목표(National Patient Safety Goals) 발표, 환자와 보호자 참여를 증진하는 Speak Up 활동, 지속적인 질 감시와 성과 향상을 위해 의료기관의 주기적 성과검토 자료(Periodic Performance Review, PPR) 제출, 우선순위 초점 과정(Priority Focus Process, PFP) 및 환자추적조사방식(Patient Tracer Methodology) 적용, 불시평가, 온라인정보센터 설립 등의 활동을 수행하고 있다.

인증등급은 인증(Accredited), 예비인증(Preliminary Accreditation), 조건부인증(Contingent Accreditation), 예비인증거부(Preliminary Denial of Accreditation), 인증거부(Denial of Accreditation)로 구분된다. 인증주기는 3년이며, 병원별 상세인증결과를 홈페이지를 통해 공개한다.

3 JCI(Joint Commission International)

Joint Commission International(JCI)은 미국 의료기관의 의료수준을 평가하는 비영리법인 The Joint Commission이 1994년 세운 국제기구이다. JCI의 목적은 국제적 합의에 기반을 둔 표준을 기반으로 하며 의료기관이 안전한 환자치료와 지속적인 의료행위의 개선을 도모하도록 의료기관 평가에 대하여 객관적인 방법을 제공하는 것이다. 인증은 국제적 공통 기준에 바탕을 두고 있으나 사회적, 종교적, 문화적 배경이 다른 지역간의 특징을 반영한 적용 가능한 기준을 사용할 수 있다.

JCI에서는 진료과정에서 발생할 수 있는 위험을 예방 · 환자 위해요소 개선 · 환자안전 · 의료서비스의 질적 보장 등에 대한 체계적 관리에 대하여 국제표준 의료서비스 심사를 진행한다. 인증은 자발적 참여로 모든 평가항목에 대해 해당 기관이 환자안전 및 건강관리의 질을 향상시키기 위한 요건을 충족시키는지 또는 충족을 위한 개선활동을 어떻게 시행하는지 평가한 후 결정한다. JCI 인증은 3년 주기 제도로, 환자가 병원에 들어서면서 퇴원까지 치료 전(全) 과정을 298개 기준, 1271개 조사항목(7판 기준)에 걸쳐 평가한다.

현장 조사팀 구성과 평가일정은 인증을 받고자 하는 기관의 규모와 제공되는 서비스의 유형에 따라 5일 이내 진행된다. 큰 교육기관을 겸한 병원의 경우 5–6인의 의사, 간호사, 행정가들로 이루어진 팀이 조사하며, 작은 규모의 지역이나 지역사회 병원의 경우 2–3명이 3–5일 정도 조사한다. 인증위원회에서 조사된 문제점의 분석에 기초하여 인증 여부를 결정한다. 일차 조사 후 일부 불충족 항목에 대해서 JCI 본부에 전략적 개선안(strategic improvement plan)을 제출하거나, 이차 focus survey 후 최종 인증을 결정한다.

JCI 인증을 받은 국내 의료기관에서는 평가 후 병원감염률 감소 활동의 정착, 환자와 가족 · 직원과 방문객에게 기능적이며 안전한 병원환경 및 시설 안전, 표준진료지침(critical pathway)을 통하여 생존율 향상과 합병증 예방 및 재원일수 단축, 사회 공적 기능의 강화 등의 성과를 나타내고 있다.

JCI 인증기준은 크게 환자진료부문과 병원관리부문으로 구분된다(표 12–1).

표 12-1 JCI 인증기준

평가부문	평가목표
환자진료부문 (Patient–Centered Standards)	a) 국제환자안전목표(International Patient Safety Goals, IPSG) b) 진료접근성과 연속성(Access to Care and Continuity of Care , ACC) c) 환자와 가족의 권리(Patient and Family Rights, PFR) d) 환자평가(Assessment of Patients, AOP) e) 환자진료(Care of Patients, COP) f) 마취와 수술진료(Anesthesia and Surgical Care, ASC) g) 투약관리와 약물사용(Medication Management and Use, MMU) h) 환자와 가족 교육(Patient and Family Education, FPE)
병원관리부문 (Health Care Organization Management Standards)	a) 질향상과 환자안전(Quality Improvement and Patient Safety , QPS) b) 감염예방과 관리(Prevention and Control of Infection, PCI) c) 조직운영, 리더십과 관리(Governance, Leadership, and Direction , GLD) d) 시설관리와 안전(Facility Management and Safety, FMS) e) 직원 능력 향상 교육(Staff Qualifications and Education, SQE) f) 의사소통과 정보관리(Management of Information, MOI)

출처 : JCI(2016, JCI Accrediation Standards(6th ed.)

JCI 인증절차는 매우 엄격하고 체계적이다. 먼저, 병원 스스로 JCI 기준에 맞는지 자체평가(Self-Assessment)를 실시한다. 다음에는 병원에서 실시한 자체평가 결과를 기반으로 부족한 부분을 개선하는 준비와 개선(Preparation)을 진행한다. 준비와 개선을 하고 나서 병원과의 일정이 잡히면 JCI 조사단이 직접 병원을 방문하여 의무기록 검토, 직원 면담, 환자 인터뷰 등을 실시하는 현장 조사(Survey) 평가가 진행된다. 서면평가와 현장조사 평가 결과를 기반으로 일정 점수가 넘으면 인증을 부여하고 결과 통보 및 인증(Accreditation Decision, 3년마다 재평가)이 부여된다.

JCI 인증의 장점은 국제적 신뢰도 향상으로 의료관광활성화에 도움을 주며, 환자안전문화를 정착시키며, 병원 내부 프로세스 개선과 의료 질 향상, 글로벌 스탠다드에 맞춘 병원 경영을 돕는다. 2022년 서울성모병원은 JCI 5차 인증까지 연속으로 획득하였으며, JCI 제7판 1,238개 조사항목에 대한 평가를 성공적으로 통과하였다. 이로 서울성모병원은 '안전문화'와 '공정문화'를 구현한 의료기관으로 높게 평가받았다. 그 외에도 삼성서울병원, 세브란스병원, 미국의 클리브랜드 클리닉(Cleveland Clinic) 등 최고의 의료기관들이 JCI를 유지하면서 "Quality & Patient Safety"를 경영의 최우선 가치로 설정하고 글로벌 환자 유치를 위한 노력을 하고 있다.

4 ACHS(Australian Council on Hospital Standards)

호주보건의료표준위원회(Australian Council on Healthcare Standards, ACHS)는 1974년 호주의학협회 및 호주병원협회의 호주병원표준위원회(Australian Council on Hospital Standards)에서 1979년 출범한 민간기구이다. 의사의 과잉진료와 의료비 증가 등을 이유로 의사들이 동료감사(peer review)의 형태로 의료의 질을 관리하지 않으면 정부가 개입하겠다는 입장으로 지속적인 경영성과, 평가, 인증을 통하여 호주 의료기관의 의료서비스 품질향상 및 환자안전을 촉진시키기 위해 설립되었다. ACHS의 목표는 의료기관의 활동, 평가, 인증에 대하여 지속적인 실행평가(review of performance) 검토를 통하여 의료의 질과 안전을 촉진하는 상품과 서비스 제공과 표준개발, 활동 평가, 인가 및 교육을 통하여 의료계의 선두주자로서 중요한 이해관계자들과의 협력개발이다.

ACHS는 ISQua의 세 가지 IAP의 인증을 모두 획득하여 2005년 ACHS International을 설립, 국제의료기관인증과 컨설팅 사업을 수행하고 있다. 인증주기는 4년이며, 2회의 자체

평가(Self Assessment), 현지조사(Organization-wide Survey) 및 주기적 검토(Periodic Review) 과정으로 진행된다. ACHS 인증 도구는 진료, 관리, 조직의 3개 영역으로 구분하고, 13개 목표, 45개 기준으로 구성되어 있다. 인증등급은 인증, 조건부 인증, 불인증의 3단계로 구분된다(표 12-2).

표 12-2

Function	standard
Clinical(6)	1.1 Continuity of care 1.2 Access 1.3 Appropriateness 1.4 Effectiveness 1.5 Safety 1.6 Consumer focus
Support(5)	2.1 Quality improvement and risk management 2.2 Human resources management 2.3 Information management 2.4 Population health 2.5 Research
Corporate(2)	3.1 Leadership and management 3.2 Safe practice and environment

1996년에 도입한 임상 지표를 결합한 질 향상 및 평가 프로그램(ACHS Evaluation & Quality Improvement Program, EQulP6)의 인증기준은 임상, 지원과 조직행정의 세 개 기능하에 13개의 기준 및 세부기준으로 구성되어 있으며, 세부기준에는 16개의 필수기준이 포함되어 있다.

5 JCQHC(Japan Council for Quality Health Care)

국민이 질 높은 의료서비스를 안심하고 받을 수 있도록 하는 의료기능평가기구(Japan Council for Quality Health Care, JCQHC)는 1995년에 설립된 공익재단법인이다. 기구의 목적은 국민의 건강과 복지 향상 기여로 중립적이고 과학적인 제3의 기관으로 의료의 질 향상과 신뢰할 수 있는 의료 확보를 위한 사업을 하는 것이다. 병원이 의료를 제공하기 위한 기본적 기능(활동)을 조직적으로 적절하게 수행하고 있는지를 병원기능평가 사업으로 인정병원 환자안전 추진사업, 산부인과 의료보상제도 운영사업, EBM(Evidence Based Medicine) 의료정보사업, 의료사고 정보수집사업, 약국 의료사고 사례수집분석사업 등을 수행하고 있다. 일정한 수준 이상을 갖추었다고 인정된 경우 지역사회에서 안심하고 안전하며 신뢰와 확신을 얻을 수 있는 의료서비스를 제공하는 병원으로 인정을 받는다. 병원 본래의 기능과 관련된 사항은 본평가에서, 구급의료, 재활, 완화케어 등은 부가기능평가에서 나누어 평가한다. 평가 대상영역은 병원 조직의 운영과 지역에서의 역할, 환자 권리와 의료 질과 안전의 확보, 요양환경과 환자 서비스, 의료서비스의 조직과 운영, 의료 질과 안전을 위한 관리 프로세스, 병원 운영 관리의 합리성, 정신과에 맞춰진 병원 기능과 요양 병상에 맞춰진 병원 기능으로 이루어진다.

인증서 유효기간은 5년으로 인정 또는 인정유보, 조건부 인증의 세가지로 구분된다.

6 MBNQA(Malcolm Baldrige National Quality Award)

말콤 볼드리지 국가품질상(Malcolm Baldrige National Quality Award, MBNQA)은 미국 상무부 산하 국가표준기술연구소(NIST)가 주관하는 미국 내 산업 분야별 최고 수준의 품질 및 성과 우수성을 인증하는 제도이다. 이 제도는 미국의 산업 분야별 성과 우수 기관을 선발하기 위해 1987년 제정되었으며, 조직의 전반적인 성과 향상과 지속 가능한 경쟁력을 촉진하기 위해 만들어졌다. MBNQA는 제조업, 서비스업, 중소기업, 교육, 의료, 비영리 등 다양한 분야의 조직 성과 우수성을 달성하도록 돕는 프레임워크를 제공한다. 참여하는 기업이 리더십(120점), 전략(85점), 고객 중심성(85점), 측정/분석 및 지식 관리(90점), 인적 자원(85점), 운영(85점), 성과결과(450점) 등 7가지 범주에서 총 1,000점 만점의 체계적인 평가시스템을 통하여 탁월한 성과를 달성했는지를 분석한다.

MBNQA 평가제도의 특징은 전사적 통합 프레임워크를 제공하고 있다는 것이다. 7개의 핵심 영역을 중심으로 조직의 전반적인 성과를 평가한다. 이런 통합적 접근방법은 조직이 각 부문 간의 시너지를 창출하고, 지속적인 개선을 통해 경쟁력을 강화하는 데 도움을 준다. 성과 중심의 평가를 하며 단순한 프로세스 준수 여부보다는 실제 성과와 결과에 중점을 둔다. 조직의 고객 만족도, 재무성과, 직원 참여도 등 다양한 지표를 통해서 조직의 전반적인 성과를 평가하고 이를 통해 실질적인 개선 방향을 도출하고 있는지를 본다. MBNQA 평

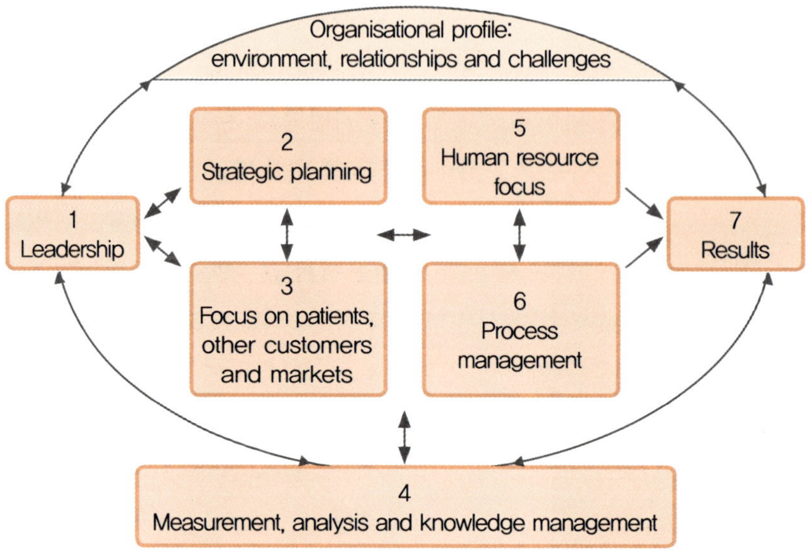

그림 12-1 Baldrige Healthcare Criteria for Performance Excellence Framework

가에 참여하는 기업은 자체 평가를 통해 강점과 개선 영역을 식별하고, 이를 기반으로 지속적인 개선 활동을 진행하도록 유도한다. 이는 기업의 자율성과 책임감을 높이고, 장기적인 성과 향상에 기여하도록 한다. MBNQA의 또 다른 장점은 다양한 산업 분야에 심지어 비영리 기관에도 적용이 가능하다는 점이다. 의료분야를 포함해서 교육 및 서비스 분야, 제조업까지 다양한 분야의 조직에 적용 가능하게 설계되어 있다. 다양한 산업별 조직의 특성에 맞는 성과 향상 전략을 수립하고 실행할 수 있다.

미국의 의료기관 중 최초로 MBNQA를 2002년도에 수상한 SSM Healthcare는 1877년 미주리주 세인트루이스에서 시작한 가톨릭 의료기관으로 현재 미주리, 일리노이, 위스콘신, 오클라호마 등 4개 주에서 23개의 병원을 운영하고 있다. SSM Healthcare는 1989년 리더십 컨퍼런스를 계기로 조직의 품질 개선 필요성을 인식하고, 전사적인 지속적인 품질 개선(CQI)을 도입하였다. 이후 말콤 볼드리지 평가기준을 적용하여 자체평가를 하고 조직 문화를 혁신하고 성과를 향상시켜 보건의료분야 최초로 말콤 볼드리지 국가 품질상을 수상하게 되었다. CEO인 Sister Mary Jean Ryan의 리더십으로 전사적인 품질 개선 문화를 구축하였으며, 지속적인 품질 개선(CQI) 활동을 하였으며, 병원 정보시스템을 혁신하였으며, 다양한 지역사회 활동 참여를 통하여 사회적 책임을 지는 모범 의료기관이 되었다. 1999년 이후 매년 전년도 영업이익의 최소 25%를 무상 진료에 사용하였으며, 30% 이상 기여하고자 노력하고 있다. 세인트루이스 지역에서 시장 점유율을 1998년 14%에서 2001년 18% 증가시켰다. 재무 안정성도 4년 연속 AA 신용등급을 유지하였으며, 이는 미국 병원의 상위 1%에 해당하는 수준이었다. 팀워크, 지속적인 학습, 혁신, 탁월한 성과 등 시스템 사고 중심의 조직 문화를 구축하였다.

2024년 MBNQA를 수상한 의료기관은 오클라호마주 남부의 Chickasaw Nation Department of Health(CNDH)이다. CNDH는 오클라호마주 남부의 13개 카운티에서 다양한 입원, 외래 및 공중보건 서비스를 제공하는 병원이다. CNDH가 말콤 볼드리지 상을 수상하게 된 결정적인 성공 요인은 탁월한 환자 만족도와 신뢰도, 우수한 직원 유지율, 조직 회복력과 지속 가능한 성과에서 최상급 결과를 얻었기 때문이다. CNDH는 2024년 미국 메디케어 및 메디케이드 서비스 센터로부터 병원 전반 품질 평가에서 최고 등급인 5성급을 획득하여 미국 상위 10%에 해당하는 성과를 달성하였다. 환자 중심의 서비스 제공, 직원 참여 및 만족도 향상, 데이터 기반의 의사결정, 지속적인 개선과 혁신을 통해 말콤 볼드리지 국가 품질상을 수상하였으며, 다른 의료기관들의 조직의 전반적인 성과를 향상시키고 지속 가능한 경쟁력을 확보하는 데 참고할 수 있는 모범 사례로 평가된다.

단/원/평/가

1. 각국에서 진행되고 있는 신임제도와 관련하여 결성된 국제적 모임 단체는 ?

① JCAHO ② ACHS ③ JCI
④ JCQHC ⑤ ISQua

2. 미국에 기반을 둔 독립적인 비영리기구로 미국에서 의료기관의 의료제공 품질과 안전성의 지속적 개선과 향상을 목표로 설립된 단체는?

① JCAHO ② ACHS ③ JCI
④ JCQHC ⑤ ISQua

3. JCI 인증 취득의 성과라 할 수 없는 것은 ?

① 병원감염률 감소 ② 합병증 예방 ③ 병원환경 및 시설 안전 개선
④ 재원일수 단축 ⑤ 경영 효율성 증대

정답 1. ⑤ 2. ① 3. ⑤

▶ 대학병원 'AI 기술' 도입 · 개발 활발…편의성 · 의료질 향상 도모

세브란스병원 · 뷰노, ATTR-CM 환자 진단 · 관리 솔루션 개발 협력
삼성서울 신약 개발 AI-은평성모 의무기록 AI-순천향서울 돌봄 AI 등 도입

챗GTP 열풍으로 다시 'AI 서비스'에 대한 관심이 높아지며 병원에서도 AI 기반 기술 도입 · 개발이 활발한 모습이다. 특히 진단부터 신약 개발, 음성의무기록, 돌봄 서비스에 이르기까지 AI 기술 적용으로 편의성 · 의료질 향상을 도모하고 있다.

세브란스 심장혈관병원(원장 강석민)과 뷰노(대표 이예하)는 지난 13일 희귀 심장병 '트랜스티레틴 아밀로이드 심근병증(이하 ATTR-CM)' 환자 진단 · 관리 솔루션 개발 및 연구 협업을 위한 MOU를 체결했다.

ATTR-CM은 혈액 내 순환하는 운반 단백질인 트랜스티레틴이 불안정해지며 심장이나 다른 장기에 쌓이는 희귀질환으로, 심장에 축적되면 심장근육이 점점 뻣뻣해져 심부전을 일으키며 적시에 치료받지 못하면 기대여명이 2~3년에 불과한 것으로 알려졌다.

심전도 · 초음파 검사를 시행해도 정확한 진단이 어려운 경우가 많은 것으로 알려졌다. 특히 초기 증상이 부종과 호흡곤란, 피로 등 일상에서 흔하고 약 120종 이상의 유전자 돌연변이가 보고돼 조기 발견이 어려워 정확한 진단법의 필요성이 제기되고 있다.

이에 양측은 협약을 체결하고 딥러닝을 바탕으로 심전도 데이터를 분석해 ATTR-CM을 조기에 탐지하는 AI 소프트웨어의 공동 연구 · 개발에 착수했다.

이번 MOU를 통해 뷰노는 '뷰노메드 딥ECG'로 대표되는 심전도 데이터 분석 기술력을 토대로 세브란스병원의 데이터와 네트워크를 적극적으로 활용하고, 향후 개발된 소프트웨어를 병원 및 건강검진 센터에 적용해 ATTR-CM 환자의 조기 발견에 기여할 예정이다.

세브란스 강석민 심장혈관병원장은 "ATTR-CM의 경우 치료 약제가 있는 만큼 치료 효과를 극대화할 수 있는 초기 치료를 위한 조기 진단이 중요하다"며 "이번 협업으로 치료 성공률 향상 기여는 물론 다른 심혈관계 희귀질환 연구로 확장될 수 있는 기반이 마련됐다"고 평가했다.

또한 삼성서울병원(원장 박승우)은 넷타겟(대표 백종호)과 지난 2월 AI 시스템생물학 기반 신약 및 신의료기술 개발을 위한 MOU를 체결했다.

넷타겟은 지난 2019년 설립된 카이스트 스핀아웃 기업으로, AI로 강화된 '시스템 생물학 기술'을 활용해 성공 가능성이 큰 치료 타깃 발굴 · 병용요법 · 신약 개발 등을 수행하고 있다.

양측은 협약에 따라 넷타겟이 보유한 AI 시스템생물학 기반 신약개발 플랫폼 'N-MAP'을 활용해 삼성서울병원이 보유한 다양한 임상데이터를 해석. 암, 면역질환 등 질병에 대한 메커니즘을 분석해 최적의 약물타겟을 도출 후 'N-CAP'을 통해 약물후보를 개발하고, 신약 · 신의료기술 등을 개발을 진행 중이다.

삼성서울병원 이규성 미래의학연구원장 겸 연구부원장은 "이번 협약으로 양 기관의 데이터와 AI 시스템 생물학 기술을 활용해 혁신신약 개발 성과를 창출할 수 있을 것"이라며 "병원이 연구중심병원으로 한층 더 도약할 수 있을 것"이라고 기대했다.

은평성모병원, 음성의무기록 AI 'Vobile ENR' 도입

아울러 은평성모병원(원장 최승혜)는 지난 2월 음성의무기록 AI 'Vobile ENR'을 도입을 통해 간호사들이 수기 등으로 기록했던 행정업무들이 간소화돼 업무 효율성을 높였다.

은평성모병원이 도입한 'Vobile ENR'은 음성을 의미하는 'Voice'와 이동 편의성을 나타내는 'Mobile', 그리고 전자간호기록인 'ENR'을 합친 합성어다. 간호업무 수행 중 AI 음성인식 기술을 활용해 실시간으로 업무 내용을 의무기록에 입력 · 인증 · 저장까지 가능한 편의성 · 실용성에 초점을 맞춘 사용자 중심의 기술이다.

구체적으로 스마트폰을 통해 △목소리로 프로그램 잠금 해제가 가능한 Voice ID 기능 △RFID 인증 · 스마트폰 카메라 바코드스캔 동시 지원 △대화형 명령어 사용 △퀵메뉴를 통한 모든 업무 메뉴 진입 △화자분리 기술 △돌발상황 대응을 위한 간호메모 기능 등을 제공해 자유롭고 정확 · 신속한 기록업무 환경을 제공한다.

은평성모병원 관계자는 "병동에서 'Vobile ENR'을 활용해 수혈업무 수행 시 환자 확인, 수혈팩 확인, 근무자 교차 확인, 생체징후 입력 및 기록 완료까지 걸리는 시간은 기존 업무 대비 절반까지 줄었다"며 "실시간 인증과 기록 입력으로 안전성도 높아졌다"고 설명했다.

순천향대서울병원, AI기반 돌봄콜 서비스 7월 제공

끝으로 순천향대서울병원(원장 이정재)은 퇴원 환자 건강 관리를 위해 SKT와 지난 2월 'AI 기반 돌봄콜' MOU를 체결하고 오는 7월부터 서비스를 제공한다.

AI 기반 돌봄콜은 SKT가 개발한 '누구 비즈콜' 플랫폼을 기반으로 제휴사가 직접 통화 시나리오를 제작할 수 있으며, 코로나19 시기 '누구 케어콜' 서비스를 통해 AI 방역에 활용되며 운영 안정성이 검증된 바 있다.

협약을 통해 양측은 퇴원 환자의 수술 경과 상태를 확인하고 필요한 조치에 대한 도움과 더불어 주요 검사 일정 안내 및 내원 여부 확인 등의 서비스를 환자들에게 제공한다.

이정재 원장은 "이번 협약으로 AI 기술을 활용한 비대면 환자 돌봄 서비스를 제공해 지역사회 보건 향상에 최선을 다할 것"이라고 강조한 바 있다.

출처 : 의학신문(http://www.bosa.co.kr)
의학신문 2023.04.14. 정광성 기자

참고문헌

건강보험심사평가원(2018). 2017년(1차) 환자경험 평가결과. https://www.hira.or.kr/cms/open/04/04/12/2018_16.pdf

건강보험심사평가원(2020). 2019년(2차) 환자경험 평가결과. http://www.kosqua.net/download_d.asp?filename=20200708120946.3490.8.0.pdf

건강보험심사평가원(2021). 2021년(3차) 환자경험 평가 세부 시행계획. https://www.hira.or.kr/bbsDummy.do?pgmid=HIRAA020002000100&brdScnBltNo=4&brdBltNo=8734#none

건강보험심사평가원, http://www.hira.or.kr/re/diag/getDiagEvlList.do?pgmid=HIRAA030004000000&WT.ac=병원평가

건강보험심사평가원. (2017). 2017년(1차) 환자경험평가 세부 추진 계획

건강복지정책연구원(2016), 신포괄수가제 하에서 적정입원 관리방안 연구

곽미정(2015), 한국의료질향상학회 봄 회원 연수교육: FMEA 및 RCA를 통한 환자안전관리활동, 한국의료질향상학회

국가법령정보센터(http://www.law.go.kr/lsInfoP.do?lsiSeq=167782&efYd=20160729#AJAX), 2015.7.10

권혜경(2014), 의료종사자의 환자안전문화와 표준주의 인식과 상관관계, 울산: 울산대학교, 석사학위논문

김경훈(2016), 건강보험청구자료에서 동반질환 보정방법, 보건행정학회지, 26(1):71-78.

김남순(2010), 임상질지표의 정의와 활용, 한국의료QA학회지, 16(1):7-13.

김문주 외(2017), 알기 쉬운 적정진료보장, 서울: 고문사

김보연(2021), 요양급여 적정성 평가의 성과와 과제. HIRA RESEARCH 2021;1(1):23-30

김석화(2014), 의료기관의 환자안전 활동 지원을 위한 방안, 의료기관평가인증원

김성수 외(2015), 의료의 질 관리, 대한의무기록협회

김소윤(2014), 환자안전법(안)에 대하여, 요양병원협회 세미나 자료집

김양균, 성주호(2005), 한국형 ACSC에 대한 실증분석 및 건강보험 적용 가능성에 관한 연구, 보건행정학회지, 15(3):79-93.

김영배(2014), 의료QA학, 서울: 에듀팩토리

김은경 외(2014), 전문가가 직접 쓴 최신 의료 질 관리론, 서울: 군자출판사

김정은 외(2013), 환자안전에 대한 의료서비스 소비자의 인식조사, 서울대학교 간호과학연구 논문집, 10(2), 133-140.

김효선(2015), 한국의료질향상학회 봄 회원 연수교육: 근본원인분석(RCA)의 이해, 한국의료질향상학회

다카하시 토시로 외(2012), 의료조직 성과관리 BSC, 보문각 19p 일부수정

더300뉴스(http://the300.mt.co.kr/newsView.html?no=2014121016307634417), 2015.6.25

박미정, 김인숙, 함영림(2013), 병원 종사자의 환자안전관리 중요성 인식 측정도구 개발, 한국콘텐츠학회논문지, 13(5), 332-341.

박청호, 우창윤(2020), 유니버설디자인의 기본원칙 도출과 선호도 인식 비교 연구, 한국생활환경학회지 제27권 제5호, pp.632-650.

보건뉴스(http://www.bokuennews.com/news/article.html?no=107818), 2015.8.18

보건복지부,

보건복지부 · 건강보험심사평가원, 제4기 상급종합병원('21~'23) 지정계획 알림, 보도자료

보건복지부 · 국립중앙의료원, 2020년 응급의료기관 평가 결과

보건복지부 · 국립중앙의료원 · 중앙응급의료센터, 2021년도 응급의료기관 평가 기준집

보건복지부 · 의료기관평가인증원, 급성기병원 인증기준(4주기)

브렛 E. 트루스코, 캐롤린 펙스톤, H. 제임스 해링턴, 프라빈 굽타(2011), 의료산업의 6시그마 혁명, KMAC, 서울

블로그(http://blog.naver.com/wkdk1001/130184090502), 2015.8.20

서울신문(http://go.seoul.co.kr/news/newsView.php?id=20141230027011), 2015.7.1 2015.7.1.

손소현, 권영대, & 최인영(2009). SERVQUAL 모형으로 측정한 치과 의료기관 서비스의 질, 대한구강보건학회지, 제33(3).

손창우(2015), 신포괄수가제도가 의료기관의 의료제공 행태 및 의료의 질에 미친 영향, 서울대학교 보건대학원 보건학과 보건정책관리학 박사학위논문, 46-48.

신승호(2006), 공공부문 BSC 운용이 조직성과에 미치는 영향에 관한 실증연구: PDCA 모형을 중심으로, 단국대학교 대학원 박사학위논문

신영수 외(1994), 적절성평가지침과 이유목록의 적용 가능성 평가, 한국의료QA학회지, 1(1): 96-108.

신의철 외(2016), 신포괄수가제하에서 적정입원 관리방안연구, 건강보험심사평가원

양은배, 이단비, 이종태(2023), 의료시스템과학의 개념과 교육 필요성 고찰, Korean Medical Education Review, 25(3), 192-197.

염호기(2014), 의료기관인증 현황과 전망, 의료기관평가인증원

오지영 외(2012), 의료의 질 관리, 서울: 보문각

왕단, 윤지영, 티엔휘, 이지엔화(2020), 공공 문화공간의 유니버설디자인 적용 현황 연구 - 부산시 박물관 및 미술관을 중심으로, 한국콘텐츠학회논문지 제20권 제11호, pp.58-76.

울산대 산학협력단(2013), 환자안전 증진을 위한 제도적 개선 방안 개발, 질병관리본부

유선주, 김묘경, 김유미 and 최윤경(2017), 의료기관인증제도의 국내외 비교 연구-한국, 미국 및 호주 중심으로-. 융합정보논문지, 7(4), 27-38.

유승흠(1993), 적정진료 보장(QA)의 이론과 실제 양질의 의료관리, 수문사

유야마 아쓰시, 김용득, 이동석, 황인매(2015), 장기요양서비스 품질측정지표 변화 연구: 도나베디안 모델에 의한 미국, 영국, 일본의 비교, 한국사회복지행정학, 17(2), 153-182.

유현배(2020), 고령자와 어린이를 위한 유니버설디자인 기초 연구, 한국디지털콘텐츠학회 논문지 제21권 제2호, pp.285-292.

응급의료에 관한 법률

의료법

이강진 법률사무소(http://rupin3.blog.me/60191662638), 2015.8.13

이규식, 신민경(2012), 의료기관평가인증의 목표와 과제. J Korean Med Assoc 2012 January; 55(1): 7-16.

이근찬(2020), 상급종합병원 지정 제도에 대한 의료기관의 인식과 대응: 진료권역 제도를 중심으로, 보건과 사회과학, 54, 73-111.

이상복, 표형종(2009), 6시그마 이론과 실무, 이레테크

이상일(2013), 환자안전전문가 교육과정: Failure Mode and Effects Analysis, 의료기관평가인증원

이성란(2002), 적정진료보장, 청구문화사

이용균, 서민정, 박병상(2008), 의료기관의 경쟁우위전략으로서 6시그마 활용, 한국의료QA학회지, 14(2), 23-31.

이진호(2002), 임상평가지표의 개발과 활용, 인제의학, 23(2): 205-216.
이혜란(2012), 의료기관 평가의 시대, 대한병원협회의 역할, 대한의사협회지, 55(1), 23-30.
이훈영(2008), 의료서비스마케팅, 청람
임상진료지침정보센터(http://www.guideline.or.kr/), 2015.8.18
임지혜(2015), 외국의 임상 질 지표 관리 및 질 측정 개념 틀, HIRA_정책동향 9권 1호, 79~92.
장효강, 임정도(2011), 의료의 질 관리, 서울: 현문사
장효강, 임정도(2014), 의료 질 관리, 서울: 에듀팩토리
제원우 외(2013), 세계병원에서 전략을 배운다 - 의료경영에는 전략이 필요하다. 서울: 클라우드나인
조우현 외(1999), 의료서비스마케팅, 퇴설당
조우현, 이상일, 김소윤 외(2008), 의료기관평가제도의 인증제 도입방안 연구, 연세대학교, 보건복지부
찰스 클라크, 신민정 역(2003), 브레인스토밍, 서울: 거름
천자혜 외(2013), 적정진료보장, 서울: 고문사
천자혜(2014), 환자안전에서의 인적요인, 의료기관평가인증원
최문박(2006), 경영혁신을 위한 린6시그마의 적용 방안, 대한산업공학회, 32(4), 298-313.
최보람(2010), 제26회 국제의료질관리학회(ISQua's International Conference) 동향, HIRA 정책동향 2010,4(1):63-66.
최재욱(2013), 환자안전제도 도입방안, 환자안전법 제정을 위한 입법토론회, 오제세 보건복지위원장실, 한국환자단체연합회, 대한의사협회
한국보건의료관리연구원(1998), 의료의 질향상
한재현 외(2011), 린 6시그마와 시뮬레이션을 활용한 병원 응급실 프로세스 개선, 보건사회연구, 31(4), 454-477 재인용
홍준현(2009), 의무기록정보관리학, 고문사
황지인(2005), 재원 적절성에 영향을 미치는 요인, 보건행정학회지, 15(3):94-113.
Advances in Public Health. "The Frontier of Healthcare Excellent Quality Management Model".
Al-Assaf AF(2001). Health Care Quality: Past and Present. WHO,
Berrett, B., & Spiegelman, P. (2014). Patients Come Second. Greenleaf Book Group Llc.

Berry, L. L., Davis, S. W., & Wilmet, J. (2015). When the customer is stressed. Harvard Business Review, 93(10), 86-94.

Beryl Institute. (2010). Defining Patient Experience.

Brennan, Troyen A.; Leape, Lucian L.; Laird, Nan M., et al.(1991), Incidence of adverse events and negligence in hospitalized patients: Results of the Harvard Medical Practice Study I. N Engl J Med. 324:370-376.

Charlson ME, Pompei P, Ales KL, MacKenzie CR(1987). A new method of classifying prognostic comorbidity in longitudinal studies: development and validation. J Chronic Dis, 40(5):373-383.

Delp P, Thesen A, Motiwalla J, Seshardi N(1977), Systems tools for project planning:Nominal group technique, International Development Institute

Donabedian(1980). The definition of quality and approaches to its assessment. Ann Arbor: Health Administration Press.

Donabedian(1990), The seven pillars of quality, Arch Pathol Lab Med. Nov;114(11): 1115-1118.

Donabedian, A. (1966). Evaluating the quality of medical care. Milbank Memorial Fund Quarterly, 44(3), 166-206.

Edward, S. & Jordana, M. (2012). Universal design: creating inclusive environments. (1st ed.). New Jersey: John Wiley & Sons, Inc.

Elixhauser A, Steiner C, Harris DR, Coffey RM(1998). Comorbidity measures for use with administrative data. Med Care,36(1):8-27.

Flexner A(1910). Medical Education in the United States and Canada: A Report to the Carnegie Foundation for the Advancement of Teaching. Bulletin No. 4. Boston, Mass: Updyke

GE, What is six sigma?, www.ge.com/sixsigma/SixSigma.pdf, Last accessed 2015.8.6

George, M. L.(2006). Lean Six Sigma for Service. New York: McGraw-Hill. 딜로이트 컨설팅 코리아(역). 2006. 린 6시그마. 서울: McGraw-Hill Korea.

Groene O, et al(2018). "Overview of quality management models for inpatient healthcare." Int J Qual Health Care.

Grönroos, C. (1984). A service quality model and its marketing implications. European Journal of marketing.

http://www.mohw.go.kr/front_new/policy/index.jsp?PAR_MENU_ID=06&MENU _ ID=062901&PAGE=1&topTitle=전문병원 지정

http://www.mohw.go.kr/front_new/policy/index.jsp?PAR_MENU_ID=06&MENU _ ID=062903&PAGE=4&topTitle=상급종합병원 지정

Institute of Medicine. "Six Domains of Healthcare Quality." AHRQ.

Institute of Medicine. Crossing the Quality chasm: A new health system for 21th century. Institute of Medicine. 2001

Ivan J. Barrick(2008), Transforming Health Care Management: Integrating Technology Strategies, Jones and Bartlett Publishers

Jlassi, M., et al. (2007). Quality of care between Donabedian model and ISO9001v2008. International Journal for Quality Research, 7(1), 19-28.

Joint commission(2010), Failure mode effect analysis in health care: Proactive risk reduction, third edition

Journal of Education and Health Promotion (2022). Factors determining the quality of health services provided to COVID-19 patients from the perspective of healthcare providers based on the Donabedian model.

Lee, F. (2009). 디즈니 병원의 서비스 리더십-경쟁 병원이 따라올 수 없는 고객 충성도의 비밀 9와 1/2. (강수정 역). 서울: 김앤김북스. (원서출판 2004).

Lee, R. I., and Jones, L. W., (1933), The Fundamentals of Good Medical Care, University of Chicago Press, Chicago.

Meyer, C., & Schwager, A. (2007). Understanding customer experience. Harvard business review, 85(2), 116.

Parasuraman, A., Zeithaml, V. A., & Berry, L. (1988). SERVQUAL: A multiple-item scale for measuring consumer perceptions of service quality. 1988, 64(1), 12-40.

Parasuraman, A., Zeithaml, V. A., & Berry, L. L. (1985). A conceptual model of service quality and its implications for future research. Journal of marketing, 49(4), 41-50.

Payne SM(1987), Identifying and managing inappropriate hospital utilization: a policy synthesis, Health serv Res, 22:709-769.

R,S Kaplan and D.P Norton(2001), The Strategy-focused Organization

Schmitt, B. H. (2003). CRM을 넘어 CEM으로. (정해동 역). 서울: 한언. (원서출판 2003).

Sharma A, et al(2018). "Quality management in healthcare: The pivotal desideratum." J Family Med Prim Care.

SlideShare. "Models of Quality in Healthcare".

Sokovic M., Pavletic D., Kern Pipan K.(2010), Quality improvement methodologies-PDCA Cycle, RADAR Matrix, DMAIC and DFSS, Journal of Achievements in Materials and Manufacturing Engineering, 43(1), 476-483.

Spath PL(2018). Introduction to Healthcare Quality Management. 3rd ed. Health Administration Press.

Symplr. "Most Important Metrics for a Healthcare Quality Management Dashboard".

Von Korff M, Wagner EH, Saunders K(1992). A chronic disease score from automated pharmacy data. J Clin Epidemiol, 45(2):197-203.

Wikipedia contributors. (2024, October 23). Donabedian model. In Wikipedia, The Free Encyclopedia.

Womack, J. P., Jones, D. T. and Roos, D.(1990), The Machine that Change the World, Macmillan, New York.

Womack, J. P., Jones, D. T.(1996). Lean Thinking. Free Press.

Zhang Y. Chen Y. Zhang X. Zhang L. Current level and determinants of inappropriate admissions to township hospitals under the new rural cooperative medical system in China: a cross-sectional study, BMC Health Services Research. 2014;4(1):649

▣ 관련 사이트

ACHS 홈페이지 - https://www.achs.org.au

e나라표준인증 - 홈페이지 https://standard.go.kr

ISQua 홈페이지 - https://ieea.ch

JCI 홈페이지 - https://www.jointcommissioninternational.org

JCQHC 홈페이지 - https://isqua.org

JCT 홈페이지 – https://www.jointcommission.org
건강보험심사평가원–홈페이지 https://aq.hira.or.kr
네이버 국어 사전
대한병원협회 수련환경평가본부–홈페이지 https://www.kha.or.kr
보건복지부 수련환경평가위원회–홈페이지 http://cgmt.or.kr/home
보건복지부–홈페이지 http://www.mohw.go.kr
의료기관평가인증원– 홈페이지 https://www.koiha.or.kr
중앙응급의료센터–홈페이지 https://www.e-gen.or.kr
평가정보뱅크–홈페이지 https://aq.hira.or.kr
한국보건산업진흥원–홈페이지 https://www.medicalkorea.or.kr
http://www.12manage.com/methods_demingcycle_ko.html 2015.7.29
http://www.mindtools.com/pages/article/newPPM_89.htm Last accessed 2015.8.6
http://www.sixsigmainstitute.com/leansigma/index_leansigma.shtml, Last accessed 2015.8.6

찾아보기

【ㄱ】
감염관리위원회 35
개방형 질문 276
개선안 선정 도구 134
개선활동 수행 75
검토 78
결과 68
결과 평가 18
계획 77
고객경험관리 260
고장유형영향분석 109
과정 66
과정 평가 17
과학적-기술적 질 20
관리도 139
구조 64
구조 평가 17
국제의료기관평가위원회 224
국제의료질관리학회 336
균형성과관리 93
근본원인분석 124, 251
근접오류 247
기준 211

【ㄴ】
나이팅게일 46

【ㄷ】
다중투표법 137
도나베디안 모형 64
디자인 씽킹 96

【ㄹ】
런차트 138
린 6시그마 92

【ㅁ】
명목집단기법 105
명시적 평가기준 169
무결점 19
묵시적 평가기준 169
물적 자원 64

【ㅂ】
병원신임합동위원회 48
불인증 316
브레인스토밍 104

【ㅅ】
사건 247
산점도 125
상급종합병원 지정제도 320
서비스 디자인 95

서비스 품질 조사 264
선별적 중점검토 170
성과 측정치 208
수련환경평가 291
수용성 16, 69
실천 78
실행 77

【ㅇ】
역치 211
오류 247
외국인환자 유치의료기관 평가지정 제도 318
요양급여 적정성 평가 322
원인분석 도구 115
위해사건 248
위험관리 245
유니버설디자인 97
유사성 다이어그램 120
응급의료기관평가 327
의료감사 188
의료과오 256
의료기관평가인증 310
의료기관합동신임위원단 54
의료분쟁 252, 253
의료사고 255
의료의 질 13
의료이용도 관리 168
의료이용도 조사 168
의사결정 매트릭스 134
인적 자원 65
인증 290, 316
임상진료지침 197
임상평가지표 208

【ㅈ】
자료수집 및 정리 74
재원 중 검토 170
재평가 및 개선효과 확인 75
적신호사건 248
적절성 평가지침 171
적정성 16, 69
적정진료관리위원회 31
적합성 20
전문병원 324
전향적 검토 170
접근성 13
정량적 방법 274
정보 교류 75
정성적 방법 274
제도적 자원 65
조건부인증 316
조직적 자원 65
주요 관리대상 결정 73
주제 선정 도구 104
지속성 13
지속적 질 향상 25
지연이유 목록 184
지표 74, 209
진료 74
진료경로 192

진료/서비스의 범위 설정 73
진료/서비스 평가 75
질 12

【ㅊ】
책임부여 72
체크시트 114, 141
총체적 질 향상 26
친화도법 120

【ㅋ】
코드만 47

【ㅌ】
특성요인도 117

【ㅍ】
파레토 도표 107
평가 290
평가 기준점 설정 74
평가지표 확인 74
폐쇄형 질문 276
포괄성 14
포블록 챠트 135
표준 210
플랙스너 47

【ㅎ】
함무라비 법전 46
합법성 17, 69
형평성 69
환자경험 260
환자경험평가 제도 263
환자만족도 268
환자만족도 조사 268
환자안전 222
환자안전법 226
환자안전사고 228
효과 16, 69
효과성 20
효능 16, 69
효율 16, 69
효율성 14, 20
후향적 검토 170
흐름도 115
히스토그램 141
히포크라테스 46

【A】
acceptability 16, 69
accessibility 13
ACHS 339
ACSC 177
action 78
adequacy 20
adverse event 248
AEP 171
affinity diagram 120
Agency for Healthcare Research and Quality 56

AHRQ 56
Ambulatory Care Sensitive Conditions 177
appropriateness evaluation protocol 171
assessment 290
Assign Responsibility 72
Australian Council on Hospital Standards 339

【B】

Balanced Score Card 93
brainstorming 104
BSC 93

【C】

cause and effect diagram 117
C&E diagram 117
CEM 260
Centers for Medicare and Medicaid Services 56
certification 290
check 78
check sheet 114, 141
clinical indicator 208
clinical practice guideline 197
close call 247
closed-end questions 276
CMS 56
Code of Hammurabi 46
Collect and Organize Data 74
Communicate Relevant Information 75
comprehensiveness 14
concurrent review 170
continuity 13
continuous quality improvement 25
control chart 139
CQI 25
criteria 211
critical pathway 192
Crosby 18
Customer Experience Management 260

【D】

D*A*T 95
Decision-Making Matrix 134
Define Scope of Care 73
delay tool 184
Deming 21
do 77
Donabedian 14

【E】

effectiveness 16, 20, 69
efficacy 16, 69
efficiency 14, 16, 20, 69
Equity 69
error 247
Establish Thresholds for Evaluation 74
Evaluate the Results 75
explicit criteria 169

【F】

failure mode effect analysis 109
flow chart 115
FMEA 109
focused review 170
four–block chart 135

【H】

harmful incident 248
histogram 141
Human Resources 65

【I】

Identify Important Aspects of Care 73
Identify Indicators 74
implicit criteria 169
incident 247
indicator 209
Institutional Resources 65
ISQua 336

【J】

Japan Council for Quality Health Care 340
JCAHO 54, 336
JCI 55, 224, 337
JCQHC 340
Joint Commission International 55, 224, 337
Joint Commission on Accreditation of Healthcare Organization 336
Joint Commission on Accreditation of Hospitals 48
Juran 20

【K】

KJ method 120

【L】

Lee & Jones 12
legitimacy 17, 69

【M】

medical accident 255
medical audit 188
medical dispute 253
medical malpractice 256
Myers 13

【N】

near miss 247
NGT 105
nominal group technique 105

【O】

open–end questions 276
optimality 16, 69
Organizational Resources 65
outcome 18, 68

[P]

pareto diagram 107
Patient Experience 260
pay-off matrix 135
PDCA 모형 76
PEPPER 182
performance meamre 208
Physical Resources 64
plan 77
process 17, 66
Professional Standards Review Organization 50
Program for Evaluating Payment Patterns Electronic Report 182
prospective review 170
PSRO 50

[Q]

QA 23
QI 24
qualitative methods 274
quality 12, 13
quantitative methods 274

[R]

RCA 124, 251
Reassess and Document Improvement 75
retrospective review 170
risk management 245
RM 245
root cause analysis 124, 251
run chart 138

[S]

scatter plot 125
scientific-technical quality 20
sentinel event 248
SERVQUAL 264
standard 210
structure 17, 64

[T]

Take Actions to Solve the Problem 75
threshold 211
total quality management 26
TQM 26

[U]

utilization management 168
utilization review 168

[V]

Vuori 19

[W]

WAPS 51

why technique 121
World Alliance for Patient Safety 51

[Z]

ZD 19
Zero Defects 19

[5]

5WHY 121
5WHY 기법 121

[6]

6-sigma 81

공저자 소개

김상미 연세대학교 AI보건정보관리학과 교수
김장묵 단국대학교 보건행정학과 교수
박혜진 동덕여자대학교 보건관리학과 교수
신 숙 김포대학교 보건행정과 교수
오지영 한국폴리텍대학 강서캠퍼스 의료정보과 교수
전봉재 (전)계명문화대학교 보건학부 교수
최보영 대림대학교 보건의료행정과 교수
황성완 백석예술대학교 보건행정전공 교수

의료의 질 관리〈제2판〉 값 28,000원

2022년 6월 5일 제1판 발행
2025년 7월 15일 제2판 발행

공저자 : 김상미 · 김장묵 · 박혜진
신 숙 · 오지영 · 전봉재
최보영 · 황성완
발행인 : 주 영 일
발행처 : 계 축 문 화 사

서울특별시 종로구 통일로12길 16-17
우편번호 03029
TEL : 735-2257 · 738-9746
FAX : 723-9025
E-mail : gyechuk@hanmail.net
홈페이지 : http://gyechuk.co.kr
1973.10.31 등록번호 제300-1973-8호
ISBN 978-89-5629-843-6 93510